W0256834

Die biologischen Grundlagen der sekundären Geschlechtscharaktere

Von

Dr. Julius Tandler
o. ö. Professor der Anatomie an der
Wiener Universität

und

Dr. Siegfried Grosz
Privatdozent für Dermatologie und
Syphilidologie an der Wiener Universität

Mit 23 Textfiguren

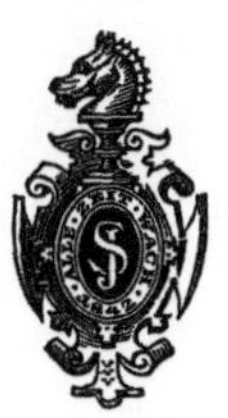

Berlin

Verlag von Julius Springer

1913

ISBN-13: 978-3-642-89317-9   e-ISBN-13: 978-3-642-91173-6
DOI: 10.1007/978-3-642-91173-6

Softcover reprint of the hardcover 1st edition 1913

Vorwort.

Der äußere Anlaß zur Abfassung der vorliegenden Studie war durch eine Preisausschreibung der k. k. Gesellschaft der Ärzte in Wien (Dr. Moriz Goldberger-Preis) gegeben. Das Thema lautete: „Die biologischen Grundlagen der sekundären Geschlechtscharaktere".

Zur Bewerbung um diesen Preis haben wir unsere seit Jahren fortgeführten Untersuchungen über diese Frage zusammengefaßt und das Manuskript im Mai 1912 eingereicht. Ein ad hoc zusammengesetztes Komitee (bestehend aus den Herren Exner, v. Frisch, Paltauf, Schauta) hat unsere Arbeit als preiswürdig befunden.

Bei unseren Untersuchungen haben wir vielfache Förderung von Seiten der Herren v. Eiselsberg, Franz, Hochenegg, Holzknecht, Kolisko, Paltauf erfahren, für welche wir auch an dieser Stelle wärmstens danken.

Herr Dr. Hugo Kantor, welcher unsere Versuchstiere jahrelang unter möglichst natürlichen Bedingungen beherbergte und uns in ihrer Beobachtung unterstützte, nehme gleichfalls unseren herzlichsten Dank entgegen.

Wien im Februar 1913.

Die Verfasser.

Inhaltsverzeichnis.

Die Differenzierung der Geschlechtsmerkmale.

Geschlechtsmerkmale nennen wir jene Eigenschaften eines Individuums, welche die Zugehörigkeit desselben zu einem der beiden Geschlechter bestimmen. Demnach gibt es Merkmale, welche als männliche, und solche, welche als weibliche zu bezeichnen sind. Die aus dem Vergleiche der männlichen und der weiblichen Merkmale sich ergebenden Unterschiede nennen wir Geschlechtsdifferenzen. Der Vorgang, durch welchen sich im Laufe des entwicklungsgeschichtlichen Geschehens diese Geschlechtsunterschiede entwickeln, heißt Geschlechtsdifferenzierung.

Bevor wir nun daran gehen können, über die Geschlechtsmerkmale im allgemeinen und über die biologischen Grundlagen derselben im speziellen zu sprechen, ist es notwendig, über die Geschlechtsdifferenzierung Klarheit zu gewinnen. Dieselbe kann in zweifachem Sinne aufgefaßt werden und zwar als eine phylogenetische und als eine ontogenetische, insofern als wir uns die Frage vorlegen können, wie es bei den pflanzlichen und tierischen Lebewesen überhaupt zur Differenzierung der beiden Geschlechter gekommen ist; weiters, indem wir im speziellen Falle bei der Betrachtung eines Individuums vor die Frage gestellt werden, wie dieses sich geschlechtlich differenziert hat. Diese Art der Darlegung soll sich in nichts von jener unterscheiden, in welcher wir die Entwicklung von somatischen Differenzen zwischen den Vertretern einzelner Ordnungen, Klassen, Spezies etc. zu behandeln gewöhnt sind. Wir wollen demnach zunächst die stammesgeschichtliche Erwerbung der Geschlechtsmerkmale bei der allmählich fortschreitenden Komplikation in dem Akte der Fortpflanzung besprechen.

Stammesgeschichtliche Erwerbung der Geschlechtsmerkmale.

Wir können zwei fundamentale Formen in der Reproduktion der Lebewesen unterscheiden, und zwar erstens die Fortpflanzung durch Sprossung, auch als vegetative Form bezeichnet, und zweitens die Fortpflanzung durch Einzelzellen oder die zytogene Form. Speziell die Resultate der zytogenen Fortpflanzungsform sollen Gegenstand unserer Ausführungen sein. Insolange Lebewesen einzellig sind, ist ihre

Fortpflanzungsart die Teilung mit allen ihren Komplikationen, auf welche wir hier nicht weiter einzugehen brauchen. Bei dieser Art der Fortpflanzung, welche auch für die zellulären Elemente multizellulärer Individuen gilt, sind die Tochterzellen die in continuo entstandenen Repräsentanten der nächsten Generation unter gleichzeitigem Daseinsverlust des Individuums der früheren Generation. Aber schon bei den einzelligen Lebewesen sieht man die Vereinigung zweier Individuen im Sinne der Kopulation, bevor es zur Reproduktion selbst kommt. Ob diese Art der Konjugation oder Kopulation den Zweck hat, die Variabilität und damit die Möglichkeit der Artvermehrung zu erhöhen, oder ob sie aus irgendeiner anderen Ursache geschieht, bleibt für unsere Ausführungen irrelevant. Es genügt für unsere Betrachtung, daß zwei gleichartige unizelluläre Organismen, richtiger gesagt zwei Organismen, an denen wir keinen Unterschied wahrnehmen, sich miteinander vereinigen.

Der nächste Schritt in der Komplikation des Fortpflanzungsgeschäftes ist die logische Konsequenz der Metazoenbildung, bei welcher alle den Zellstaat bildenden Elemente die Fähigkeit der Fortpflanzung, d. h. der Reproduktion des ganzen Metazoenkörpers besitzen. Mit der fortschreitenden Differenzierung des Metazoenkörpers wird die reproduktive Tätigkeit nur auf einzelne Elemente des Zellstaates restringiert und damit Keimplasma und Somatoplasma geschieden. Die individualisierten Träger der Vererbungsqualitäten, durch deren Vereinigung ein neues Individuum entsteht, bezeichnen wir als Gameten. Die Gameten selbst zeigen nun differente funktionelle und morphologische Eigenschaften, welche zweifellos in letzter Linie im Interesse der Reproduktionswahrscheinlichkeit, demnach im Interesse der Erhaltung der Art erworben sind. Man hat sie wegen der sinnfälligsten Unterschiede als Makrogameten und Mikrogameten bezeichnet. Und insofern als diesen Gameten nicht nur reproduktive Eigenschaften innewohnen, sondern auch morphologische und funktionelle Qualitäten inhärieren, welche sie in männliche und weibliche scheiden, können wir diese den Gameten zugehörigen Merkmale als die Geschlechtsmerkmale der Gameten bezeichnen. Zum mindesten in phylogenetischem Sinne wären diese Merkmale die primären Geschlechtscharaktere.

Mit der Beschränkung der Fortpflanzungsfähigkeit des Metazoons auf einzelne Zellen, die Gameten, ist anfänglich eine morphologische Differenz nur zwischen den Gameten und den Somazellen gegeben. Allmählich aber treten benachbarte Zellen und Zellkomplexe in den Dienst der Gametenbildung, sofern es ihre Aufgabe wird, die Gameten zu umhüllen, zu stützen, vielfach auch zu ernähren. Insoweit nun diese Auxiliärapparate der speziellen Gametenform selbst angepaßt erscheinen, werden sie bei beiden Geschlechtern verschieden sein und damit heterologe Geschlechtscharaktere des Somas darstellen. Diese in unmittelbarem Zusammenhange mit den Gameten stehenden Zellkomplexe bezeichnet man als Gonaden, welche makroskopisch und mikroskopisch, je nach ihrer Geschlechtszugehörigkeit different, falls sie Mikrogameten beherbergen, als Testikel, falls sie Makrogameten enthalten, als Ovarien bezeichnet werden. Damit ist zum ersten Male der bis dahin nur den Gameten inhärierende Geschlechtscharakter ein somatischer geworden. In der üblichen Nomenklatur bezeichnet man diese Geschlechtscharaktere — die Geschlechtscharaktere der Gonaden — als die primären.

Wir können uns nun vorstellen, daß mit der Fortentwicklung immer ausgedehntere und zugleich intimere Beziehungen zwischen den Gameten und dem Soma insoferne eintreten, als die für die Reproduktion notwendigen Vorgänge kompliziertere werden. Sie sind insgesamt als Sicherungen der Fortpflanzung, also als artschützende Funktionen aufzufassen, die ihren somatischen Ausdruck in den Geschlechtsmerkmalen finden. Man kann wohl sagen: Alle Einrichtungen am Metazoensoma, welche dazu dienen, Gameten zu beherbergen, sie reifen zu lassen und zu ernähren, ihre gegenseitige Annäherung zu begünstigen oder zu ermöglichen, ihre Vereinigung und damit die Befruchtung zu sichern, das Produkt der Befruchtung zu ernähren und zu schützen, sind Geschlechtsmerkmale des Somas zum Unterschiede von jenen der Gameten.

Ähnlich wie die den Gameten zunächst gelegenen Zellen des primitiven Metazoenkörpers unter Funktionswechsel in den Dienst der Fortpflanzung getreten sind, können auch weiter entfernt gelegene Zellkomplexe, welche bereits auf einer gewissen Höhe der morphologischen Differenzierung standen und anderen Funktionen dienten, nunmehr unter partieller, vielfach auch unter totaler Aufgabe ihrer ursprünglichen Funktion zu Auxiliärapparaten des Fortpflanzungsaktes werden. Ja, wir sind eigentlich gezwungen anzunehmen, daß sämtliche Geschlechtsmerkmale in der Art entstanden sind, daß bereits vorhandene Merkmale, also morphologische Manifestationen bestimmter, für die Erhaltung des Individuums notwendiger Funktionen, erst sekundär in den Dienst der Fortpflanzung getreten sind. Klassen-, Ordnungs-, Speziescharaktere sind auf diese Weise zu Geschlechtscharakteren geworden oder haben mindestens in diesem Sinne eine Abänderung erfahren. Ob dies auf dem Wege der Selektion oder der Mutation geschehen ist, ist für die Auffassung der Sexualcharaktere mehr oder weniger gleichgültig. Da wir in der Reihe der Metazoen den Sexualdimorphismus der Gameten schon frühzeitig auftreten sehen, kann es uns nicht wundernehmen, daß die diesem Dimorphismus angepaßten somatischen Merkmale schon von Anfang an heterolog sein müssen, da sie ja, obwohl aus ein und demselben Substrat entstanden, in heterologem Sinne abgeändert wurden, je nachdem, ob die Gameten männliche oder weibliche waren.

Die Geschlechtsdifferenz ist demnach in phylogenetischem Sinne zunächst eine heterogame und später erst eine heterosomatische.

Die Details in der stammesgeschichtlichen Fortentwicklung der einzelnen Geschlechtsmerkmale sind uns ebenso unbekannt wie jene in der Entwickelung anderer Organsysteme. Alle Gesetze, die sich für die phylogenetische Ausbildung der übrigen Komplexe anwenden

lassen, haben auch für die Geschlechtsmerkmale Geltung. Auch
hier mögen die Variabilität, das Überleben des Tüchtigsten etc., allerdings nicht im Kampfe ums Dasein für das Individuum, sondern im
Daseinskampfe der Spezies und Arten, entscheidend gewesen sein.
Der Mechanismus des phylogenetischen Geschehens im allgemeinen ist
aber vorläufig ein so dunkler, daß wir durch die Analogisierung
dieses Vorganges bei den Geschlechtsmerkmalen mit den bei anderen
Organen nichts oder fast nichts für unsere Erkenntnis gewinnen können.
Das für die beiden Geschlechter in ihrer heterologen Entwicklung gemeinsame Substrat sind die Somazellen mit ihren Art-, Gattungs- und
Speziescharakteren, welche, wie schon erwähnt, durch den Hinzutritt
der heterologen Funktion allmählich abgeändert wurden; und so wie
an den übrigen Organen das phylogenetische Alter auf Konstanz der
Entwicklung resp. Breite der Variabilität vielfach bestimmend wirkt,
so sehen wir auch an den Geschlechtsmerkmalen, daß das phylogenetische Alter in gleichem Sinne eingreift. So wird uns verständlich, daß,
wie später gezeigt werden soll, beispielsweise durch die Kastration
der ursprüngliche Speziescharakter eines bestimmten Geschlechtsmerkmales mehr oder weniger deutlich zutage tritt, je nachdem wann der
auf den Sexus entfallende Quotient auf den betreffenden Speziescharakter
in der Phylogenese festgelegt wurde. Und es ist nur selbstverständlich,
daß ein solches Merkmal um so konstanter und unabhängiger sein wird,
je höher sein phylogenetisches Alter ist.

Entwickelungsgeschichtliche Erwerbung der Geschlechts-merkmale.

Wenn wir nach diesen Auseinandersetzungen über die Phylogenese
der Geschlechtscharaktere zu ihrer Ontogenese übergehen, so sind
zunächst einige prinzipielle Fragen zu erledigen. Die wichtigste derselben lautet: In welchem Momente wird die Zugehörigkeit
des künftigen Individuums zu einem der beiden Geschlechter entschieden? Wie bekannt, gibt es diesbezüglich
eine Reihe von Hypothesen und die Frage um den Augenblick und
implizite um die letzten geschlechtsbestimmenden Ursachen ist ja
gerade jetzt eine vielfach diskutierte. Auch hier muß die Analyse
etwas anders vorgenommen werden, als dies gemeiniglich zu geschehen
pflegt, insoferne als nicht die geschlechtsbestimmenden Ursachen,
sondern der Moment der Geschlechtsbestimmung von Bedeutung ist.
Es liegen hier zwei Möglichkeiten vor: Erstens, die Geschlechtsbestimmung des Individuums geschieht spätestens zur Zeit der Kopulation
der beiden Gameten, zweitens, die Geschlechtsbestimmung erfolgt
erst nachher in größerer oder geringerer zeitlicher Distanz. Wir
müssen bei dem Begriff der Geschlechtsbestimmung wieder unterscheiden zwischen dem Vorgange selbst und der Manifestation der
Resultate dieses Vorganges, um so mehr, als wir ja die Geschlechtszugehörigkeit eines Individuums nicht im Augenblicke der Geschlechts-

bestimmung beobachten, sondern sie nach dem Resultat derselben beurteilen. Es wird sich empfehlen, das hier Gesagte durch ein Beispiel zu belegen.

Ob ein Embryo dem männlichen oder weiblichen Geschlechte angehört, wurde früher nicht aus den mikroskopischen Eigenschaften der Gonaden, sondern aus dem Verhalten rein äußerer Geschlechtsmerkmale bestimmt. Die Zeit von der Befruchtung bis zum Momente der Entscheidungsmöglichkeit hat man das indifferente Stadium, fälschlich auch das bisexuelle oder hermaphroditische, genannt. Mit dem Fortschritte der Erkenntnis und der Technik wurde dieses indifferente oder bisexuelle Stadium um so mehr eingeschränkt, je früher es den Untersuchern gelang, am Genitale, vor allem aber an den Gonaden des Embryo, Geschlechtsunterschiede nachzuweisen. Bei der zu erwartenden weiteren Vertiefung unserer Kenntnisse kann prophezeit werden, daß in der Zukunft dieses indifferente Stadium noch eine weitere Verkürzung erfahren wird.

Bezüglich der ersten Annahme, daß nämlich der Zeitpunkt der Geschlechtsbestimmung spätestens mit dem Befruchtungsakte zuzusammenfällt, wäre in Kürze Folgendes zu bemerken: Für unsere Fragestellung ist es gleichgültig, ob bereits das Ovulum geschlechtlich determiniert ist, wie dies Lenhossék u. a. meinen, so daß der männliche Gamet ohne Einflußnahme auf die Geschlechtszugehörigkeit nur als entwicklungsauslösende Ursache fungieren würde, oder ob das Geschlecht durch den männlichen Gameten bestimmt wird, oder schließl·ch, ob die Geschlechtsbestimmung gleichsam auf dem Wege eines Kompromisses zustande kommt, bei welchem die prozentuelle Anteilnahme der heterosexuellen Gameten nach einer Meinung nach dem Mendelschen Gesetz, nach einer anderen Meinung auf Grund bisher nicht erkannter Gesetze erfolgen soll. Wir haben alle Ursache anzunehmen, daß spätestens im Momente der Befruchtung die Geschlechtsbestimmung vor sich gehe. Erstens, weil, wie wir gezeigt haben, die Lehre vom indifferenten Stadium überhaupt nicht haltbar ist, zweitens, weil es a priori wahrscheinlich ist, daß der phylogenetisch uralte Prozeß der heterogamen Geschlechtscharaktere auch in der Individualgeschichte als erster erledigt wird. Nehmen wir nun an, daß tatsächlich im Augenblicke der Befruchtung der Sexus des zukünftigen Individuums wenigstens hinsichtlich der Gameten entschieden sei, dann ergibt sich ungezwungen, daß auch die heterogamen Merkmale des betreffenden Individuums als nächste bestimmt sein müssen. Das befruchtete Ovulum ist demnach nicht nur bezüglich seiner Ordnungs-, Klassen-, Familien- und Spezieszugehörigkeit, sondern auch nach seiner Geschlechtszugehörigkeit determiniert. Und wenn wir uns darüber klar sind, daß die vorher genannten Eigenschaften dem befruchteten Ei inhärieren, dann erhellt weiters, daß auch die gesamten somatischen Eigenschaften jenes Sexus, dem das Individuum angehören wird, dem Ovulum inhärent sind. Damit wird eigentlich der Streit, ob die Geschlechtsmerkmale sich unter einem formativen oder protektiven Reiz der Keimdrüsen entwickeln, überflüssig. Denn ebenso wie in der Phylogenese unter der Einwirkung aller möglichen Faktoren, aber unter der Voraussetzung einer bestimmten sexuellen Zugehörigkeit, sich einzelne somatische Charaktere als Sexualcharaktere differenziert haben, ebenso wird in der Ontogenese die Ausbildung der verschiedenen Geschlechtsmerkmale die Anwesenheit einer Gonade als zweifellosen Ausdruck der geschlechtlichen Zugehörigkeit zur Bedingung haben. Von diesen sog. Geschlechtsmerkmalen werden gerade jene von der Geschlechtsdrüse am unabhängigsten sein, welche aus dem Bestande der Speziescharaktere zuerst in jenen der Sexualcharaktere übergetreten sind. Daß diese Anlage zu jedem einzelnen der Sexualmerkmale präexistent ist, ist ebenso selbstverständlich, wie daß die Anlagen der verschiedenen vitalen Organe bereits potentiell vorhanden sind. Der Streit um die sog. Unabhängigkeit der Geschlechtscharaktere von der Geschlechtsdrüse ist begrifflich dahin zu fassen, daß es sich nicht darum dreht, ob ein Geschlechtsmerkmal sich unabhängig von der Keimdrüse angelegt hat, sondern inwieweit es sich unabhängig von der Gonade ausbilden kann. Sowie in der Phylogenese die Differenzierung der Gameten die sexuelle Zugehörigkeit des Soma bestimmt, so entscheidet in der Ontogenese die Geschlechtszugehörigkeit des Vereinigungsproduktes beider Gameten jene des zukünftigen Somas mit allen Konsequenzen. Der experimentell erzeugte oder pathologischerweise entstandene Wegfall der Gonade ist daher nicht imstande, die bereits längst getroffene Entscheidung über die Zugehörigkeit des Individuums zu einem bestimmten Geschlechte zu annullieren. Er vermag höchstens die bereits in Ausbildung begriffenen somatischen Merkmale einer hierzu notwendigen Unterstützung zu berauben. Dies um so mehr, je später in der Ontogenese diese Merkmale sich manifestieren, d. h. je später in der Stammesgeschichte sie den betreffenden somatischen Speziescharakteren aufgepfropft worden sind.

Haben wir so die Phylogenese und Ontogenese der Geschlechtsdifferenzierung kennen gelernt, so ist es noch notwendig, einige Worte über die Resultate dieses Differenzierungsprozesses und über den kausalen Zusammenhang desselben zu sagen. Die Ergebnisse des Differenzierungsprozesses sind die Geschlechtsmerkmale, die, wie wir zu erweisen haben werden, untereinander phylogenetisch keinesfalls gleichwertig und um so verbreiteter sind, je höher im Alter sie stehen. Die ältesten Geschlechtsmerkmale werden demnach bezüglich ihres Auftretens und ihrer Ausbildung die konstantesten und auch die am schwersten zu beeinflussenden sein, die jüngsten die größten Variationen aufweisen. Diese Variabilität wird sich vielfach noch durch den Umstand vergrößern, daß die den betreffenden Geschlechtscharakteren zugrunde liegenden Artcharaktere selbst schon eine große Variationsbreite besitzen. Es wird sich in den folgenden Auseinandersetzungen häufig genug Gelegenheit ergeben auf diesen Punkt zurückzukommen.

Die Betrachtung des kausalen Zusammenhanges der Geschlechtsmerkmale kann wieder in zwei Unterfragen geschieden werden. In jene nach dem ätiologischen Zusammenhang in der Entstehung derselben und in jene nach der Ausbildung. Dadurch, daß Entstehung und Ausbildung vielfach konfundiert wurden, ätiologische Faktoren der Ausbildung für solche der Entstehung verantwortlich gemacht wurden, ist die ganze Frage vielfach in Verwirrung geraten. Wir wollen durch die möglichst scharfe Abgrenzung dieser beiden Kategorien diesem Fehler tunlichst aus dem Wege gehen und hoffen auch hierdurch die Erkenntnis von dem kausalen Zusammenhang der Geschlechtsmerkmale untereinander und damit jene von den biologischen Grundlagen derselben zu fördern.

Begriff der Geschlechtsmerkmale.

Bevor wir auf die Analyse der einzelnen Geschlechtscharaktere eingehen, wollen wir einen kurzen geschichtlichen Abriß über die Entwicklung der Lehre von den Geschlechtscharakteren vorausschicken. Der Unterschied zwischen den beiden Geschlechtern der vielzelligen Lebewesen war von altersher aus den verschiedensten Gründen Gegenstand wissenschaftlicher Untersuchung und Substrat der mannigfaltigsten Theorien. So wurde z. B. von dem Arzte Helmont als entscheidend für die Zugehörigkeit eines menschlichen Individuums zum weiblichen Geschlechte die Anwesenheit des Uterus erachtet. „Propter solum uterum mulier est, quod est", ein Satz, welcher in richtiger Erkenntnis der wichtigen Rolle, die der Keimdrüse gebührt, von Chereau in „propter solum ovarium mulier est, quod est" umgewandelt wurde.

Eine Analyse der hierher gehörigen Erscheinungen wurde aber unseres Wissens in prägnanter Weise zuerst von John Hunter gegeben, welcher die Bezeichnung „sekundäre Geschlechtscharaktere" einführte. Hunter verstand darunter gewisse den Geschlechtern eigentümliche somatische Kennzeichen, welche mit dem Generationsakte in keiner direkten Beziehung stehen: „Such I call secondary properties, which take place only in parts that are neither essential to life nor generation, and which do not take place till towards the age of maturity".

Darwin hat den Ausdruck Hunters übernommen und schreibt darüber folgendes: „Bei Tieren mit getrenntem Geschlechte weichen die Männchen notwendig von den Weibchen in ihren Reproduktionsorganen ab; diese bieten daher die primären Geschlechtscharaktere dar. Die Geschlechter weichen aber oft auch in dem ab, was Hunter sekundäre Sexualcharaktere genannt hat, welche aber in keiner direkten Verbindung mit dem Akte der Reproduktion stehen. Es besitzen z. B. die Männchen gewisse Sinnesorgane oder Lokomotionsorgane, welche den Weibchen völlig fehlen, oder haben dieselben höher entwickelt, damit sie die Weibchen leicht finden oder erreichen können.

In der Tat, wenn wir nicht den Ausdruck „primär" auf die Generationsdrüsen beschränken, ist es kaum möglich, wenigstens soweit die Greiforgane in Betracht kommen, zu entscheiden, welche derselben primär und welche sekundär genannt werden sollen.

Außer den vorgenannten primären und sekundären geschlechtlichen Differenzen weichen die Männchen von den Weibchen zuweilen in Bildungen ab, welche zu verschiedenen Lebensgewohnheiten in Beziehung stehen und entweder gar nicht oder nur indirekt auf die Reproduktionsfunktionen Bezug haben.‟

In der Folge wurde die wissenschaftliche Diskussion vielfach darüber geführt, ob die sekundären Geschlechtscharaktere überhaupt von der Keimdrüse abhängig seien, was einige Autoren aus der Bezeichnung herauslesen zu müssen glaubten, weiters über die größere oder geringere Abhängigkeit einzelner Geschlechtsmerkmale von der Keimdrüse. Während beispielsweise St. Hilaire, nach ihm Puech, Hegar die Abhängigkeit der sekundären Geschlechtscharaktere von der Keimdrüse negieren, stellt sich eine große Anzahl von Autoren, unter ihnen vor allem Virchow, auf den ursprünglichen Hunterschen Standpunkt. So sagt Virchow: „Das Weib ist eben Weib durch seine Generationsdrüse‟, bringt aber nicht nur die typischen Geschlechtscharaktere, sondern auch eine Reihe anderer, vor allem psychischer Merkmale mit der Keimdrüse in Zusammenhang.

Die gegnerische Anschauung hat in neuerer Zeit speziell durch Halban nachdrückliche Unterstützung gefunden. Halban selbst übernimmt die ursprünglich von St. Hilaire propagierte vollkommene Unabhängigkeit der sekundären Geschlechtsmerkmale und bezeichnet sie als präexistent, läßt sie aber durch die „protektive Wirkung der Keimdrüse‟ zur vollen Entwicklung gelangen. Seine Anschauungen fußen auf den kurze Zeit vorher publizierten Ansichten von Herbst, für den die Geschlechtscharaktere wohl nicht präexistent, aber in ihrer Entwicklung von dem formativen Reize der Keimdrüse abhängig sind. Es wird sich noch Gelegenheit ergeben, auf diese Arbeiten näher einzugehen. Die Huntersche Einteilung wurde in der Folge noch insoferne erweitert, als z. B. Kurella neben den primären und sekundären auch tertiäre Sexualcharaktere unterscheidet. Endlich hat Poll die Geschlechtscharaktere in essentielle und akzidentelle geschieden.

Ist demnach der kausale Zusammenhang zwischen Keimdrüse und den übrigen Geschlechtscharakteren im Prinzip eigentlich bis zum heutigen Tage strittig, so ist die Kontroverse über die Art und Weise, in welcher dieser Einfluß vor sich gehen soll, wohl als erledigt zu betrachten. Die ursprüngliche Ansicht, welche vor allem von Pflüger vertreten wurde, daß die Keimdrüsen auf dem Wege der Nervenbahnen ihre Wirkung entfalten, ist durch die von Brown-Sequard inaugurierte Lehre von der inneren Sekretion der Keimdrüsen endgültig zu Fall gekommen. Speziell die Experimente der Transplantation, bei welchen ja die Keimdrüse, obwohl sie aus ihren ursprünglichen nervösen Zusammenhängen gelöst wurde, ihre Wirksamkeit unverändert beibehielt, haben in überzeugender Weise die innersekretorische Tätigkeit dieses Organes erwiesen (Ribbert, Knauer, Halban u. a.).

In den letzten Jahren hat unsere Kenntnis von der innersekretorischen Wirksamkeit der Keimdrüse insoferne einen weiteren Fortschritt gemacht, als man daran ging, nicht mehr die Keimdrüse in toto, sondern nur einen bestimmten Teil derselben für diese Funktion verantwortlich zu machen. Diese innersekretorischen Elemente sollen gegeben sein in den interstitiellen Zellen des Hodens (Leydigsche Zellen) und homologen Zellelementen des Ovariums (Bouin und Ancel); eine Ansicht, welche durch unsere Versuche wirksame Unterstützung gefunden hat.

Wir haben schon darauf hingewiesen, daß die Fassung des Begriffes „sekundäre Geschlechtsmerkmale" eine vielfach schwankende ist, denn schon die von Hunter gegebene Definition sagt nicht klar aus, welche Anteile des Genitales noch zu den primären Geschlechtscharakteren zu rechnen sind. Das Bedürfnis nach einer genaueren Begriffsfassung hat es mit sich gebracht, daß seit Hunter und Darwin eine ganze Reihe von Einteilungen der Geschlechtsmerkmale geschaffen wurde. Für Hunter und Darwin ist das Genitale als Ganzes primärer Geschlechtscharakter, die übrigen Geschlechtsmerkmale sind sekundäre. Diese Einteilung wurde von Laurent-Kurella, Ellis u. A. dahin modifiziert, daß nur die Keimdrüse als primärer, das übrige Genitale als sekundärer, die restlichen Geschlechtsmerkmale als tertiäre bezeichnet wurden. Kurella bezeichnet merkwürdigerweise nur die äußeren Genitalien als sekundäre Geschlechtsmerkmale und gibt an, daß in den ersten Jahren der Kindheit die beiden Geschlechter sich nur durch die primären und sekundären Merkmale unterscheiden, während die tertiären Merkmale in der Kindheit latent seien und erst später manifest werden.

Wenn wir diese Einteilungsarten auch nicht gutheißen, so können wir andererseits die gegen sie erhobenen Einwände nicht billigen (Biedl, Kammerer), welche darin gipfeln, daß der Ausdruck „sekundäre Geschlechtscharaktere" deswegen „ungenau sei, weil damit eine Abhängigkeit dieser Merkmale von der Keimdrüse behauptet wird, die aber erst bewiesen werden müßte" (Biedl). Es ist durch das Experiment bewiesen, daß das Aussehen bestimmter körperlicher Eigenschaften (Grad der Ausbildung) sich verändert, wenn die Keimdrüse entfernt wird. Diese Experimente, die bis auf Aristoteles zurückreichen, sind seither vielfältig und fast ausnahmslos mit dem gleichen Ergebnisse vorgenommen worden und erweisen in ihrer Gesamtheit die Abhängigkeit gewisser somatischer Merkmale von der Keimdrüse. Der Ausdruck Hunters bezieht sich auf den Grad der Ausbildung, nicht auf die Anlage bestimmter Merkmale, und insoferne Biedl den Ausdruck „sekundär" nicht im historischen Sinne wertet, bleibt er mit seinem Einwande im Unrecht.

Ebensowenig können wir Kammerer zustimmen, der sich gegen diese Einteilung wendet, weil sie einen Nebensinn hineintrage, der auch tatsächlich nach seiner Meinung beabsichtigt war, nämlich den, „daß die sekundären (sc. Geschlechtsmerkmale) von den primären, die tertiären von den sekundären durch formative Reize geschaffen werden, und daß demzufolge zwischen den drei Stufen auch eine zeitliche Verschiedenheit des Auftretens besteht". Wir müssen uns dagegen schon deshalb wenden, weil die von Hunter und den späteren Autoren gebrauchte Nomenklatur vor allem eine deskriptive und keine kausale ist, weiters, weil hier wohl der kausale Zusammenhang gekennzeichnet ist, nicht aber die Art desselben in der Namengebung liegt. Was endlich die zeitliche Verschiedenheit des Auftretens betrifft, so müßte zunächst der Begriff des „Auftretens" schärfer gefaßt werden; wenn wir unter „Auftreten" jene Art des Sichtbarwerdens verstehen, die landläufig darunter verstanden wird, so ist die von Kammerer bemängelte zeitliche Verschiedenheit tatsächlich vorhanden.

Um die bestehende Unklarheit zu steigern, kommt noch hinzu, daß verschiedene Autoren einzelne Geschlechtsmerkmale für differente Gruppen der Sexualcharaktere in Anspruch nehmen. So z. B. wird die Brustdrüse bald als primärer, bald als sekundärer Geschlechtscharakter bezeichnet, nach Darwin steht sie an der Grenze zwischen beiden. Ähnliches gilt für die Beckenbreite und für einzelne Anteile des inneren und äußeren Genitales.

Den bemängelten Nachteil der präjudizierenden Namengebung vermeidet die von Poll verwendete Klassifikation, welche außerdem den Vorteil birgt, die Zurechnung bestimmter Geschlechtseigentümlichkeiten zu den einzelnen Gruppen zu erleichtern. Poll unterscheidet erstens essentielle oder germinale, zweitens akzidentelle Geschlechtsdifferenzen. Die essentiellen werden repräsentiert durch die Geschlechtsdrüsen (Gonaden), die akzidentellen teilt er in die genitalen subsidiären und die extragenitalen. Bei den genitalen subsidiären unterscheidet er wieder innere und äußere und rechnet zu den ersteren die Leitungswege, die akzessorischen Geschlechtsdrüsen etc., zu den letzteren die Kopulationsorgane und die Brutorgane. Die extragenitalen Geschlechtscharaktere teilen sich wiederum in innere und äußere. Zu den ersteren gehören nach Poll die Stimmorgane, die psychischen Eigenschaften, zu den letzteren Körperbedeckung, Bewaffnung, Färbung etc. Schon Kammerer hebt hervor, daß es trotz alledem bisweilen zweifelhaft sein könnte, welcher Kategorie einzelne Geschlechtsmerkmale zugehören, so beispielsweise die Mammae der Säugetiere. Er erweitert schließlich die von Poll gegebene Einteilung, insoferne, als er die Frage, wohin Merkmale, wie Fruchtbarkeit, Geschlechtstrieb, Brutpflegeinstinkt, zu subsumieren wären, dahin beantwortet, daß die betreffenden Eigenschaften zu jener Kategorie zu rechnen sind, der das Organ angehört, durch dessen Funktion sie ihren Ausgang nehmen. So also die Fruchtbarkeit den essentiellen, die Brutinstinkte den genitalsubsidiären usw. Wir hätten zu der von Poll gegebenen Einteilung, welche aus deskriptiven Gründen festgehalten zu werden verdient, zu bemerken, daß sie keine Rücksicht auf die kausalen Zusammenhänge nimmt. Sie wird zweifellos in dem Momente in den Hintergrund treten müssen, in welchem eine genaue Kenntnis der ätiologischen Faktoren eine kausale Einteilung ermöglichen wird.

Eine nicht ganz klare Einteilung verwendet Steinach, der „die sogenannten sekundären Geschlechtsmerkmale — sowohl funktionelle wie somatische — als präexistente bezeichnet, welche in einer gewissen Unabhängigkeit von den Keimdrüsen präexistieren, in ihrem Wachstum, in ihrer Reife und vollen Ausdehnung an das Vorhandensein der Keimdrüsen gebunden sind, von welchen die diese echt sekundären Geschlechtscharaktere befördernden Einflüsse ausgehen". Diese Definition leidet insoferne an Unvollständigkeit, als nicht gesagt ist, was nicht präexistente Geschlechtscharaktere sind, und was aus solchen unter dem Einflusse der Keimdrüse werden soll. Die auf diese Definition folgenden Auseinandersetzungen von Steinach machen es, wie schon Kammerer anführt, plausibel, daß Steinach mit ihr eine nicht sehr glückliche Umschreibung der Brunstcharaktere geben wollte.

Gerade die Abtrennung der mit den östrischen Zyklen einhergehenden Veränderungen ist bei der Besprechung des Problems der Geschlechtscharaktere nicht genügend betont worden, sowie bei der Morphologie der Geschlechtscharaktere zu wenig Rücksicht darauf genommen wurde, wieviel davon nicht dem Sexus, sondern der Spezies eigentümlich ist. Bezüglich des ersten Punktes möchten wir als Beispiel die Mamma der Säuger anführen, welche als solche gewiß keinen dem weiblichen Geschlecht allein zukommenden somatischen Charakter darstellt. Hier ist Geschlechtscharakter nur die Ausbildungsfähigkeit und die von bestimmten Veränderungen des Genitales abhängige wirkliche Ausbildung, wobei zu bemerken ist, daß unter Umständen auch durch Reize, die nicht von der Genitalsphäre ausgehen, eine solche Entwicklung zustande kommen kann. So z. B. die Laktation bei tabetischen Frauen lange Zeit nach dem Klimakterium (Sieding). Bezüglich des zweiten Punktes möchten wir als Beispiel das Horn der Cavicornier anführen. Nicht das Horn an sich stellt einen Geschlechtscharakter dar, sondern die Form desselben, die beim männlichen und beim weiblichen Individuum verschieden, beim männlichen und weiblichen Kastraten die gleiche ist. Ähnlich verhält es sich auch mit der Behaarung des Menschen. So konnten wir für den eminent sekundären Geschlechtscharakter des Mannes, den Bart, nachweisen, daß er auch bei alten Kastraten sich vorfindet und hier in Form und Ausbreitung dem der alten Weiber gleiche. Solche und ähnliche Beobachtungen haben uns dazu geführt, die sekundären Geschlechtscharaktere als modifizierte Speziescharaktere aufzufassen. „Alle sekundären Geschlechtscharaktere waren zunächst Speziescharaktere, also Eigenschaften, welche für eine bestimmte Spezies, ja vielfach für eine Ordnung der Vertebraten charakteristisch waren, ohne daß sie primär mit der Genitalsphäre in Zusammenhang standen."

Diese unsere eben angeführte Stellungnahme zu der Frage der sekundären Geschlechtscharaktere gestattet es, die ganze Angelegenheit unter einem anderen Gesichtswinkel zu betrachten und zu erledigen. Die Fragestellung muß von nun ab nicht lauten: Ist ein Organ sekundärer Geschlechtscharakter, sondern: Wieviel in der Entwicklung eines Organes ist Speziescharakter, wieviel Geschlechtscharakter? Wir werden deshalb in den folgenden Ausführungen eine Beantwortung der angeregten Fragen unter Berücksichtigung dieser Prinzipien versuchen müssen.

Wie schon erwähnt wurde, sind eigentlich nur die Eigenschaften der Gameten die primären Geschlechtscharaktere. Wenn wir trotzdem für unsere Auseinandersetzungen die übliche Nomenklatur verwenden, so geschieht dies im Interesse einer leichteren Verständigung; wir möchten aber nochmals betonen, daß bei Besprechung der einzelnen Organe als Geschlechtsmerkmale nur bestimmte Eigenschaften dieser Organe unter den Begriff der Geschlechtsmerkmale gehören. Wir werden zu zeigen haben, daß bei dieser Art der Betrachtung sich die Frage nach der Abhängigkeit resp. Unabhängigkeit gewisser Merkmale von der Keimdrüse ganz anders erledigt, als dies sonst zu geschehen pflegt. Die Betrachtung der Wirksamkeit der Keimdrüse muß daher unter denselben Gesetzen biologischer Forschung durchgeführt werden, unter welchen wir überhaupt gewöhnt sind, kausalen Zusammenhängen des biologischen Geschehens nachzugehen. Hiezu haben wir die Beobachtung des natürlichen Ablaufes unter physiologischen und pathologischen Bedingungen, weiters das Experiment zur Verfügung. In diesem Sinne soll auch die Betrachtung unseres Themas zur Durchführung kommen, und zwar wollen wir zunächst den experimentellen Weg besprechen.

Die Kastration.

Der Einfluß der Geschlechtsdrüsen auf den Organismus läßt sich also zuvörderst durch jene Veränderungen dartun, welche nach der Entfernung der Geschlechtsdrüsen eintreten. Die Kastration, wie die Entfernung der Geschlechtsdrüsen genannt wird, ist ein von altersher geübtes Verfahren. Die Motive für die Vornahme der Kastration waren zunächst gewiß nicht heuristische, sondern rein praktische. Die Kastration wurde aus wirtschaftlichen Gründen an domestizierten Tieren, aus religiösen oder anderen Gründen auch an Menschen ausgeführt; in neuester Zeit auch aus sozialen Gründen an Verbrechern und an Geisteskranken, um dieselben aus rassenhygienischen Rücksichten der Fortpflanzungsfähigkeit zu berauben. Es würde zu weit führen, hier die Geschichte der Kastration des näheren abzuhandeln, wir wollen vorerst die in neuerer Zeit durchgeführte experimentelle Kastration berücksichtigen, des weitern auch die morphologischen Ergebnisse der aus wirtschaftlichen Gründen ausgeübten Tierkastration in den Kreis unserer Betrachtungen ziehen. Wenngleich wir nur die sekundären Geschlechtscharaktere der Wirbeltiere abhandeln, so möchten wir doch, um das vorliegende Material möglichst vollständig darzustellen, auch die Kastrationen von Wirbellosen in Kürze berücksichtigen.

Die Kastration ist entweder eine o p e r a t i v e oder eine t r a u m a t i - s c h e oder endlich eine p a r a s i t ä r e. Die auf die traumatische und parasitäre Kastration folgenden Ausfallserscheinungen sind nur mit Vorsicht für wissenschaftliche Deduktionen verwendbar. Speziell die traumatische Kastration, also die Außerfunktionsetzung der Geschlechtsdrüsen durch zufällig gesetzte Verletzungen, hat in der Lehre von den sekundären Geschlechtscharakteren nicht immer fördernd gewirkt. Wir werden uns bei Besprechung der von Roerig zusammengestellten Fälle von Verletzungen des Kurzwildbretes (Hoden von Hirschen und Rehböcken) mit diesem Punkte noch näher beschäftigen. Die parasitäre Kastration ist eine so überaus seltene, daß es überflüssig erscheint, prinzipielle Bedenken gegen die Verwertung ihrer Resultate zu erheben. Aber selbst die operative Kastration, wie sie als ökonomische an Haustieren vielfach noch bis zum heutigen Tag ausgeführt wird, hat Anlaß zu falschen Schlußfolgerungen gegeben, insoferne als sie, wie die Untersuchungen von Yarell, Sellheim, Foges lehren, oft nur eine unvollständige gewesen ist.

Parasitäre Kastration.

Sie wurde von Giard bei gewissen Krabben entdeckt. Giard konnte beobachten, daß bei Stenorhynchus phalangium, Eupagurus Bernhardus Parasiten und zwar: Sacculina Fraissei resp. Phryxus Paguri und Peltogaster Paguri kurz nach dem Embryonalleben einwandern und die Keimdrüse des Wirtes schädigen. Die ursprünglich gemachte Annahme, daß diese Parasiten nur die Weibchen befallen, die Männchen aber verschonen, hat Giard zu widerlegen vermocht. Die Wirkung der parasitären Kastration äußert sich nach Giard und Smith dahin, daß bei männlichen Krabben die sekundären Geschlechtscharaktere verschwinden, die heterosexuellen aber so stark zur Ausbildung gelangen, daß es oft schwer wird diese parasitär kastrierten Männchen von Weibchen zu unterscheiden. Bei den Weibchen werden die sekundären Geschlechtscharaktere nur beeinträchtigt, so daß beispielsweise die eiertragenden Abdominalfüße stark reduziert werden.

Nach Poll bewirkt die parasitäre Kastration des Weibchens bei Inachus Scorpio keinerlei Änderungen der Scherenform und der Gestalt des Abdomens, beim Männchen bewirkt sie Annäherung an die Form des Weibchens.

Geoffroy Smith hat die Giardschen Befunde an Inachus mauretanicus bestätigt. Kastrierte Inachusmännchen entwickelten nicht nur heterologe Genitalcharaktere (eiertragende Abdominalfüße), sondern sogar Ovula.

Potts beschreibt die parasitäre Kastration von Einsiedlerkrebsen durch Peltogaster und der gemeinen Strandkrabbe (Carcinus) durch Sacculina. Sollas beschrieb parasitäre Kastration, die in den Testikeln des Regenwurmes (Lumbricus herculeus) durch Kokken hervorgebracht wird, während sich die Ovarien als normal erwiesen. Endlich kommt auch bei Insekten (Forficula, Erdbienen, Papierwespen) parasitäre Kastration vor (zit. nach Kammerer).

Experimentelle Kastration.

Da der Sexualdimorphismus bei gewissen Schmetterlingen sehr prägnant entwickelt ist, konnte man erwarten, daß hier Kastrationsversuche besonders aufklärende Resultate ergeben würden. Um so mehr, als gerade bei den Lepidopteren gynandromorphe Exemplare relativ häufig zur Beobachtung kommen. Die Kastration bei Schmetterlingen wurde in ihren Wirkungen zuerst von Oudemans an Lymantria dispar studiert. Dieser Autor wurde eben durch das erwähnte Vorkommen von Gynandromorphen bei den Lepidopteren zu seinen Kastrationsversuchen geführt. Als Resultat der an 23 Puppen durchgeführten Experimente ergab sich, daß die Kastration keinen Einfluß auf das Äußere der Tiere, d. h. auf die sekundären Geschlechtsmerkmale hatte. Ebensowenig auf die Handlungen der Tiere, insoferne als Kopulation stattfand, wenn auch die Spermatozoiden fehlten und die Wolle des Hinterleibes abgesetzt wurde, wenn auch Eier nicht vorhanden waren.

Zu gleichartigen Ergebnissen kam Kellogg (zitiert nach Meisenheimer) bei Versuchen am Maulbeerspinner (Bombyx mori).

Meisenheimer hat diese Versuche neuerdings aufgenommen und zwar an den Raupen des Schwammspinners Lymantria dispar L. Die Entfernung der Keimdrüsen geschah hier im jüngsten Raupenstadium. Es ergab sich, daß die Kastraten sich in keiner Weise von ihren geschlechtlich normal gebliebenen Genossen unterschieden, weiters ein außerordentlich hochgradig entwickeltes Selbstdifferenzierungsvermögen der einzelnen Teile des gesamten Geschlechtsapparates. Trotz völligen Fehlens der zugehörigen Geschlechtsdrüse entwickeln sich die zur Zeit des operativen Eingriffes noch durchaus undifferenzierten Anlagen der Geschlechtsgänge des Kopulationsapparates in durchaus normaler Weise zur vollendeten Form und Größe. Auch die Gegenwart einer fremden Geschlechtsdrüse vermag ihre normale Differenzierung in keiner Weise hemmend zu beeinflussen. Die sekundären Geschlechtscharaktere gelangen zur Ausbildung in jener Form, in welcher sie zu irgend einem Zeitpunkte in der Keimzelle bestimmt worden sind. Weder das Fehlen der homologen noch die Gegenwart der heterologen Geschlechtsdrüse hat auf die Ausgestaltung dieser fixierten Entwicklungstendenz irgend einen Einfluß. Auch bei Kastration mit nachfolgender Transplantation von Genitaldrüsen des entgegengesetzten Geschlechtes kam der ursprüngliche Geschlechtstypus in den äußeren und psychischen Sexualcharakteren des definitiven Falters unverändert zum Ausdrucke.

Meisenheimer reflektiert weiter auf Beobachtungen an natürlichen Insektenzwittern. „Bei den Insekten und besonders bei den Schmetterlingen macht sich äußere Zwitterbildung häufig dadurch bemerkbar, daß die linke Körperhälfte dem einen, die rechte dem anderen Geschlechte angehört, wobei dann die Trennungslinie zuweilen genau in der Medianebene des Körpers verläuft. Vergleicht man nun mit solcher äußerlich genau halbierter Zwitterbildung die inneren Organe, so trifft man zwar Fälle an, bei welchen die inneren Geschlechtsorgane genau entsprechend den äußeren Verhältnissen in zur Hälfte männliche, zur Hälfte weibliche zerlegt erscheinen, weiters können aber dann bei gleichzeitigem und zumeist auch gleichwertigem Auftreten der äußeren Geschlechtscharaktere beider Geschlechter an demselben Individuum innerlich zunächst die Geschlechtsdrüsen des einen Geschlechtes in

Wegfall kommen, es können ferner auch noch alle übrigen Teile des Geschlechts- und Begattungsapparates des einen Geschlechtes schwinden, so daß dann schließlich, während im äußeren Habitus die Charaktere beider Geschlechter erhalten bleiben, innerlich nur noch die Geschlechtsorgane des einen vorhanden sind. Diese letzteren Fälle von Zwitterbildung, welche nicht nur bei Schmetterlingen, sondern auch bei Bienen, Blattwespen, Spinnen und Krebsen nachgewiesen sind, führen mit zwingender Notwendigkeit zu dem Schlusse, daß die sekundären Charaktere eines Geschlechtes auftreten können, ohne daß die entsprechenden Geschlechtsdrüsen oder sonstigen homologen inneren Geschlechtsorgane vorhanden sind. Es fehlt mithin auch hier jeglicher fördernde oder hemmende Einfluß der letzteren auf die Entwicklung der sekundären Merkmale und damit führt die vergleichende Betrachtung der von der Natur hervorgebrachten Zwitter für die Klasse der Gliedertiere zu genau dem gleichen Resultate wie die vorerwähnten Experimente."

Meisenheimer stellt also auf Grund seiner Experimente die innersekretorische Wirksamkeit der Geschlechtsdrüse bei Schmetterlingen in Abrede und sagt weiter: „Die gänzliche Abwesenheit oder zum mindesten Wirkungslosigkeit spezifischer innerer Sekretstoffe wird dadurch ganz besonders dargetan, wenn die ursprünglich vorhandene Anlage eines sekundären Sexualcharakters entfernt und eine nunmehr vollständig in ihrer Entwicklung mit der Differenzierung der gleichzeitig transplantierten fremden Geschlechtsdrüse parallel verlaufende Neuanlage an ihre Stelle gesetzt würde, daß selbst dann jegliche Beeinflussung von seiten der fremden heterologen Geschlechtsdrüsen unterblieb."

Nach der Ansicht Meisenheimers wird durch die Kastration der Stoffwechsel im allgemeinen herabgesetzt und hierdurch die Ausbildung der sekundären Geschlechtscharaktere verhindert; es handelt sich also nicht um eine spezifische hormonische Wirkung, sondern um einen allgemeinen Einfluß der Geschlechtsdrüsen auf den Gesamtstoffwechsel. Auf solche Stoffwechselstörungen seien auch jene Veränderungen, wie sie an fast allen Organen des Kastratenkörpers nachweisbar sind, zurückzuführen.

Die Versuche von Meisenheimer bilden demnach eine Bestätigung und Erweiterung der früheren von Oudemans. Letztere wurden schon von Herbst kritisch beleuchtet und in ihrer Beweiskraft angezweifelt. Dieser Autor vertritt die Meinung, es sei nicht erwiesen, daß die sexuellen Unterschiede bei den Schmetterlingen erst im Puppenstadium fixiert werden. Wenn Oudemans glaube, daß die sekundären Sexualcharaktere in ihrer Entstehung von den Keimdrüsen unabhängig seien, so müßte ihre Entstehungsursache irgend wo anders im Embryo, resp. in der Raupe gesucht werden. Gegen die Annahme Oudemans, daß die sexuelle Dimorphie dermaßen durch Erblichkeit fixiert sei, daß der ursprünglich zu ihrer Entwicklung nötige Reiz jetzt überflüssig sei, wendet Herbst ein, daß für jede Veränderung — und ein neuer Bildungsprozeß sei doch eine

solche — die Ursache angegeben werden müsse, die natürlich in dem
vorher Geschehenen enthalten sei.

Zu den Versuchen Meisenheimers, ihrer Deutung und Verall-
gemeinerung hat Nußbaum einige kritische Anmerkungen gemacht.
Er führt aus, daß es sich in diesen Versuchen um Geschöpfe handle,
die nur einmal zur Begattung gelangen und bei denen zweifellos die
Ausbildung der sekundären Geschlechtscharaktere unabhängig von den
Keimdrüsen erfolgt. Andererseits weiß man, daß bei Wirbeltieren ganz
im Gegensatze hierzu die sekundären Geschlechtscharaktere nicht zur
völligen Ausbildung gelangen, wenn die Kastration in der Jugend voll-
zogen wird und daß gewisse sekundäre Geschlechtsmerkmale sich rück-
bilden, wenn die Kastration später erfolgt. Somit findet sich kein
durchgreifender Parallelismus bei allen Tieren.

In jüngster Zeit hat Kopeč die Kastrations- und Transplantationsversuche an Schmetterlingen wieder aufgenommen, indem er nicht nur
an dem schon von den früheren Autoren verwendeten Materiale (Lymantria dispar, außerdem am Kohl- und Rübenweißling, Pieris brassicae
und napi) die Geschlechtsdrüsen exstirpierte, resp. transplantierte,
sondern auch Experimente mit Bluttransfusion und mit Implantation
zerriebener Gonaden vornahm. Er fand, daß die einseitige Kastration
der Schmetterlingsraupen eine ausgesprochene Hypertrophie der zurückgelassenen Gonade bewirke. Die zurückgelassenen Ausführungsgänge
enden stets blind, verheilen also immer vollständig. Während aber
die Samenleiter kaum eine Hypertrophie zeigen, vergrößern sich die
Ovidukte regelmäßig sehr stark. Kopeč führt diese Vergrößerung
auf den umfangreichen Hinterleib der operierten Weibchen zurück. Die
äußeren Genitalien beider Geschlechter zeigen keinerlei Veränderung
nach der Kastration. In den weiblichen Körper transplantierte larvale
Hoden entwickeln sich vollkommen. Larvale Ovarien, in das Männchen
transplantiert, entwickeln sich, bleiben aber an Größe zurück.

Die in eine andere Art transplantierten Geschlechtsdrüsen gehen
zugrunde. Das in kastrierte Raupen transfundierte andersgeschlecht-
liche Blut hat auf den Geschlechtsapparat der betreffenden Exemplare
keinen Einfluß. Die Kastration alteriert den Dimorphismus der Gestalt und Größe der Fühler, der Flügel etc. des ausgeschlüpften Falters
in keiner Weise. Ebenso verursacht die Implantation heterosexueller
Gonaden keine Veränderungen. Ähnlich verhält es sich auch mit den
Geschlechtsinstinkten.

Kopeč hebt die hohe Fähigkeit der Selbstdifferenzierung bei den
Schmetterlingen hervor und wendet sich gegen die vorerwähnten von
Herbst gegen die Oudemansschen Versuche erhobenen Einwände.
Nach seiner Meinung ist das Problem von der Unabhängigkeit der Ausbildung sekundärer Geschlechtscharaktere gelöst. Bei den Arthropoden
ist die Entwicklung eines gegebenen Geschlechtes bereits in der Keimzelle prädeterminiert.

Kopeč kommt schließlich auch auf die einschlägigen Verhältnisse
bei den Wirbeltieren zu sprechen. Mögen seine Argumente für die
Unabhängigkeit der sekundären Geschlechtsmerkmale bei den Arthro-

poden auch zwingende sein, seine die Wirbeltiere betreffenden Deduktionen weisen in Prämissen und Schlüssen eine große Reihe von Fehlern auf. Er steht noch immer auf dem Standpunkte, daß die Kastration bei den Wirbeltieren die Ausbildung sekundärer Geschlechtscharaktere des anderen Geschlechts bis zu einem gewissen Grade zur Folge hat, ein Standpunkt, der eine vorurteilslose Betrachtung der ganzen Frage unmöglich macht. Er zitiert die Arbeiten von Nußbaum und Bresca, kommt auf den vielbesprochenen Buchfinkenzwitter von Weber zu sprechen und sieht in dieser Mißbildung einen Fall, in welchem die Theorie der Innersekretion der Keimdrüsen vollständig versage. Aus dem Vorkommen von Geweihen bei weiblichen Zerviden folgert er, daß die Ausbildung der sekundären Charaktere nicht ausschließlich von den Fortpflanzungsdrüsen abhängig sei. Für Kopeč sind die vielfach mythischen Angaben Roerigs Beweismaterialien, aus welchen er eine tiefe Korrelation zwischen den verschiedensten Teilen des Organismus und den sekundären Geschlechtsmerkmalen erschließt. So ist es für ihn eine Tatsache, daß bei den Hirschen eine Verletzung des Vorderbeines eine starke Reduktion des Geweihes auf derselben Körperseite bewirkt, während eine Verletzung der hinteren Extremität eine Reduktion des Geweihes auf der entgegengesetzten Seite hervorruft, und er sagt diesbezüglich: „In Anbetracht dessen kann man leicht annehmen, daß die Kastration bei diesen Tieren korrelative Veränderungen in gewissen dimorphisch indifferenten Organen hervorruft und daß erst diese Änderungen auf die sekundären Charaktere verändert einwirken, die letzteren also nicht direkt von der Anwesenheit der Gonaden abhängen", eine Annahme, welche nur eine Verzettelung der Gonadenwirkung, sicher aber nicht die Unabhängigkeit der Sexualcharaktere von den Gonaden beinhaltet. Kopeč kommt zu dem Schlusse, daß die Wirbeltiere hinsichtlich der Unabhängigkeit der Ausbildung sekundärer Geschlechtsmerkmale von den Gonaden sich von den Arthropoden nicht prinzipiell, sondern nur durch den Grad dieser Unabhängigkeit unterscheiden.

Wir selbst möchten zu den angeführten Versuchen von Oudemans, Meisenheimer, Kopeč noch Folgendes bemerken: Die Unabhängigkeit der sekundären Geschlechtscharaktere von der Geschlechtsdrüse scheint beim Schmetterling vorderhand kaum anfechtbar, doch sind auch gegen die geführten Beweise noch immer bestimmte Bedenken geltend zu machen. Dahin gehören eine gewisse Annäherung in den Flügelfarben der kastrierten Männchen und Weibchen an eine asexuelle Zwischenform, weiter eine gewisse Abhängigkeit in der Entwicklung des Receptaculum seminis von der Anwesenheit der Gonaden beim Weibchen. Auch Kammerer erhebt diese Einwände und begründet dieselben. Da wir selbst in dieses uns ferner liegende Wissensgebiet nicht genügend Einblick haben, müssen wir auf die Ausführungen dieses Autors verweisen. Schon Nußbaum hat, wie oben erwähnt, gegenüber Meisenheimer hervorgehoben, daß es sich bei den Schmetterlingen um Geschöpfe handle, die nur einmal·zur Begattung gelangen, daraus aber gefolgert, daß die Geschlechtscharaktere von der Keimdrüse unabhängig sind. Dieser Schluß ist kein zwingender, denn es wäre möglich, daß bei der kurzen Spanne Zeit, welche den Schmetterlingen von dem Augenblick der vollendeten Entwicklung bis zum Momente der Begattung bleibt, sozusagen die Determination der Geschlechtsmerkmale schon sehr frühzeitig, jedenfalls früher als im Stadium der vorgenommenen Versuche erfolgt. In diesen frühesten Stadien könnte der Keimdrüse immerhin eine Einflußnahme auf die Geschlechtsmerkmale zukommen.

Auf keinen Fall kann die Gültigkeit dieser Versuchsergebnisse für andere Lebewesen, am allerwenigsten für die Vertebraten zugegeben werden. Mit der Annahme Meisenheimers, daß die Geschlechtsmerkmale schon ab ovo determiniert erscheinen, ist der eigentlichen Erkenntnis kein Dienst getan, mit Entschiedenheit müssen wir weiter gegen die Angaben Meisenheimers über den Mangel der innersekretorischen Wirksamkeit der Keimdrüsen Stellung nehmen. Eine solche ist heute wohl über jeden Zweifel erhaben und kann gewiß nicht — wenigstens für die Wirbeltiere — durch die Versuche Meisenheimers erschüttert werden. Wenn dieser Autor sich in seiner Argumentation auf die Experimente an Vögeln und Säugern bezieht, weiter die Darstellung Halbans als Beweismaterial benützt, so müssen wir vorwegnehmen, daß diese von ihm angezogenen Belege teils mangelhaft, teils fehlerhaft sind. Dahin gehören auch die Angaben Roerigs, welchen wir, wie später dargelegt werden soll, einwandsfreie Experimente entgegenstellen können.

Hier müssen endlich die Versuche von Regen an den Larven der Feldgrille (Gryllus campestris) Erwähnung finden, deren Beweiskraft nach Kammerer anzuzweifeln ist.

Kastration bei Wirbeltieren.

An die Spitze unserer Betrachtungen über die Kastration der Wirbeltiere wollen wir die einschlägigen Versuche bei Amphibien stellen. Versuche Steinachs (1894) lehren, daß bei Fröschen die sogenannten sekundären Geschlechtsmerkmale — sowohl funktionelle wie somatische — in gewisser Unabhängigkeit von den Keimdrüsen präexistieren, daß aber ihr Wachstum, ihre Reifung und volle Ausbildung an das Vorhandensein der Keimdrüsen gebunden sind, von welchen die diese „echt sekundären Geschlechtscharaktere befördernden Einflüsse" ausgehen.

Die Brunstorgane des braunen Landfrosches machen in jedem Jahre zyklische Veränderungen durch, sobald die Tiere einmal geschlechtsreif geworden sind. Die spezifischen Brunstorgane des Landfrosches sind die Samenblasen, die Daumenschwielen und gewisse Muskeln des Vorderarmes. Alle diese Teile vergrößern sich nicht erst um die Brunstzeit, sondern schwellen schon und vergrößern sich, wenn die Spermatogenese ihren jährlichen Zyklus beginnt.

Im speziellen ergab sich bei den Versuchen Steinachs, daß die Neigung zur Umklammerung vor und während der normalen Brunstzeit — allerdings in leichterem Grade — auch bei Fröschen eintritt, welche einige Monate früher kastriert worden waren. Diese Brunsterscheinung kehrt jährlich wieder und zwar im Zusammenhang mit einer makroskopisch erkennbaren Vergrößerung der Daumenschwielen.

„Es zeigte sich bei diesen Tieren, trotzdem ihnen die samenbildenden Organe seit Monaten fehlten, zur Zeit der Brunst ein gewisser Grad geschlechtlicher Neigung und eine gewisse Disposition zur Erregung des Umklammerungszentrums."

Steinachs weitere Versuche mit Injektion von Hodensubstanz bei kastrierten Fröschen und bei impotenten Männchen von Rana fusca erweisen, daß bei der Entwicklung des mächtigen Umklammerungstriebes der Frösche nervöse Impulse seitens der Geschlechtsdrüsen keine Rolle spielen. Maßgebend ist vielmehr die chemische Wirkung eines spezifischen, vor der Brunst im Hoden produzierten Sekretes auf das Zentralorgan. Das Sekret greift die den Reflex beherrschenden Hemmungszentren an, schwächt oder vernichtet den Hemmungstonus und schafft auf diese Weise die Disposition zur Umklammerung.

Durch die Versuche von Nußbaum, denen gleichartige von Foà an die Seite zu setzen sind, wurde, in einem gewissen Gegensatze zu Steinach, nachgewiesen, daß die Kastration der Frösche (Rana fusca) die dauernde Rückbildung der Brunstorgane zur Folge hat, weiter, daß durch experimentell erzeugte Neubildung von Hodengewebe (Transplantation) die Brunstorgane in erneutes Wachstum geraten.

„Die Wirkung ist in einem chemischen Einfluß begründet, der nicht allein vom normalen lebenden Hoden, sondern auch von der überlebenden, aus dem Zusammenhange mit Gefäßen und Nerven gelösten Hodensubstanz ausgeht."

Diese Experimente wurden derart durchgeführt, daß den Fröschen zerriebene Hoden oder Hodenstückchen entweder in die Bauchhöhle oder in den Rückenlymphsack eingebracht wurden. Während im ersteren Falle eine Resorption des eingebrachten Materiales erfolgte, ohne irgend eine Wirkung auszulösen, trat in letzterem Falle eine Regeneration der Daumenschwiele ein. Die Experimente wurden mit ähnlichem Erfolge von Harms wiederholt. Meisenheimer hat diese Versuche dahin modifiziert, daß er kastrierten Froschmännchen Ovarialsubstanz in die subkutanen Lymphräume einbrachte. Während die Kastration eine fast vollständige Reduktion der Daumenschwiele zur Folge hat, sind die nachfolgenden Implantationen von Geschlechtsdrüsensubstanz imstande, diese Reduktionserscheinung rückgängig zu machen und die Daumenschwiele von neuem zur Ausbildung zu bringen, und zwar in stärkerem Maße Hodensubstanz, in etwas schwächerem, aber deutlich erkennbarem Grade Ovarialsubstanz. Die mit Ovarialsubstanz behandelten Kastraten stehen etwa in der Mitte zwischen reinem Kastraten und dem mit Hodensubstanz versehenen.

Auf die Frage, wie sich der Umklammerungsreflex nach Kastration verhalte, ob er mehr oder minder vom Besitze der Keimdrüsen abhängig sei, endlich, ob er an dieser oder jener Stelle des Zentralnervensystems lokalisiert sei, haben wir an dieser Stelle nicht näher einzugehen. Wir wollen nur bemerken, daß ähnliche Vorgänge sich auch bei Säugerkastraten finden. So sei daran erinnert, daß auch Wallachen Erektionen zeigen, ja sogar Versuche des Bespringens machen. Hier soll auch darauf hingewiesen werden, daß Kühe zur Zeit des Rinderns andere Kühe bespringen oder zumindest Bewegungskomplexe zeigen gleich Stieren beim Akte des Bespringens, eine Tatsache, welche die Unabhängigkeit solcher Bewegungen von der Anwesenheit der männlichen Keimdrüse erweist.

Von Kastrationsversuchen an Tritonen sind die Arbeiten von Bresca und Herlitzka zu nennen. Schon Tornier hat weibliche Tritonen kastriert. Er wollte feststellen, ob die Regeneration von Körperteilen (Extremitäten) von der Anwesenheit der Keimdrüse abhängig sei. Seine Versuche lehrten, daß dies nicht der Fall sei. Nach Bresca hat die Kastration geschlechtsreifer Tritonen männlichen Geschlechtes zur Folge, daß jene sekundären Geschlechtscharaktere derselben, die eine jährliche Evolution und Involution durchmachen, das sind der Rücken- und Schwanzkamm, die weiße Schwanzbinde und die Marmorierung des Oberkopfes in einem Jahre bis auf Spuren oder ganz rückgebildet werden. Die erwähnten Sexualcharaktere des Männchens bedürfen also zur jährlichen Evolution und zur reparatorischen Regeneration des Einflusses der Testikel. Die Versuche lehren aber, daß dieser Einfluß nicht sofort nach der Kastration erloschen ist, daß sich vielmehr innerhalb eines Jahres nach der Kastration noch eine geringe Regenerationsfähigkeit bezüglich dieser Sexualcharaktere erweisen läßt. Die sekundären Geschlechtscharaktere weiblicher Tiere werden durch die Kastration nicht verändert. Da die weiblichen erwachsenen Tritonen gegenüber den männlichen durch eine geringe Weiterentwicklung über die Jugendform hinsichtlich der sekundären Geschlechtsmerkmale charakterisiert sind, so darf es uns nach Bresca nicht wundernehmen, daß die Kastration sie im Habitus nicht verändert.

Kastration und Transplantation bei Vögeln.

Bei Yarell (1827) finden sich die Erfahrungen der Hühnerzüchter über Kastration von Hahn und Henne gesammelt. Es handelt sich bei diesen Kastrationen, welche bis in das Altertum zurückreichen, um solche aus wirtschaftlichen Gründen ausgeführte. Diese Beobachtungen, von Züchtern und Händlern stammend, sind dementsprechend wenig verläßlich. Yarell selbst beschreibt den in seiner Jugend kastrierten Hahn wie folgt: „Nach der Kastration kräht der Hahn nimmermehr, Kamm- und Bartläppchen erreichen kaum die Größe wie bei anderen männlichen Tieren, die der Operation nicht unterworfen wurden. Die Sporen erscheinen, bleiben jedoch kurz und stumpf. Die langen schmalen Federn am Hals und an den hinteren Partien des Rückens, welche beim männlichen Geschlecht so charakteristisch sind, nehmen ein Aussehen an, welches zwischen den Halsfedern des Hahnes und dem gewöhnlichen Federkleid der Henne steht. Durch die Kastration bekommen männliche und weibliche Tiere, die durch den Verlust der Sexualorgane sozusagen Neutra werden, ein entsprechendes Aussehen und beide nehmen Charaktere an, welche entschieden zwischen beiden Geschlechtern liegen."

In einer späteren Arbeit sagt derselbe Autor: „Die Nacken- und Schwanzfedern bleiben kurz und breit, anstatt lang und schmal zu werden. Der Kapaun pflegt sich zu den Küchlein zu halten, sie beim Suchen nach Nahrung zu begleiten und sie unter seine Schwingen zu nehmen, wenn sie müde sind" (zitiert nach Sellheim).

Berthold gibt an, daß die doppelseitig kastrierten Hähne später ganz die Natur der Kapaune zeigten. Sie benahmen sich feige, ließen sich mit anderen Hähnen nur selten in einen energielosen kurzen Kampf ein, gaben die bekannte eintönige Kapaunenstimme von sich. Kamm und Halslappen wurden blaß und entwickelten sich nur wenig weiter, der Kopf blieb klein.

Bei Hähnen mit einseitig vollzogener Kastration und solchen, denen nach beiderseitiger Kastration ein Hoden eines anderen Hahnes in die Bauchhöhle geschoben wurde, trat keine physische und psychische Änderung ein.

Die Transplantationsversuche Bertholds wurden 1851 von R. Wagner wiederholt. Es gelang ihm jedoch niemals, die Hoden fortwachsen und Samenkörperchen bilden zu sehen. In allen Fällen wurden vielmehr die Hoden „in ein plastisches Exsudat gehüllt, das bald membranartige Konsistenz gewann, in Bindegewebe verwandelt, mit Fett durchzogen und mit Gefäßen versehen wurde".

Bei Hanau findet sich die Beobachtung vermerkt, daß ein Hahn, welcher Teile von Testikeln bei der Kastration behält, auch äußerlich die männlichen Insignien bewahrt, während Kamm und Bartlappen prompt in wenigen Wochen erbleichen, der Kamm schrumpft und die Bartlappen auch welk werden, wenn durch Rekastration der Rest der Geschlechtsdrüsen entfernt wird.

Samuel (zitiert nach Sellheim) macht die Bemerkung, daß die sonst zur Begattungszeit eintretende Mauserung bei Kastraten, Kapaunen, Poularden entfällt. Kastrierte Vögel mausern nicht mehr.

Über Transplantationen bei Hähnen berichtet Lode, allerdings waren bei seinen Untersuchungen am ursprünglichen Sitze der Hoden kleine Hodenanteile zurückgeblieben.

Erst bei Sellheim finden sich sehr exakte Versuche über die vorliegende Frage, die zum Teil zu abweichenden Ergebnissen führten.

Die Kapaune krähten gewöhnlich nicht, doch konnte Sellheim bei zwei Exemplaren mit dem Erwachen des Frühlings ein deutlich ausgesprochenes Krähen konstatieren. Die Stimme der Kapaune war etwas leiser und heiserer als beim Hahn, das Krähen im ganzen und besonders die letzte Note kürzer. Tretversuche wurden nur vereinzelt

und meist bald nach der Kastration gemacht, doch sah Sellheim,
daß ein Kapaun noch über ein Jahr nach vollzogener Kastration den
Akt regelrecht ausübte.

„Von der angegebenen Friedfertigkeit und Feigheit war nichts zu
merken. Im Gegenteil. Die Kapaunen kämpften untereinander, mit
den Hähnen und Hühnern noch ein Jahr nach dem Eingriff häufig,
mutig und andauernd.“

Die Kämme schrumpften beträchtlich unter die Dimensionen, die
sie bei der Operation hatten. Dadurch wurde ihre Form etwas verschieden vom Hahnenkamm. „Beim Hahn stellt der freie Rand eine
bogenförmig an- und hinten wieder absteigende, stark geschwungene,
gezackte Linie dar. Die größte Höhe befindet sich etwas hinter der
Mitte der Kammbasis. Beim Kapaun hat der freie Rand diese starke
Konvexität eingebüßt, die Farbe erscheint blasser rot, mit einem Stich
ins Graue und entbehrt des Glanzes.“

„Auch die Bartläppchen zeigten seit der Kastration eine Abnahme
an Länge und Breite. Die Form änderte sich insofern, als die größte
Breite von der Mitte, wo sie sich beim Hahne findet, nach der Basis
rückte. Die Farbe erschien, wie beim Kamm, abgeblaßt und matt.“

„Die hinter dem äußeren Ohr gelegenen lappigen Hautanhänge,
die sogenannten Ohrlappen oder Ohrscheiben, sind von den Anhangs-
gebilden des Kopfes fast am wenigsten entwickelt. Diese Stelle wird
beim Kapaun nur durch einen weißen, kahlen, runzeligen Fleck gekennzeichnet, der fast völlig in das Niveau der Haut einbezogen ist
und keinen freien Rand mehr hat.“

„Die Sporen nahmen vielleicht etwas stärker zu, wie beim Hahn,
ebenso behielt und entwickelte das Gefieder den Charakter des männlichen Tieres. Steiß- und Halsfedern, sowie die Farbenpracht des
gesamten Federkleides waren sogar noch besser ausgebildet als beim
normalen Tier. Die Federn am Hals und Steiß wurden beträchtlich
länger und prächtiger.“

Entgegen den Angaben von Samuel und anderen konnte Sellheim bei zwei Kapaunen 14 Monate post operationem deutliche Mauserung feststellen. 22 Mitte Juli bzw. Mitte August 1908 kastrierte Hähne
mauserten ausnahmslos in der Mitte des Monats September gleichzeitig mit den Kontrollhähnen.

Der Körperbau des Kapauns erscheint gegen den gedrungenen
Wuchs des Hahnes etwas schlanker.

Der Kehlkopf des Kapauns steht an Größe in allen Dimensionen
zwischen dem des ausgebildeten männlichen und weiblichen Tieres.
Von einer aktiven Annäherung an das weibliche Tier, wie sie von mancher
Seite angenommen wird, ist an dem Kastratenkehlkopf nichts zu merken.
Aber nicht allein der Kehlkopf wird von dieser Entwicklungshemmung
betroffen. Bei der genauen Wägung der inneren Organe bei einem
Hahn und einem Kapaun waren besonders am Gehirn und am Herzen
Gewichtsdifferenzen festzustellen.

Die Tiere waren gleich alt, der Hahn wog . 1560 g
Kapaun „ . . 1965 g

Gewicht des Gehirns beim Hahn . . . . . . 3,45 g
Gewicht des Gehirns beim Kapaun . . . . . 3,30 g
Verhältnis des Hirngewichtes zum Gesamtkörpergewicht:
beim Hahn: 1 : 452,174 g
„ Kapaun: 1 : 595,454 g
Gewicht des Herzens beim Hahn: 18,7 g
Gewicht des Herzens beim Kapaun: 16,65 g
Gewicht des Herzens zum Gesamtkörpergewicht:
beim Hahn: 1 : 83,422 g
beim Kapaun: 1 : 118,018 g

„Der Schädel des Kapauns ist etwas weniger massig als beim Hahn, die einzelnen Knochenspangen sind etwas zierlicher. Die Muskelansätze scheinen infolge einer etwas schwächeren Ausbildung der Muskulatur weniger ausgeprägt. Das Foramen occipitale magnum ist beim Kapaun nicht in dem Maße quer oval wie beim Hahn und der Processus condyloideus des Basioccipitale ist beträchtlich schwächer."

„Am Rumpfskelette fallen beim Kastraten die größere Engigkeit der Furcula und die deutlichen Verbiegungen von Furcula und Sternum auf. Am Thorax sind die Querdurchmesser etwas verringert, die Höhendurchmesser etwas vermehrt, das Sternum ist gegen den Horizont beim Kapaun stärker geneigt und sein hinteres Ende der Lendenwirbelsäule stärker genähert. Die miteinander verschmolzenen Seitenteile der Brustwirbelsäule und die Darmbeine sind (bei zwei Kapaunen) breiter als beim Hahn."

In einer späteren Arbeit (1899) hat Sellheim diese Angaben ergänzt, unter Beziehung auf männliche Tiere, die im Alter von zweieinhalb Monaten kastriert und ein Jahr später getötet wurden. Zum Vergleiche diente ein gleichalteriger Hahn der gleichen Rasse.

„Am Schädel ist besonders der Höhendurchmesser etwas vermindert, damit stimmt auch eine mäßige Verringerung der Kapazität überein, die sich in der Differenz der Hirngewichte ausspricht.

Die Länge der Wirbelsäule ist bei Hahn und Kapaun annähernd gleich."

„Die Furcula ist enger, die vordere Thoraxapertur hat einen größeren Tiefen- und geringeren Breitendurchmesser, stellt also ein stärker ausgezogenes Längsoval dar. Diese Schmalbrüstigkeit des Kapauns spricht sich auch schon äußerlich in seiner Gestalt aus."

„Die Crista des Brustbeins ist verbogen. Das Brustbein selbst ist länger und sein hinteres Ende der Wirbelsäule bzw. dem Becken stärker angenähert."

„Die Hüftbeine und Darmbeine sind breiter, das Kreuzbein ist schmäler, Hüftbeine und Kreuzbeine sind kürzer, die Sitzbeine niedriger. Am auffallendsten sind die Unterschiede an den Querdurchmessern des Beckenausganges. Die Distanzen zwischen den hinteren Enden der Sitzbeine sind im oberen Teile geringer, im unteren dagegen größer, ebenso ist die Entfernung der hinteren Enden der Schambeine beim Kapaun beträchtlicher."

Die Kastration beim jugendlichen Hahn beeinflußt also nicht nur seine sekundären Geschlechtscharaktere, sondern scheint auch in den Stoffwechsel und die Entwicklung seiner inneren Organe und des Knochengerüstes mächtig einzugreifen.

Bezüglich des Huhnes bezweifelt Sellheim, ob jemals ein solches seiner Keimdrüsen vollständig beraubt wurde und nach diesem Eingriff am Leben geblieben ist. Unter dem, was im Handel als Poularde bezeichnet wird, versteht man nichts anderes als ein fettes junges Huhn, das vor Eintritt der Legreife der Vollmast unterworfen wurde. Die Operation, durch welche man die Wirkung der Kastration zu erreichen glaubt, besteht in einer Durchschneidung bzw. Resektion des Legrohres. Man schrieb dieser Verödung eines Abschnittes des Legkanales eine Rückwirkung auf die Keimdrüse zu, deren Funktion hierdurch vollständig aufgehoben werden sollte. Yarell, Bland Sutton haben körperliche Veränderungen beschrieben, welche bei derart operierten Hennen regelmäßig auftreten sollen. Aus bezüglichen Experimenten Sellheims geht jedoch hervor, daß nach der Resektion des Oviduktes die Ovulation selbst bei den während des Eingriffes noch in voller Funktion stehenden Eierstöcken zwar vollständig sistiert, beim Herannahen der Legezeit und während der nächsten Legperiode machen aber die Eierstöcke und teilweise auch die Legrohre dieselben physiologischen Wandlungen durch wie beim nichtoperierten Huhn. Ein lokaler Einfluß der Resektion des Oviduktes auf den Eierstock tritt also nicht ein. Ebensowenig erfahren die sekundären Geschlechtscharaktere durch die beschriebene Operation irgend eine Veränderung. „Das Wachstum der Kämme, Bartläppchen, Sporen und Steißfedern bei derart operierten Hennen entsprach vollständig dem der gleichrassigen, gleichalterigen und unter gleichen Lebensbedingungen gehaltenen Kontrollhennen.‟

Pirsche verzeichnet als Ergebnis seiner Kastrationsversuche bei Hähnen folgendes: Verlust des Gesanges etwa zwei Monate nach der Kastration, vollständige Unterdrückung der Geschlechtsgefühle, Neigung zum Fettwerden; die Knochen der kastrierten Tiere sind länger und dicker als die der Kontrolltiere. Die Verlängerung von Femur und Tibia ist besonders ausgesprochen.

Foges, der gleichfalls an Hähnen experimentierte, schildert den Kapauntypus wie folgt: „Kamm und Läppchen sind stark geschrumpft und blaß, die Sporen können ebenso groß wie beim Hahne werden, die Hals- und Sichelfedern sind manchmal so lang wie beim Hahn, die Schwanzfedern werden aber gesenkt getragen. Es besteht ein starker Fettansatz, die Stimme ist heiser, die Gangart erscheint etwas schwerfällig.‟ Unvollständige Kastraten behalten die sekundären Geschlechtscharaktere, wenn sie einmal ein gewisses Stadium erreicht haben, auch dann, wenn nur ein minimales Stück Hodenparenchym zurückblieb. Foges gelang es auch Hodenstückchen mit Erfolg zu transplantieren. Auch er bestreitet, daß die kastrierten Hähne den Hennen ähnlich werden. Die Transplantation von Hoden auf Hennen mißlang. Ebenso die Transplantation von Ovarien auf Hennen, Hähne oder Kapaune.

In den Kastrations- und Transplantationsversuchen, welche H. Poll (1909) ausgeführt hat, wurden nur erwachsene Vögel verwendet, im ganzen acht an der Zahl, davon sechs laut Ausweis des Sektionsbefundes unter vollem Gelingen der Exstirpation. Was das Gefieder anbelangt, bekamen die Hähne allesamt das prächtige, langfederige Kapaunenkleid. Kamm und Kehllappen schrumpften ein. In den auf die Operation folgenden Jahren wurde versucht, durch Einpflanzung von Hoden und von Eierstöcken, die von jungen Tieren stammten, unter die Halshaut der Kastraten einen Einfluß auf die Geschlechtsmerkmale zu gewinnen. Die Implantate verfielen aber nach verschieden langer Zeit der Resorption, ohne daß vorher irgend eine Veränderung im Gefieder, in der Stimme oder im psychischen Verhalten der Kapaune auftrat. Auch die geschrumpften Kämme und Kehllappen zeigten keine in die Augen fallende Veränderung.

Poll hat gleichzeitig über Kastrationen an zehn erwachsenen Erpeln berichtet. Die Ergebnisse lassen sich dahin zusammenfassen, daß durch die Kastration niemals eine Veränderung im Prachtkleide, in der Stimme und im Benehmen gegen Enten erzielt wurde. Die zeitlichen Verhältnisse der Mauser waren in der Regel etwas gegen die Norm verfrüht. „Einer der Stockerpel, der heute noch lebt (operiert Juni 1905) ist Jahr für Jahr regelrecht in die Sommermauser eingetreten und hat dann wiederum sein altes Prachtkleid angelegt. Die kastrierten Pfeilerpel verhielten sich ebenso.“

Zu abweichenden Ergebnissen kam Goodale, der sieben Erpel und fünf Enten kastrierte. Die Hodenentfernung bewirkte zwar nicht die Annahme weiblicher Charaktere, wohl aber meist den Verlust des männlichen Charakters. Das männliche Prachtkleid blieb nach vorzeitiger Sommermauser aus.

Kastration der Säugetiere.

Hier sehen wir, wie von alters her die Kastration der domestizierten Tiere, vor allem jener männlichen Geschlechtes, aus ökonomischen Intéressen durchgeführt wird. Die Betrachtung dieser ökonomischen Kastration ist deshalb von besonderer Bedeutung, weil schon die Gründe, welche die viehhaltenden Menschen zur Vornahme dieser Operation bewogen, für die ganze Fragestellung von Wichtigkeit sind. Diese Gründe, welche bis zum heutigen Tage maßgebend sind, lassen sich in Kürze folgendermaßen zusammenfassen: Die Kastration bezweckt, die betreffenden Haustiere gefügiger und ruhiger zu machen, um sie dementsprechend als Arbeitstiere leichter verwenden zu können; sie für die Mast geeigneter zu machen, d. h. ihren Fettansatz zu begünstigen und damit die Qualität des Fleisches in günstigem Sinne zu beeinflussen. Hierzu kommt die Erfahrung, daß das Fleisch solcher Tiere durch die Kastration den spezifischen Geschlechtsgeruch verliert und an Wert gewinnt. Zu diesen hauptsächlichsten Anlässen kommen noch folgende, viel seltener maßgebende hinzu. Sie beziehen sich auf die Kastration des weiblichen Tieres, welche am milchgebenden Tiere durchgeführt wird im Interesse einer reichlicheren und länger andauernden Milchsekretion, die aber auch am jugendlichen weiblichen Rind milcharmer Rassen vorgenommen wird, um auf diese Weise Zugvieh und Mastvieh zu gewinnen. Lehren schon die angeführten Tatsachen, daß die auf die Kastration folgenden Ausfallserscheinungen seit jeher nicht nur bekannt waren, sondern auch ausgenützt wurden, so zeigt die Betrachtung dieser ökonomischen Kastraten eine Reihe morphologischer Erscheinungen, welche für die Lehre von den Geschlechtscharakteren Bedeutung hat, wenn auch zugegeben werden muß, daß man sich bis zum heutigen Tage trotz des ganz ungeheuren bezüglichen Materiales mit dem Studium der ökonomischen Kastration nur wenig beschäftigt hat. Wir trennen im folgenden die experimentelle und die ökonomische Kastration nicht voneinander, da wir auch hier die Betrachtung nach der Tierspezies durchführen wollen.

So berichtet Marshall über bezügliche Versuche beim Igel. Die Kastration während der Ruheperiode verhindert die mächtige Entwicklung der Samenblasen und der übrigen akzessorischen Geschlechtsorgane, die sonst zur Zeit der Brunst aufzutreten pflegt. Wird sie vorgenommen, wenn diese Entwicklung schon begonnen hat, so tritt ein Stillstand in der Weiterbildung ein. Marshall hebt hervor, daß diese periodische Höhenausbildung der akzessorischen Geschlechtsorgane nicht von der Spermatogenese abhängig sei, sondern wahrscheinlich auf die innere Sekretion des Hodens zu beziehen ist, welche von den Zwischenzellen ausgeht.

Über Kastrationen am Meerschweinchen berichtet Pirsche und zwar wurden die Tiere im Alter von 45 Tagen der Operation unterworfen. Als Ergebnis dieser Versuche ließ sich feststellen, daß die kastrierten Tiere eine bedeutende Gewichtszunahme erfuhren. Acht Monate nach der Kastration wurden die Tiere getötet. Die Autopsie ergab eine sehr deutliche Atrophie des Penis. Die durch Wägungen festgestellte Fettzunahme beim kastrierten Tier war bei der Autopsie nicht augenfällig. Die Extremitätenknochen der kastrierten Tiere sind größer und dicker als die der Kontrolltiere. Die Epiphysenfugen sind nicht verstrichen. Eine Vergrößerung der Hypophyse war bei den Kastraten nicht erhebbar.

Pirsche berichtet an gleicher Stelle (in seiner Monographie „De l'influence de la castration", 1902, 35 ff.) über Kastrationsexperimente, welche Poncet an Kaninchen vorgenommen hat. Die in Versuch genommenen Tiere waren ca. drei Monate alt. Drei Monate nach der Operation wurden die Tiere getötet. Es ließ sich erheben, daß die Knochen der kastrierten Tiere stärker und länger waren als die der Kontrolltiere und zwar waren die Differenzen am augenfälligsten an Femur und Tibia.

In Versuchen vom Jahre 1894 konnte Steinach feststellen, daß bei kastrierten Ratten die Samenblase und die Prostata im Wachstum zurückbleiben. Er beschreibt die Samenblasen als 4—5 mm lange, leere, schlaffe Gebilde, während die des normalen Tieres ca. 40 mm lang und mit Sekret gefüllt sind. Die Prostata sei makroskopisch überhaupt nicht auffindbar, während sie normalerweise eine große gelappte Drüse darstellt. In einer späteren Arbeit (1910) fügt dieser Autor noch folgende Beobachtung hinzu: Der Penis der kastrierten Ratte ist kurz und dünn. An der Spitze tritt der weiße, fächerige Penisknorpel frei zutage, eine Eichel ist nicht angesetzt. Der Knorpel ist von einem dünnen roten Saum, dem des unentwickelten Schwellkörpers, umgeben. Weitere Versuche Steinachs beschäftigen sich damit, kastrierte Ratten mit Hoden von Ratten, Meerschweinchen und Kaninchen zu füttern, um derart eine Beeinflussung der Ausfallserscheinungen zu erzielen. Das Ergebnis war ein absolut negatives.

In allerjüngster Zeit ist es Steinach an Ratten und Meerschweinchen gelungen, Ovarien auf kastrierte Männchen zu transplantieren. Diese implantierten Ovarien heilen an, wachsen und reifen im Körper des männlichen Kastraten. Steinach beschreibt ausdrücklich, daß in diesen Ovarien Corpora lutea nachweisbar waren. Die so implantierten Ovarien fördern die Ausbildung der männlichen Geschlechtscharaktere nicht, vielmehr ist die Wirkung der betreffenden Keimdrüse (Pubertätsdrüse nach Steinach) eine spezifische und bringt dementsprechend nur die homologen Merkmale zum Wachstum und zur Ausbildung. Außerdem vindiziert Steinach der weiblichen Pubertätsdrüse einen hemmenden Einfluß auf die Entwicklung der männlichen Geschlechtscharaktere. Er zeigt endlich, daß sich am männlichen Meerschweinchen, dem er nach der Kastration Ovarien implantierte, Brustwarze, Warzenhof und Brustdrüsensubstanz und zwar in einem beschleunigten Tempo, entwickeln. „In wenigen Wochen sind die männlichen Rudimente zu strotzenden weiblichen Organen verwandelt." Aber nicht nur auf die Geschlechtsmerkmale und die Gestaltung des Körpers üben die übertragenen Ovarien ihre transformierende Wirkung aus. Die Tendenz des raschen männlichen Wachstums geht verloren, an ihre Stelle tritt das langsamere Wachstum des Weibchens, bis schließlich solche feminierte Tiere die Dimensionen und Formen von Weibchen annehmen. Ähnlich verhält sich auch, nach den Angaben von Steinach, der Einfluß der transplantierten Ovarien auf den Haarwuchs, den Fettansatz und die psychischen Geschlechtsmerkmale.

Sellheim hat Kastrationen von Hündinnen vorgenommen. Die Versuchstiere waren Abkömmlinge von dänischer Dogge und Schäferhund und wurden im Alter von drei Monaten kastriert, im Alter von 15½ Monaten getötet. Beim Vergleiche zwischen kastrierten Tieren und den Kontrolltieren fällt vor allem der sehr beträchtliche Größenunterschied zugunsten des Kastraten in die Augen. Die Länge des Rumpfes vom Atlas bis zum hinteren Kreuzbeinende ist um 10 cm größer, ebenso die Höhe der Wirbelsäule zwischen den Schulterblättern um 10 cm und der hintere Teil der Wirbelsäule sogar um 14 cm höher als beim Kontrolltier.

Bei der verschnittenen Hündin sind die vordere und hintere Extremität und jeder ihrer großen Röhrenknochen nicht nur absolut, sondern auch auf die Rumpflänge bezogen, zu lang geworden. Dabei ist das

Hinterbein noch verhältnismäßig länger als das Vorderbein und an ihm ist der Unterschenkel der am stärksten gewachsene Knochen.

Das Verhältnis des Umfanges in der Mitte der Diaphysen zu der Länge der Röhrenknochen ist derart, daß alle Röhrenknochen des Kastraten schlanker, ja die Unterarmknochen sogar um ein geringeres auch absolut dünner sind als beim Kontrolltier. Untereinander verglichen sind beim Kastraten die Knochen an den hinteren Extremitäten nicht nur länger, sondern auch dicker als am Vorderbein.

Die großen Extremitätenknochen sind also beim kastrierten Tier durchwegs länger und schlanker, aber unter sich durchaus ungleichmäßig in Länge und Dicke.

Der Kastratenschädel ist länger und breiter, aber niedriger.

Am Becken sind alle absoluten Maße größer, alle relativen kleiner, bis auf den Durchmesser des Beckenausganges, Distantia spinarum ossium ischi, der größer ist.

Die Epiphysenfugen am oberen Ende des Humerus, Oberschenkels und der Fibula sind noch vollständig erhalten. Am Schädeldach sind Pfeilnaht, Koronarnaht, Lambdanaht, an der Basis die quere Naht zwischen Basisphenoid und Basioccipitale noch nicht verknöchert. Am Becken ist die Crista ossis ilei durch eine breite Knorpelzone vom übrigen Hüftbein getrennt.

Bezüglich der Kastrationserfolge beim Schaf verweist Sellheim auf einige Literaturangaben. So berechnet Huschke für den Schädel des Widders 63,9 % Stirnfläche, für den Hammel aber nur 48,3 %, also ein auffälliges Zurückstehen des Kastraten. Ein Kleinerbleiben des Schädels beim kastrierten Schaf und Ziegenbock wird später auch von Hoffmann angegeben. Nach diesem Autor bekommen kastrierte Schaf- und Ziegenböcke auch ein kleineres Gehörn. In jüngster Zeit hat sich K. Franz speziell mit den Beckenveränderungen kastrierter Schafe eingehend beschäftigt. Nach seinen Untersuchungen sind die Becken ausgewachsener Lämmer geschlechtlich gut unterschieden. Die Becken der männlichen Tiere sind groß, die Knochen derb, das kleine Becken ist eng und lang. Hingegen sind die Becken der weiblichen Tiere kleiner, die Knochen schmächtig, das kleine Becken ist kurz und geräumig. Werden neugeborene Lämmer kastriert, so wird dadurch das Knochenwachstum verlangsamt. An dem Kastratenbecken fanden sich die Epiphysen knorpelig. Die Becken der männlichen Kastraten sind kleiner als die männlicher Tiere; das kleine Becken ist geräumiger, als das bei den männlichen Tieren. Die Becken der weiblichen Kastraten sind kleiner als die Becken der weiblichen Tiere; das kleine Becken ist weniger geräumig als das der weiblichen Tiere. Die männlichen und die weiblichen Kastratenbecken sind einander sehr ähnlich. Die Geschlechtsunterschiede der Becken werden durch die Geschlechtsdrüsen bedingt. Nach Wegnahme der Geschlechtsdrüsen bilden sich bei den Versuchstieren Becken aus, die in der Mitte zwischen männnlichen und weiblichen Becken stehen und nur ganz schwache Geschlechtscharaktere zeigen.

Sellheim hat sich in der früher erwähnten Arbeit auch mit einigen Kastrationsfolgen beim Rindvieh beschäftigt. In den ersten Lebensjahren ist an den aufgehauenen Knochen ein wesentlicher Unterschied zwischen Ochs und Stier nicht bemerkbar. Erst im Alter von $3\frac{3}{4}$ Jahren ergab sich bei den von ihm untersuchten Tieren der Simmentaler Rasse eine sehr augenfällige Differenz. Beim Ochsen ist am unteren Ende des Oberschenkels eine noch ca. 2 mm breite, ununterbrochene knorpelige Epiphysenscheibe erhalten, beim gleichalterigen Stier an der entsprechenden Stelle schon Verknöcherung eingetreten. Man erkennt beim Stier gerade noch die Grenze zwischen Epiphyse und Diaphyse durch einen dünnen kompakteren Knochenstreifen markiert.

Die Durchschnittsmasse der Zitzen bei den gleichalterigen Stieren und Ochsen ergaben das unverhältnismäßig starke Wachstum dieser Gebilde bei den Kastraten im Vergleich zur minimalen Vergrößerung beim unverschnittenen Tier im Laufe der ersten sechs Lebensjahre.

Ebenso konstant waren auch die Hörner bei den Kastraten bedeutend länger als bei den nichtkastrierten Tieren; je höher das Alter, um so größer war dieser Unterschied.

Aus den Untersuchungen von Tandler und Keller über die Folgeerscheinungen der Frühkastration am weiblichen Rinde erhellt, daß das auffallendste in der Erscheinung des weiblichen Kastraten die bedeutende Höhe des Tieres ist. Dabei erscheint der Kastrat relativ kürzer als die Kuh. Gleichsinnige Messungen an Stieren und Ochsen derselben Rasse (Murbodener Rind) ergaben genau dieselben Differenzen. Die eruierten Disproportionen haben ihren Grund in der bedeutenderen Länge der Röhrenknochen. Der Kopf der weiblichen Kastraten ist relativ etwas kürzer. Auffällig ist das Verhalten der Ramsnase beim Kastraten, ein Umstand, welchen die Autoren als einen Anklang an die Nasenform des Steppenrindes bezeichnen. Im ganzen ist der Kopf des weiblichen Kastraten gröber geschnitten als der Kuhkopf. Die Hörner sind schlanker und dünner, an ihren Spitzen deutlich zurückgebogen. Tandler und Keller heben noch die besondere Ähnlichkeit in der Kopfform des männlichen und weiblichen Kastraten hervor. Nach einer genauen Beschreibung der übrigen somatischen Unterschiede zwischen Kuh und Kastraten kommen die Autoren zu folgenden Betrachtungen: Nach seinem Körperbau ist der weibliche Kastrat gewiß nicht der männlichen Körperform angenähert. Die Kastration bringt vielmehr an beiden Geschlechtern durch Konvergenz eine gemeinsame Form hervor, welche, der Geschlechtscharaktere entkleidet, die asexuelle Form, also die des Sexus entbehrende Speziesform, repräsentiert. Endlich heben die Autoren noch hervor, daß der Kastrat nach Krümmung der Nase, Entwicklung des Stirnschopfes, Länge und Stellung des Hornes, Konfiguration des Widerristes und des Kreuzes dem Steppenrind gleicht, trotzdem es sich hier um einen Gebirgsschlag handelt. Es erscheint dies um so interessanter, als gerade das Steppenvieh unter allen domestizierten Rindern am treuesten die Formen von Bos primigenius bewahrt hat. (Figur 1.)

Die folgenden, auf die Kastration des Pferdes bezüglichen Daten
entnehmen wir einer Arbeit von Sellheim. Die Société nationale et
centrale de médecine vétérinaire in Frankreich erließ für das Jahr 1848
ein Preisausschreiben, welches die Ergründung der Verschiedenheiten
zwischen verschnittenem und unverschnittenem Tier zur Aufgabe
stellte. Von vier Bearbeitern der Preisfrage sprachen zwei der Kastration jeden Einfluß auf die Höhenentwicklung des Skelettes ab, während
von den beiden anderen der eine eine Entwicklungssteigerung, der
andere eine Entwicklungshemmung als Folgen der Verschneidung fand.
Später hat Koudelka (1885) im Wiener Museum sechs Hengst-
und vier Wallachenskelette gemessen; da ihm jedoch nur Tiere ver-

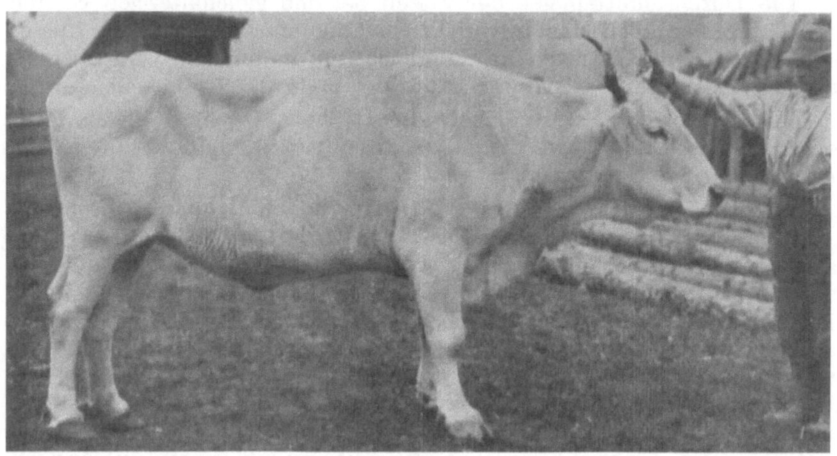

Figur 1.

Schnitzkalbin, 7 Jahre alt. Das Tier wurde vor Vollendung des ersten Halb-
jahres kastriert. Die Figur veranschaulicht die Ähnlichkeit dieser kastrierten
Kuh mit einem Ochsen. (Nach Tandler und Keller.)

schiedenster Rasse zur Verfügung standen, haben diese Vergleichungen
keinen großen Wert. An gleichrassigen belgischen Hengsten, Wallachen
und Stuten, hat dann v. Nathusius (1891) Messungen vorgenommen.
Hierbei ergab sich für den Kastraten gegenüber dem unverschnittenen
Tier ein größeres Maß der Widerristhöhe, Hüftknochenhöhe und der
vorderen Extremitäten. Die Rumpflänge ist bei beiden fast gleich.
Aus Angaben Huschkes (1854) über die Verminderung des Hirngewichtes nach der Kastration darf man einen Rückschluß auf die
Beschränkung des Rauminhaltes der Schädelkapsel beim Wallachen
machen. Dieser Autor rechnet als Durchschnittsgewicht für das Hirn
eines Hengstes 534,8 g, für das des Wallachen bloß 519,62 g.
Das Wallachenbecken soll dem Stutenbecken dadurch ähnlicher
werden, daß ein starker Knochenwulst an dem vorderen Ende der
Beckenfuge verschwindet, welcher für den Hengst charakteristisch ist,

ebenso sollen auch Tubercula pubica und Crista pubis bis auf Spuren verloren gehen, Die W-ähnliche Form des Beckeneinganges beim Hengste soll verschwinden und sich mehr einem Kreis nähern, Verhältnisse, wie sie allerdings noch ausgesprochener für die Stute eigentümlich sind.

Erwähnenswert ist der Unterschied zwischen Wallachen- und Stutenkreuzbein. Die Querfortsätze des Wallachenkreuzbeins sind schräg seitlich abfallend, während sie bei der Stute schmäler sind und ihr äußerer Rand nach aufwärts gerichtet ist. Die der Beckenhöhle zugekehrte untere Kreuzbeinfläche ist beim Wallachen gegen dieselbe vorgewölbt, während sie sich, von innen gesehen, bei der Stute in leichtem dorsalem Bogen hebt. Das Stutenkreuzbein ist im ganzen zierlicher und verjüngt sich nach hinten stark, was beim Wallachenkreuzbein nicht der Fall ist; es ist im Verhältnis plump und ziemlich gleich breit (Franck, zit. nach Weißer).

Da die Cerviden sich durch besonders manifeste Geschlechtscharaktere auszeichnen, ist es begreiflich, daß die Ausfallserscheinungen nach Kastration von Cerviden für unsere Frage eine besondere Bedeutung gewinnen. So finden wir schon bei Aristoteles eine bezügliche, die Kastration von Hirschen betreffende Beobachtung. „Werden die Hirsche in einem Alter verschnitten, wo sie noch kein Geweih bekommen haben, so wächst ihnen keines mehr; geschieht es aber zur Zeit, wo sie schon das Geweih haben, so behält dieses seine Größe und wird nicht mehr abgeworfen." Trotz des hohen Alters dieser Erkenntnis muß aber hervorgehoben werden, daß der überwiegendere Teil der in der Literatur sich vorfindenden einschlägigen Angaben sich kaum über das Niveau eines Mythus erhebt, da bei den von Jägern gemachten Mitteilungen meistens die anatomisch korrekte Erhebung des Genitalbefundes fehlt, vielfach koinzidente, dem Laien besonders in die Augen springende Verletzungen ungebührlich in den Vordergrund gerückt und in kausalen Zusammenhang mit den Geweihanomalien gebracht wurden. Rationell durchgeführte Experimente haben nur wenige Autoren vorgenommen (Holdich, Pocock, Tandler und Grosz).

Roerig hat die in der Literatur niedergelegten Fälle von Kastrationen bei den Cerviden zusammengestellt und kritisch gesichtet. Bezüglich der in Betracht kommenden Verhältnisse beim Reh führt er zunächst jene Fälle an, in welchen in der Gefangenschaft gehaltene Rehböcke kastriert wurden. Betreffs der Kastrationen von Cervus dama beruft er sich auf G. H. Fowler, Egerton und McDonnal; bezüglich Cervus elaphus zitiert er B. Altum, Dombrowsky und Nitsche. Roerig kommt zu folgenden Schlüssen:

Die Wirkungen, welche partielle oder totale Kastration männlicher Cerviden auf die Geweihentwicklung ausüben, sind verschieden je nach dem Lebensalter des betreffenden Individuums und nach dem Stadium, in welchem die Geweihentwicklung sich befindet. Die totale Kastration eines noch jugendlichen Individuums, das noch keine Stirnzapfen entwickelt hat, hat zur Folge, daß weder Stirnbeinzapfen noch

Geweih entwickelt werden. Der Schädel des kastrierten männlichen jungen Hirschkalbes nimmt die Form des Schädels eines Weibchens an. Die partielle Kastration[1]) verhindert weder die Entwicklung von Stirnbeinzapfen noch von Geweihen. Das entwickelte Geweih ist aber schwächer.

Kastration nach Beendigung der Stirnzapfenentwicklung und vor Beginn der ersten Geweihbildung bedingt ein kleines Kolbengeweih von schwächlicher Konsistenz. Ob diese Kastration eine partielle oder totale im Sinne Roerigs ist, bleibt unentschieden.

Bei Kastration in der Zeitperiode der Geweihentwicklung entstehen Geweihe, die niemals ausreifen. Nicht selten arten diese Kolbengeweihe zu Perückengeweihen aus.

Totale Kastration zur Zeit der Reife hat zunächst vorzeitigen, bestimmt innerhalb weniger Wochen eintretenden Abwurf des Geweihes zur Folge.

Danach entsteht ein neues Geweih, das gewöhnlich aus kleinen porösen Stangen besteht, sprossenlos ist, Mißbildungen oder (bei Capreolus) Neigung zur Perückenbildung zeigt, beständig mit Bast bedeckt bleibt, nicht gefegt und nicht abgeworfen wird.

„Partielle Kastration zur Zeit der Reife des Geweihes hat so widersprechende Resultate geliefert, daß erst künftige Untersuchungen eine Gesetzmäßigkeit werden feststellen lassen."

Schließlich bemerkt Roerig, daß durch die angeführten Tatsachen die zuerst von Buffon geäußerte Ansicht, daß der Hirsch Zeit seines Lebens bezüglich seiner Geweihe in jenem Zustande verbleibe, in dem er sich zur Zeit der Kastration befand, als falsch erwiesen sei. Der Ansicht Buffons folgten später Charles Darwin, Dombrowsky, Altum, Nitsche u. a.

Die Frage, ob die Kastration eine laterale oder transversale Wirkung ausübe, hält Roerig für noch nicht spruchreif. Zur Lösung derselben seien noch weitere Versuche erforderlich.

Als Erklärung für die Wirkung der Kastration auf die Geweihbildung führt Roerig den Einfluß des bei der Kastration durchschnittenen Nervus spermaticus an und zitiert hierbei Samuel, der die innere Sekretion der Hoden, resp. den Fortfall der Keimdrüse für das Ausbleiben der sekundären Geschlechtscharaktere verantwortlich macht.

Im Anschluß an die Geweihveränderung nach Kastration erbringt Roerig eine größere Anzahl von Fällen, in welchen es nach „Atrophie" der Hoden oder nach Verletzung derselben, resp. des Skrotums, zu Veränderung in der Geweihbildung gekommen war. Meistens war beim Reh als Folge der Atrophie Bildung eines Perückengeweihes zu beobachten.

Sind schon die Befunde von sogenannter Atrophie, meistens durch Laien erhoben, als Grundlage wissenschaftlicher Argumentationen minder

---

[1]) Unter partieller Kastration versteht Roerig lediglich die Hinwegnahme der Testes, während die totale Kastration sich auch auf die Epididymis und einen Teil des Vas deferens erstreckt. Zur partiellen Kastration gehört auch die Entfernung der männlichen inneren Zeugungsorgane auf einer Seite.

tauglich, so sind die Angaben über Verletzungen, wie schon oben erwähnt, mit noch viel größerer Vorsicht zu verwerten. Roerig zitiert
mehrere solche Fälle; zwei hievon tragen Defekte des Geweihes auf
der der Verletzung entgegengesetzten Seite, einer auf der Seite der
Verletzung.

Roerig selbst deduziert aus den literarischen Befunden, daß die
Atrophie der Testes in Beziehung auf Geweihbildung ganz andere Folgen
nach sich zieht, als eine Verletzung derselben. Während Atrophie
fast ausnahmslos zur Bildung von Perückengeweihen führt, hat Verletzung der Hoden vorzeitigen Abwurf, aber niemals Perückenbildung
zur Folge.

Die gelegentlich vorkommende, von Roerig in einer ganzen Reihe
von Beispielen angeführte Geweihlosigkeit, resp. die nur einseitige
Entwicklung einer Geweihstange, ist nach diesem Autor als eine Entwicklungshemmung aufzufassen. Sie kann neben normalen männlichen
Zeugungsorganen vorkommen, aber auch mit abnormen Zeugungsorganen vergesellschaftet sein. Im letzteren Falle ist es möglich, daß
die Verkümmerung der Genitalien den ursächlichen Faktor für die
Degeneration der Geweihe darstellt.

Hier soll auch eine Zusammenfassung der bezüglichen Ergebnisse,
die Roerig in einer späteren Arbeit gegeben hat, Platz finden.

1. Angeborene völlige Atrophie der Zeugungsorgane hat vollständige Geweihlosigkeit zur Folge.
2. Aus angeborener einseitiger Atrophie der Samendrüsen (Testikel)
   resultiert einseitige Verkümmerung der Geweihstange auf der
   entgegengesetzten Körperseite.
3. Erworbene völlige Atrophie der Testes hat die Entwicklung eines
   Perückengeweihes zur Folge.
4. Aus erworbener einseitiger Atrophie der Samendrüse geht die
   Entwicklung einer perückenartigen Geweihstange auf der entgegengesetzten Körperseite hervor.
5. Verletzungen der Samendrüsen führen je nach der Schwere
   der Verletzung und nach dem Stadium, in welchem die Geweihentwicklung sich befindet, entweder zu vorzeitigem Abwurf des
   Geweihes oder zu verspätetem Abwurf desselben oder zu allmählicher Abbröckelung der Stangen.
6. Totale Kastration eines jugendlichen männlichen Individuums
   geweihtragender Arten hat zur Folge, daß weder Stirnzapfen
   noch Geweihe entwickelt werden.
7. Partielle Kastration eines solchen Individuums verhindert nicht
   die Entwicklung von Stirnzapfen und Geweihen; aber die entwickelten Geweihe sind schwächer etc.
8. Kastration nach Beendigung der Stirnzapfenentwicklung hat die
   Bildung kleiner Kolbengeweihe von abnormer Form und schwächlicher Konsistenz zur Folge.
9. Kastration während der Zeit des Geweihaufbaues läßt Geweihe
   entstehen, die niemals ausreifen, nie gefegt und nicht abge

worfen werden, bisweilen auch zu Perückengeweihen sich ausbilden.
10. Totale Kastration zur Zeit des völlig ausgereiften Geweihes
bewirkt, daß das Geweih vorzeitig abfällt und danach ein nie
ausreifendes Geweih entsteht.

In einer späteren Arbeit hat Roerig über die Wirkung der Kastration auf die Schädelbildung bei Cervus mexicanus berichtet und auf
Grundlage genauer Messungen an einem Kastraten der genannten
Spezies die folgenden allgemeinen Resultate erhoben. Die Kastration,
im jugendlichen Alter durchgeführt, bewirkt Größen- und Formveränderungen des Schädels. Durch die Operation kommen gewisse,
allerdings wenige Charaktere, welche dem Schädel des Männchens
eigentümlich sind, noch zur Geltung, andere werden in ihrer Entwicklung gehemmt, einige völlig ausgelöscht. Dagegen tritt eine beträchliche Anzahl von Charakteren des weiblichen Schädels
in die Erscheinung und zwar in einem solchen Grade, daß der
Kastratenschädel einem typischen Schädel des Weibchens
ähnlich wird.

Endlich hat Roerig in einer Arbeit über die Gestaltung und Korrelation zwischen abnormer Körperkonstitution der Cerviden und
Geweihbildung derselben (1907) die korrelative Beziehung zwischen
Genitale und Geweihbildung neuerlich behandelt.

Für Roerig beweist die Phylogenie, daß das Geweih infolge der
Sexualkämpfe der ältesten Cerviden entstanden sei. Die Ontogenie
aber erweist den sexuellen Charakter der Geweihe durch die Tatsache,
daß ein zum Sexualkampf geeignetes Geweih erst dann entsteht, wenn
das männliche Individuum dieser Tiergattung geschlechtsreif geworden
ist. Die Entwicklung von Geweihen sei selbst bei Anwesenheit normaler weiblicher Genitalien keineswegs ausgeschlossen. Die vorkommenden Fälle von Geweihlosigkeit oder das Ausbleiben einer Geweihhälfte erklärt Roerig durch die Untüchtigkeit beider Geschlechtsdrüsen in Beziehung auf die Geweihentwicklung im ersteren Falle,
durch die Untüchtigkeit eines Testikels im letzteren Falle. Die Wirkungsweise dieser einseitigen Untüchtigkeit sei eine transversale. Auch
mehrjährige Unterdrückung des Begattungstriebes ist nach Roerig
die Ursache der abnormen Geweihbildung.

Die vielfach beobachtete Geweihbildung beim weiblichen Reh
steht im Zusammenhang mit dem Zustande der Geschlechtsdrüsen.
Es ist Geweihbildung bei fruchtbaren und solche bei unfruchtbaren
Individuen zu unterscheiden.

„Ist Fruchtbarkeit erwiesen, oder doch wahrscheinlich, dann resultiert ein schwaches Geweih von geringen Dimensionen. Je wahrscheinlicher aber die Unfruchtbarkeit wird oder schließlich sich als gewiß
herausstellt, desto mehr nehmen die Dimensionen des Geweihes zu.
Die Geweihe weiblicher Rehe mit anscheinend normalen Genitalien
weichen von jenen männlicher Individuen in hohem Grade ab. Sie
werden nicht gefegt und in der Regel nicht gewechselt, nur fruchtbare

Individuen wechseln gewöhnlich ihr Geweih um die Zeit des Gebärens."

Bezüglich der Hermaphroditen und der Pseudohermaphroditen
kommt Roerig auf Grund seiner Literaturstudien zu der Ansicht, daß
echte Hermaphroditen stets ein atypisches Geweih entwickeln, welches
ungefegt bleibt und nicht gewechselt wird, „es sei denn, daß ein befruchteter Hermaphrodit Nachkommen produziert, in welchem Falle
Wechsel des Geweihes zur Setzzeit eintritt". Die Pseudohermaphroditen entwickeln Geweihe der verschiedensten Formen und Größen,
welche gefegt und gewechselt werden.

Die Erkrankung der männlichen Genitalien, bestehend in
abnormer Anschwellung der Samendrüsen, bewirkt in der Regel die
Entstehung atypischer Geweihe. Deutlich erkennbare Atrophie der
Testikel bedingt Perückengeweih, während Degeneration derselben in
einem zur Beobachtung gelangten Falle die Entwicklung eines Geweihes
mit spiralig gewundenen Stangen zur Folge hatte.

Erkrankung der weiblichen Genitalien beiderseits kann zur
Erzeugung eines kompletten Geweihes führen, einseitige zur Entwicklung nur einer Geweihhälfte. Im letzteren Falle mit transversaler
Wirkungsweise.

Die Verletzung beider Testikel bewirkt, daß das Geweih
bald darauf abgeworfen wird, ohne daß eine Neubildung zustande kommt.
Gerät infolge Verletzung ein Testikel vollständig in Verlust, während
der andere verletzte Testikel im Körper verbleibt, dann wird das Geweih
nicht abgeworfen, verfällt aber stückweise der Nekrose.

Die Richtungsweise der Korrelation zwischen Verletzung des Testikels und Geweihbildung ist zweifellos eine transversale. Verletzung des
rechten Testikels hat Abnormität der linken Geweihhälfte und vice
versa zur Folge.

Die von Roerig in dieser letzteren Arbeit gegebenen Befunde
bezüglich der Ausfallserscheinungen nach Kastration differieren von
den früheren so wenig, daß es überflüssig erscheint, sie hier noch einmal
zu wiederholen. Nur bezüglich der Wirkungsweise der Kastration auf
das Geweih derselben oder der kontralateralen Seite wollen wir noch
Folgendes anführen.

Die Frage, ob die Wirkungsweise der Kastration auf die Geweihbildung in lateraler oder transversaler Richtung geschieht, konnte noch
nicht entschieden werden, weil darüber, ob totale oder partielle Kastration zur Ausführung gekommen war, Zweifel bestanden.

Übereinstimmend gehen die Beobachtungen dahin, daß die von
partiell kastrierten Hirschen abgeworfenen Geweihstangen an ihrer
Basis, also unterhalb der Rose, stets eine konkave Fläche zeigen und
nicht wie diejenige normaler Hirsche, eine konvexe.

Nach Holdich und Caton kommt es bei nordamerikanischen
Hirscharten bei ganz früher Kastration nicht einmal zur Entwicklung
der Rosenstöcke. Kastration, während die Tiere im Bast sind, ergibt
direkte Umwandlung des Geweihes in Perückengeweih, Kastration nach
vollständiger Entwicklung der Spieße hat zur Folge, daß sie vorzeitig

abgeworfen und im nächsten Jahre durch unvollkommene Geweihe mit Tendenz zur Perückenbildung ersetzt werden; letztere werden nochmals abgeworfen und dann nicht mehr ersetzt.

Pocock hat an Antilocapra americana, dem einzigen Horntiere mit periodischem Abwurfe des Gehörns, Kastrationsversuche gemacht und gefunden, daß auch hier das Abwerfen nach der Kastration unterbleibt.

Hier sind unsere eigenen Befunde anzureihen. Gelegentlich eines Vortrages über „Untersuchungen an Skopzen" berichteten wir (14. Febr. 1908) gleichzeitig über Versuche an Rehböcken und sagten, daß kastrierte Rehböcke, falls sie zur Zeit der Kastration ein Geweih tragen, dieses innerhalb der nächsten Wochen abwerfen, um dann ein verbildetes, aber perennierendes Geweih (Perückengeweih) aufzusetzen. Dieses Versuchsergebnis wurde durch eine Anzahl von Demonstrationen belegt. In der Folge wurden diese Untersuchungen fortgesetzt und hierbei auch auf andere Cervidenspezies ausgedehnt.

Von besonderem Interesse sind die bezüglichen Ergebnisse an Renntieren. So entnehmen wir einem Berichte Tandlers, der in Schweden Gelegenheit hatte, eine große Renntierherde zu untersuchen, die folgenden Daten: Die Rennkühe werfen ihr Geweih im Mai, kurz nachdem sie geworfen haben, ab, die Rennstiere zwischen November bis Februar, um so früher, je älter sie sind, während die Rennochsen ihr Geweih Mitte April bis Mai abwerfen. Der Rennochse unterscheidet sich vom Stier durch seinen weniger gedrungenen Bau, die größere Widerristhöhe und die längeren Beine. Sein Geweih ist viel mächtiger und viel höher als das des Stieres oder der Kuh. Es wird nicht rein gefegt, sondern trägt noch zur Zeit des Abwurfes Bastfetzen. Beim Renntierkastraten erneuert sich daher das Geweih gerade so wie beim Renntier.

Wir konnten ferner nachweisen, daß auch bei der Rennkuh diese Erneuerung von der Anwesenheit der Geschlechtsdrüsen unabhängig sei, da eine von uns im jugendlichen Alter kastrierte Rennkuh (kastriert Mai 1908) bis jetzt regelmäßig abwirft, resp. aufsetzt (Figur 2 und 3). Diese Photographien zeigen das kastrierte Tier in zwei aufeinanderfolgenden Jahren mit dem ursprünglichen und dem neu aufgesetzten Geweih. Bemerkt sei, daß das Tier noch immer lebt und alljährlich ein neues Geweih aufsetzt.

Kehren wir nunmehr zu unseren Versuchsergebnissen an Rehen und Hirschen zurück, so ergibt sich: Einseitige Kastration von Rehböcken bleibt ohne jegliche Wirkung auf die Geweihbildung. Kastration zur Zeit des gefegten Geweihes bedingt Abwurf innerhalb kurzer Zeit und Entwicklung eines Perückengeweihes (Figur 4[1]). Kastration zu einer

---

[1]) Das abgebildete Perückengeweih ist besonders mächtig entwickelt. Es repräsentiert unter den Perücken, welche die von uns kastrierten Rehböcke trugen, ein besonders charakteristisches.

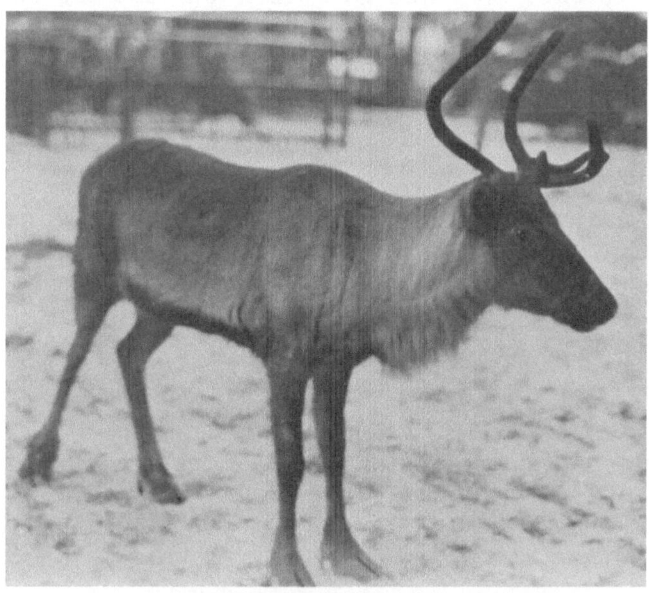

Figur 2.

Weibliches Renntier im zweiten Jahre. Dasselbe wurde im Mai 1908 kastriert, das Geweih wuchs weiter, blieb aber im Bast und wurde nicht gefegt. Die Aufnahme stammt aus den Wintermonaten 1908 und zeigt das gut entwickelte, nicht verfegte Geweih.

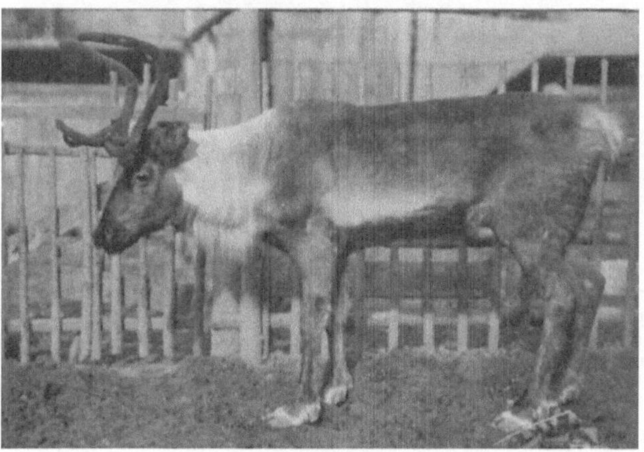

Figur 3.

Dasselbe Tier wie in Figur 2. Das Geweih wurde in der Folge abgeworfen und durch ein neues ersetzt. Die Photographie zeigt das Tier mit dem neuen Geweih. Herbst 1909.

Zeit, in welcher sich das Geweih noch im Bast befindet, hat unmittelbare Überführung desselben in ein Perückengeweih zur Folge. Kastration des weiblichen Rehes bringt keinerlei Änderungen bezüglich Geweihbildung mit sich.

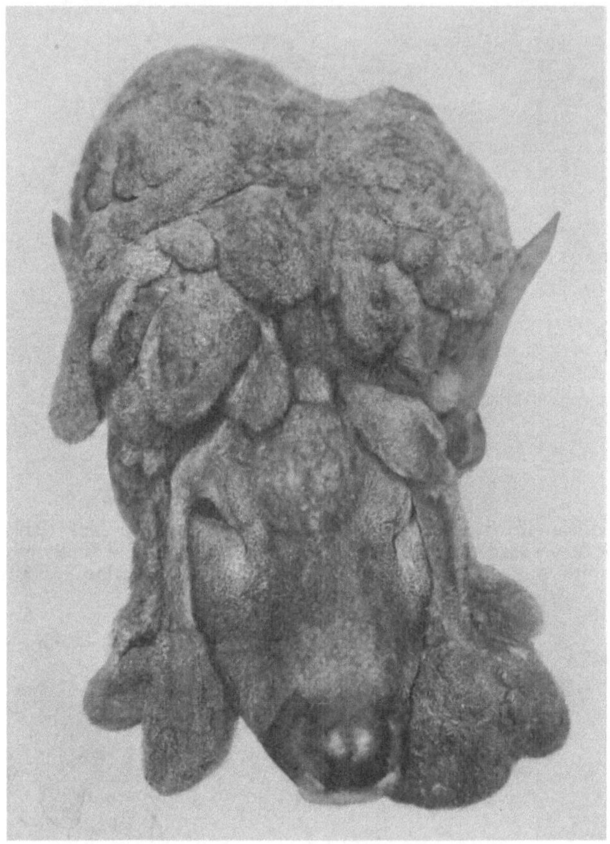

Figur 4.

Perückengeweih eines in der Gefangenschaft kastrierten Rehbockes. Man sieht die mächtigen Exkreszenzen, welche die Stirn- und Parietalregion einnehmen, außerdem die pendelnden Geschwulstmassen, welche zu beiden Seiten der Schnauze herabhängen und teilweise die Augen decken.

Verletzungen an den Vorder- oder Hinterextremitäten beim Rehbock zeigen nur insoferne eine Beeinflussung des Geweihes, als eventuell ein schlechterer Ernährungszustand des Individuums eintritt und jene Folgen für die Geweihbildung bedingt, die auch sonst bei Krankheit,

Futtermangel u. dgl. auch in freier Wildbahn zu beobachten sind. Die Unbeholfenheit solcher verletzter Tiere bringt es mit sich, daß sie an den Geweihkolben Verletzungen erleiden, in deren Folge Mißbildungen der betreffenden Geweihstange auftreten können. Solche Abnormitäten sieht man häufig an sonst ganz normalen, unverschnittenen Rehböcken, welche in der Gefangenschaft gehalten werden. Derartige Verbildungen haben aber nichts mit der Frage nach dem Einflusse der Keimdrüsen auf die Geweihbildung zu tun, sondern gehören in das Gebiet der Regenerationsfähigkeit unter abnormen Verhältnissen.

Die Kastrationsversuche bei Hirschen ergaben ähnliche Resultate. Nur kommt es hier nicht zur Ausbildung einer sukkulenten Perücke

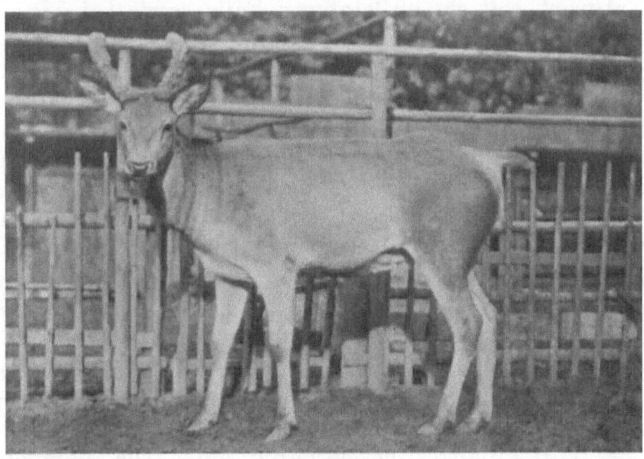

Figur 5.

Ein einjähriger Hirsch wurde kastriert, behielt sein Geweih, das nicht mehr gefegt wurde, weiterwuchs, aber sich nicht verästelte. Die Photographie zeigt den Hirschen in seinem 3. Lebensjahre. Man sieht die mächtigen, dicken, sprossenlosen, mit Haut und Haaren bedeckten Geweihstangen.

mit der bekannten unbegrenzten Wachstumstendenz, sondern zur Entwicklung eines langen Stangengeweihes, welches niemals gefegt, niemals abgeworfen wird (Figur 5). Kastration der Hirschkuh, die wir gleichfalls durchgeführt haben, hat keinen Einfluß auf die Geweihbildung.

Wir haben die Arbeiten von Roerig aus dem Grunde so ausführlich referiert, weil sie von den verschiedensten Autoren als grundlegende Argumente verwendet werden, so daß man in den Beweisführungen fast aller neueren Abhandlungen über Geschlechtsmerkmale diesen Angaben immer wieder begegnet. An der Hand des von uns gegebenen Tatsachenmateriales, das auf Experimenten und nicht, wie das Roerigsche, auf Literaturexzerpten fußt, können wir nunmehr an die Kritik der Roerigschen Angaben schreiten.

Zuvörderst ist die von Roerig vorgenommene Scheidung in totale und partielle Kastration zu beanstanden. Es kann ja keinem Zweifel unterliegen, daß nur die Entfernung der Keimdrüsen von Bedeutung ist. Ob die Nebenhoden oder Anteile des inneren Genitales dabei im Körper verbleiben oder nicht, ist hinsichtlich einer Wirkung auf das Geweih vollkommen gleichgültig. Wenn Roerig der Meinung Ausdruck gibt, daß der kastrierte Rehbock in vieler Beziehung weibliche Charaktere annimmt (z. B. Schädel), so erhebt sich diese Aussage nicht über das Durchschnittsmaß der gewöhnlichen Unkenntnis. In das Gebiet der Fabel gehören Angaben, „daß die Geweihlosigkeit oder das Ausbleiben einer Geweihhälfte durch die Untüchtigkeit beider Geschlechtsdrüsen in Beziehung auf die Geweihentwicklung im ersteren Falle, durch die Untüchtigkeit eines Testikels im letzteren Falle zustande komme". Natürlich soll sie im letzteren Falle sowie bei der einseitigen Kastration eine transversal wirkende sein.

Wir kommen also zu dem Schlusse, daß aus der großen Fülle von Angaben, die Roerig mit Emsigkeit zusammengetragen hat, nur jene als gesicherte und glaubwürdige zu betrachten sind, welche mit den experimentell gewonnenen Tatsachen im Einklang stehen und können nicht umhin, darauf zu verweisen, welche Summe von Kritiklosigkeit von seiten jener Autoren vorliegt, welche Roerigs Angaben einfach übernommen und in ihren Deduktionen verwertet haben.

Endlich sollen hier im Zusammenhang die Veränderungen an den anderen Drüsen mit innerer Sekretion, wie sie nach Kastration bei Tieren erhoben worden sind, besprochen werden.

Die Vergrößerung der Hypophyse nach Kastration ist zuerst von Fichera an Hühnern, Rindern, Büffeln erhoben worden. Auch nach Ovariotomie an Meerschweinchen und Kaninchen stellte sich die Vergrößerung des Hirnanhanges gesetzmäßig ein. Die Versuche Christianis ergaben, daß bei Wallachen der drüsige Anteil der Hypophyse zu stärkerer Entwicklung kam als bei Stuten und Hengsten, Befunde, die Kühn nicht bestätigen konnte. Dieser Autor kommt vielmehr zu dem Schlusse, daß beim Pferde ein Einfluß der Kastration auf Gewicht und Größe der Hypophyse nicht zu beobachten sei.

Aus jüngster Zeit stammende Versuche von Biach und Hulles ergaben, daß bei kastrierten Katzen eine Atrophie der Zirbeldrüse eintritt, die sich nicht nur an der gesamten Drüse, sondern an jeder einzelnen Zelle zu erkennen gibt.

Vergrößerung des Thymus erhob zuerst Calzolari an Kaninchen, die im Alter von 1—3 Monaten operiert wurden. Henderson berichtet über die Thymusveränderungen bei kastrierten Rindern. Das Thymusgewicht ist hier doppelt so groß wie bei den unverschnittenen Tieren. Gleichartige Ergebnisse hatten die Versuche von Goodall (bei Meerschweinchen), Hammar, Tandler und Grosz (an Rehböcken, Ziegen, Hunden), Soli, Squadrini, Gellin, Söderlund und Backmann. Durch die Kastration wird auch die normale Involution des Thymus verzögert (Henderson, Tandler und Grosz, Squadrini).

Über Veränderungen der Nebennieren nach Kastration liegen Untersuchungen von Theodosieff, Rénon und Delille vor. Sie experimentierten an Hunden und an Kaninchen. Ihre Versuche ergaben gleichsinnig die Hypertrophie der Nebennieren nach Entfernung der Eierstöcke. Nach Theodosieff ist an dieser Hypertrophie vorwiegend die Rinde beteiligt und zwar sowohl die Zona glomerulosa als auch die Zona fasciculata. Die jüngsten Untersuchungen von Schenk, der an Kaninchen experimentierte, ergaben eine ganz konstant eintretende Vergrößerung der Nebenniere. Dieselbe beruht auf einer bedeutenden Verbreiterung der Rindenschichte, während sich die Marksubstanz eher als verschmälert erweist.

Kastration beim Menschen.

Die Motive für die Vornahme der Kastration beim Menschen sind als religiöse und als medizinische zu bezeichnen. Die auf den Ausfall der Keimdrüse folgenden Erscheinungen können sich unter günstigen Umständen überaus charakteristisch gestalten, so daß sie uns mit der Schlagkraft eines Experimentes über die Morphologie der sekundären Geschlechtscharaktere beim Menschen Aufschluß geben. Die Ausbildung dieser Ausfallserscheinungen steht, wie schon an anderer Stelle erwähnt, in einer bestimmten Korrelation zu dem Zeitpunkte, in welchem die Kastration vorgenommen wurde, verglichen mit dem Lebensalter des betreffenden Individuums. Die Kastration kann natürlich die bereits im Embryonalleben unter dem Einflusse der Keimdrüsen bis zu einem bestimmten Grade entwickelten und weiterer Entwicklung fähigen sekundären Geschlechtscharaktere nicht völlig zum Verschwinden bringen, dies um so weniger, je weiter vom Momente der Geburt entfernt sie erfolgte. Der Grad der Rückbildung wird auch abhängig sein von der für die betreffende Spezies notwendigen Reifezeit. Da nun die Reifezeit des Menschen — das ist die Zeit von der Geburt bis zum Eintritt der Reife (Fortpflanzungsfähigkeit) — verglichen mit der der übrigen Lebewesen eine verhältnismäßig lange ist, so werden die auf die Frühkastration folgenden Ausfallserscheinungen besonders prägnante sein.

Soll daher die Betrachtung des Kastraten für die Morphologie der sekundären Geschlechtscharaktere in Verwendung kommen, so muß sie unter genauer Berücksichtigung des Alters, in welchem die Entfernung der Keimdrüsen geschah, erfolgen.

Außer der Betrachtung des Frühkastraten mit seinen prägnanten Ausfallserscheinungen liefert uns die Pathologie noch weiteres wertvolles Material zur angeregten Frage mit jenen Fällen, in welchen die Keimdrüse zwar vorhanden ist, aber in Ausbildung und Funktion auf einer bestimmten Stufe der Unterentwicklung sich befindet.

Die klinischen Formen, unter welchen dieser Hypogenitalismus in die Erscheinung tritt, sind recht mannigfaltige, aber gerade deshalb für das Studium der sekundären Geschlechtscharaktere von besonderem Werte, wenn auch andererseits ihre Vielgestaltigkeit der Vereinheitlichung der klinischen Betrachtung hemmend entgegentritt.

Endlich bringt auch die physiologische Rückbildung der Keimdrüse eine Reihe von Veränderungen im Soma des Individuums mit sich, welche für unsere Frage von großem Werte sind. Es weisen wohl fast alle Lebewesen solche Alterserscheinungen auf, sie sind aber nirgends so leicht der Betrachtung zugänglich wie beim Menschen.

Bevor wir in eine Besprechung der menschlichen Kastraten eintreten, soll in Kürze auf jene Fälle Rücksicht genommen werden, in welchen angeblich kongenitaler Mangel der Geschlechtsdrüsen bestand. Wir müssen dies um so eher tun, als diese Kasuistik immer wieder als Beweismaterial herangezogen wird, und zwar von Autoren, welche aus der Existenz solcher Fälle weittragende Schlüsse ableiten. Die einschlägigen Beobachtungen von kongenitaler Anorchie finden sich in der viel zitierten Arbeit von W. Gruber vereinigt.

Der einseitige Defekt der männlichen Keimdrüse (Anorchia unilateralis) ist für unsere Betrachtung belanglos, da ja die Anwesenheit eines Testikels, sofern er normal funktioniert, für die Entwicklung der sekundären Geschlechtscharaktere vollkommen ausreicht.

Die von Gruber referierten Fälle von kongenitalem Defekt beider Hoden sind die folgenden:

1. Bartholomäus Cabrol (1614). Beobachtet 1564 an einem Soldaten, der sich der Notzucht schuldig gemacht hatte, und dafür gehängt wurde. Die Leiche wurde in das anatomische Theater gebracht und von Cabrol zergliedert. Unter anderem wurde weder äußerlich im Skrotum noch im Innern irgend ein Testikel gefunden. Außer der Angabe, daß die Testikel nicht gefunden wurden, keine Beschreibung der Sektion.

2. Anonymus (1732). Betrifft einen Betteljungen, der in Hannover tot auf der Straße gefunden wurde. Bei der Sektion (die nicht beschrieben ist) wurden die Testikel im Skrotum und im Innern völlig vermißt.

3. Kretschmar (1801). Acht Tage alter Knabe mit Atresia ani und Mißbildungen am Genitale. Das Skrotum bestand aus zwei durch die Raphe getrennten dichten Falten, welche weder die Testikel noch irgend eine leere Aushöhlung enthielten. Auch in den Weichen und unter den Nieren wurden die Testikel vermißt. Ebenso fehlten die Vasa deferentia und die Vesiculae seminales.

4. Fisher (1838). 45jähriger Mann. Von der Pubertät bis zum 25. Lebensjahre hatte der Mann eine Weiberstimme, später wurde die Stimme stärker. Hatte nie Geschlechtslust, nie Neigung zu Frauen gefühlt, war nach Aussage der Mutter seinem Denken und Betragen nach eine Jungfrau. Die Sektion ergab: Fehlen von Bart und Schnurrbart, wenige dünn gesäte Schamhaare, Penis so groß wie bei einem zehn- bis zwölfjährigen Knaben, das Skrotum klein, ohne Testikel. Beide Funiculi spermatici vorhanden, der linke endigt mit einem halbmondförmigen Körperchen. Die Vasa deferentia, normal ge-

bildet, enden in einen Blindsack. Arteriae und Venae spermaticae klein, kaum zu unterscheiden. Die Vesiculae seminales waren nicht untersucht worden. Das Cerebellum war klein.

5. Friese (1841). Ausgetragener 18 Zoll langer Fötus, der eine halbe Stunde nach der Geburt starb. Mangel der äußeren Genitalien. Hinter dem Bauchringe zwei erbsengroße, mit dem Peritoneum in Verbindung stehende, mit einer wasserhellen Flüssigkeit gefüllte Bläschen. Keine Spur von Testikeln, Epididymis, Funiculi spermatici und Vesiculae seminales. Mangel der Prostata.

6. Le Gendre und Bastien (1859). Ausgetragener Fötus. Skrotum klein, schlaff, nichts in demselben durchzufühlen. Annuli interni der Canales inguinales waren verschlossen. In jedem Canalis inguinalis ein Funiculus spermaticus, aber keine Verlängerung des Peritoneums. Die Vasa deferentia begannen einige Millimeter unter dem Annulus inguinalis externus im Skrotum mit einem abgerundeten Ende, endigten an den Vesiculae seminales, verhielten sich normal. Vasa spermatica waren regelrecht gebildet, aber weniger voluminös als gewöhnlich. Vesiculae seminales und die übrigen Organa genito-urinaria normal. Es mangelten vollständig beide Testikel und Epididymides.

7. Godard (1860). 61 jähriger Mann, mit dem Aussehen und der Stimme eines Weibes. Sektion konstatiert: Bartlosigkeit, wenige einzelstehende Haare in den Axillae und am Mons veneris. Penis 35 mm lang. Vollständiger Mangel der Testikel. Die Vasa deferentia endigten am Peritoneum in der Regio inguinalis. Sie waren ebenso wie die Vesiculae seminales durchgängig. Prostata an der Basis 3 cm breit.

8. Eigene Beobachtung W. Grubers, die er selbst unter den zweifelhaften registriert. Im Februar 1866 stellte ihm Dr. Wilms aus dem Hospital der Festung in St. Petersburg einen Rekruten aus dem Orlowschen Gouvernement zur Besichtigung vor. Er ist Soldat, dient aber nicht in der Front, sondern wird als Militärdiener verwendet. Er ist gegenwärtig 25 Jahre alt, und abgesehen von den Genitalien gut gebildet, anscheinend muskulös, mäßig fettleibig, 5 Fuß 2—3 Zoll hoch. Er hat eine schwache, hohe, mehr weibliche als männliche Stimme. Er hat reichliches schwarzes Kopfhaar, der Gesichtsausdruck ist mehr weiblich als männlich. Dieser und die eigentümliche Gesichtsfarbe gleichen denen des Kastraten. Er hat keinen Backen- und keinen Schnurrbart. Der Mons veneris ist bis 1 Zoll über dem Penis behaart. Der Haarwuchs hört daselbst wie bei einem Weibe längs einer Querlinie auf, der Penis ist klein, vom Skrotum ab nur $1\frac{1}{2}$ Zoll lang und 8 Linien dick. Die kleine, übrigens normal beschaffene, von der Urethralöffnung durchbohrte Glans ist vom Präputium bedeckt, das aber zurückgeschoben werden kann. Das Skrotum ist ein $2\frac{1}{2}$ Zoll langer, nur $\frac{3}{4}$ Zoll hervorragender leerer Sack, welcher mit der einen Hälfte seiner Länge die Wurzel des Penis umfaßt, mit der anderen Hälfte unter dem Penis $1\frac{3}{4}$ Zoll vor dem Anus sitzt. Die Annuli inguinales externi sind nicht zu unterscheiden, wohl ist aber an der Stelle ihres Sitzes undeutlich ein Strang durchzufühlen. Weder im Skrotum noch in den Regiones inguinales sind Testikel oder Rudimente davon oder irgend ein anderer Körper zu

finden; weder an ersterem noch an letzterer ist eine Hautnarbe zu bemerken. Die Brustdrüsen sind ebenso rudimentär wie bei jedem anderen Manne. Die rechte Brustwarze sitzt auf der vierten Rippe, die linke im vierten Interstitium intercostale. Der Abstand beider Acromia beträgt 14½ Zoll, der Umfang des Brustkorbes in einer Linie, welche die höchsten zugänglichen Punkte beider Achseln durchzieht, 35 Zoll, unten 32—33 Zoll. Der Abstand des Nabels vom Processus xiphoides beträgt 5 Zoll 3 Linien, von der Synchondrosis pubis 6 Zoll. Der Umfang des Beckens an den Hüftkämmen beträgt 30 Zoll 9 Linien. Der Abstand der Spinae iliacae anteriores superiores hat die enorme Länge von 10—10½ Zoll. Das Becken namentlich hat mehr das Aussehen eines weiblichen als eines männlichen. Der Gang aber ist der eines Mannes.

Der Soldat zeichnet sich durch sein musterhaftes und ruhiges Benehmen vor seinen Kameraden aus. Anscheinend muskulös und stark, kann er doch größere Anstrengungen nicht ertragen. Schwach von Gesundheit, klagt er oft über Schmerzen am Unterleibe. Er zeigt keinen Frohsinn, scheint geistig nicht begabt zu sein. Er hat keine Neigung zum weiblichen Geschlecht. Trotzdem wurde er im 19. Jahre gegen seinen Willen verheiratet. Er hatte einigemal schwache Erektionen gehabt, hatte auch einigemal offiziell den Koitus versucht. Niemals hatte sich dabei irgend ein Erguß eingestellt, wohl aber waren jedesmal dabei Schmerzen im Unterleibe aufgetreten. Sein Weib hatte allerdings einen Sohn geboren, welcher, wie er selbst meint, unmöglich von ihm erzeugt worden sein kann.

Wir haben diese Fälle schon bei einer früheren Gelegenheit einer kritischen Sichtung unterworfen. Nach dieser scheiden zunächst jene Beobachtungen aus, die weitgehende Mißbildungen betrafen, die ausnahmslos kurz nach der Geburt starben (drei Fälle). Der Fall Cabrol wird wohl schon dadurch, daß er wegen eines Notzuchtaktes gehängt wurde, mehr als zweifelhaft. Von den restierenden vier Fällen ist der Fall Gruber nach seiner Provenienz (Gouvernement Orlow) mit der größten Wahrscheinlichkeit als ein der Skopzensekte angehöriger Frühkastrat zu betrachten, übrigens von Gruber selbst als zweifelhaft bezeichnet, Fall 2 (Anonymus) ohne nähere Beschreibung der Sektion. Es verbleiben demnach nur Fall Fisher und Fall Godard, bei welchen zweifellos die äußeren Kennzeichen der genitalen Hypoplasie vorhanden waren, bei denen aber die kongenitale Aplasie der Hoden durchaus unbewiesen ist.

In keinem der Fälle wurde eine exakte mikroskopische Untersuchung vorgenommen. Auffallend ist auch, daß seit dem Jahre 1860 kein Sektionsbefund über eine kongenitale Anorchie vorliegt. Wir kamen dermaßen zu dem Ergebnisse, „daß die Fälle von angeborener beiderseitiger Anorchie einer wissenschaftlichen Kritik nicht standhalten und dementsprechend für Argumentationen in Hinsicht anf die sekundären Geschlechtscharaktere nicht verwendet werden können.‟

Die Kastration des Menschen scheint ein uralter Brauch zu sein, der sich bereits bei verschiedenen Völkern des Altertums fand und stellenweise, wie schon erwähnt, bis zum heutigen Tage geübt wird. So gab es beispielsweise schon im Altertum eine Spezies von Eunuchen, welche Thlidiae oder Thlasiae genannt wurden. Ihnen sollen die Hoden nicht ausgeschnitten, sondern zerquetscht worden sein. Diese Thlidiae sollen die Potentia coeundi behalten haben. Auch bei den Juden scheint die Kastration vorgekommen zu sein, wenigstens heißt es beim Propheten Jesaia: „Und der Verschnittene soll nicht sagen: Siehe ich bin ein dürrer Baum". Das mosaische Gesetz verbot übrigens die Kastration sowohl beim Menschen als auch bei Tieren. Als das älteste Beispiel religiöser Kastration wären wohl die Priester der Göttin Kybele zu nennen. Herodot berichtet, daß die Griechen zu kommerziellen Zwecken Sklaven kastriert hätten. Ebenso fanden sich Verschnittene in Ägypten, in Rom und am oströmischen Hofe, besonders unter Kaiser Justinian. Auch unter den ersten Christen fand sich die Kastration unter Berufung auf die Worte Christi: „Denn es sind etliche Verschnittene, die sind aus dem Mutterleibe also geboren und sind etliche Verschnittene, die von Menschenhand verschnitten sind, die sich selbst verschnitten haben, um des Himmelreiches willen" (Matthäus 19, 12). Dieser Gebrauch gewann noch besondere Ausdehnung, als sich um die Mitte des dritten Jahrhunderts Origines der Kastration unterzog. Das Nizäische Konzil verbot die Kastration; trotzdem fanden sich auch in der Folge viele aus religiösen Gründen Verschnittene. Obwohl auch das kanonische Recht die Kastration verbietet, wurde dieselbe doch häufig ausgeübt, um gute Diskantsänger zu erzielen. Noch im 18. Jahrhundert sollen in Italien jährlich 4000 Knaben kastriert worden sein. Auch in neuerer Zeit fungierten solche Kastraten als Chorsänger, und viele von ihnen wurden als Sängerkastraten sehr berühmt. Über die Kastration in China berichtet Dr. Korsakow. Die erste Nachricht über diese Operation stammt angeblich aus dem elften vorchristlichen Jahrhundert. Auch heute noch finden sich Kastraten am kaiserlichen Hofe; der Kaiser selbst hat das Recht 3000 Eunuchen, die Prinzen und Prinzessinen je 30 Eunuchen zu halten.

Von weiteren Berichten über Kastration seien noch angeführt: v. Kremer (Ägypten, Forschungen über Land und Volk, Leipzig 1863) nennt die Erscheinung der Verschnittenen widerlich, ihre Gestalt hager und eckig, ihre ganze Entwicklung verkümmert. White (Häusliches Leben und Sitten der Türken, Berlin 1845) schildert sie als abschreckend dick und mißgestaltet, wenn es sich um verschnittene Nubier- und Negerrassen handelt, während die Abessinier eine angenehme Gesichtsbildung und gute Figuren haben sollen. Bilharz erzählt, daß die Eunuchen, die er gesehen, lauter ungewöhnlich lange Gestalten von übrigens schlechter Haltung gewesen seien (zitiert nach W. Sellheim, Beitr. z. Geb. u. Gynäk. 1899).

Eine Mitteilung von Matignon über die Eunuchen am kaiserlichen Hofe zu Peking beschäftigt sich zunächst mit der Art der geübten Verschneidung, des weiteren mit der sozialen Stellung der Eunuchen, ihren dienstlichen Verrichtungen usw., ohne die uns hier vornehm-

lich interessierenden körperlichen Veränderungen der Kastraten näher
zu berücksichtigen.

In einem Reiseberichte von Pittard (Dans la Dobrodja, 1902)
findet sich der Hinweis auf die in Doue Mai (Rumänien) lebenden Skopzen.
Doch nimmt auch diese kurze Beschreibung nur auf die Sitten und Ge-
bräuche dieser Sekte Rücksicht.

Die Arbeit von Hikmet und Regnault (Bulletin et mémoires de
la soc. d'anthropologie de Paris, 1901) beschäftigt sich hauptsächlich
mit der sozialen Stellung der Eunuchen am Hofe in Konstantinopel,
mit ihren Charaktereigenschaften und gibt eine kurze Beschreibung ihrer
körperlichen Kennzeichen.

Ausführliche Hinweise auf die Geschichte der Kastration finden sich bei
C. Rieger, „Die Kastration in rechtlicher, sozialer und vitaler Hinsicht",
Gustav Fischer, Jena 1900 und P. J. Möbius, „Über die Wirkungen der
Kastration" Carl Marhold, Halle a. S. 1903.

Die erste umfassende wissenschaftliche Untersuchung über die
äußere Erscheinung der russischen Kastratensekte der Skopzen rührt
von Pelikan her (1876). Dieser Autor faßt die Resultate seiner Untersuchungen folgendermaßen zusammen:

1. Die in der Jugend kastrierten Skopzen vom kleinen Siegel behalten
einen Penis, der auf derselben Stufe der Entwicklung stehen bleibt,
auf der er sich vor der Verschneidung befand;

2. Skopzen sind zur Befruchtung total unfähig. Skopzen des kleinen
Siegels behalten die Fähigkeit zum Beischlaf;

3. die Stimme wird eine Diskantstimme infolge der durch die Kastration gehemmten Entwicklung des Kehlkopfes;

4. bei den Frühkastraten wachsen die Haare im Gesicht, Schnurrbart und Bart, in den Achselhöhlen und an den Geschlechtsteilen entweder gar nicht oder sie pflegen kurz, dünn, weich, flaumähnlich zu
sein. Dafür wachsen die Kopfhaare unbehindert fort; ja sie pflegen im
vorgerückten Alter weniger auszufallen als sonst;

5. die Eintrittsperiode der Geschlechtsreife geht beim Frühkastraten
spurlos vorüber, seine körperliche Entwicklung nähert sich um diese
Zeit der des weiblichen Organismus.

In einem Anhange zu dem Pelikanschen Werke faßt W. O. Mersche-
jewsky seine auf Grund von Messungen erhobenen Resultate dahin zusammen, daß das Skelett der Skopzen sich bezüglich der Becken- und
Schulterdimensionen dem weiblichen vollkommen nähere. Der männliche Habitus verwandelt sich um so mehr in einen weiblichen, je früher
die Kastration ausgeübt worden war.

1910 haben wir solche Untersuchungen an Skopzen neuerlich aufgenommen und die Pelikanschen Ergebnisse ergänzt, nachdem wir schon
vorher über den Leichenbefund an einem Eunuchen Bericht geben
und diesbezüglich vorliegende Befunde von Gruber, Bilharz, Ecker,
Lortet, Becker erweitern und richtig stellen konnten.

Im Detail gestalten sich unsere Befunde wie folgt:

Bezüglich der Haut der Kastraten beschrieben wir Veränderungen ihres Kolorits, weiter eine ungewöhnlich starke Ausbildung von Falten, endlich Abweichungen im Behaarungstypus.

„Die Hautfarbe des Gesichtes zeigt einen charakteristischen gelblichen Ton, die Haut ist blaß, pigmentarm. Die Falten treten schon in relativ frühem Lebensalter auf und entsprechen in ihrer vollen Ausprägung nicht nur solchen, die im Gesichte alter Leute entsprechend den mimischen Bewegungen zur Entwicklung kommen, sondern sie sind auch an anderen Partien der Gesichtshaut stark ausgeprägt. Die Haut des Stammes ist blaß, wachsartig, pigmentarm, auch bei dunkelhaarigen Personen. Das Haupthaar ist gewöhnlich dicht, die Augenbrauen gut ausgebildet.

Das Gesicht ist in der Regel bartlos, an der Wange und an der Oberlippe ist eine geringgradige Entwicklung von Lanugohaaren bemerkbar. An den seitlichen Teilen der Oberlippe und am Kinn beobachtet man manchmal einzelne längere Haare. Auffällig ist, daß alte Skopzen eine ziemlich ausgeprägte Bartentwicklung am Kinn und oberhalb der Mundwinkel aufweisen, während die mittlere Partie der Oberlippe, die Unterkinngegend, die Backe und die obere Halsregion, die sonst bei Männern einen reichlichen Bartwuchs zeigen, unbehaart waren.

Die beobachtete Bartbildung entspricht nach ihrer Lokalisation und Beschaffenheit am meisten jener, welche bei alten Frauen häufig auftritt.

Der ganze Stamm und das Perineum sind vollständig haarlos; auch an den unteren Extremitäten, vor allem an den Unterschenkeln, fehlen die Haare.

Spärlich entwickelte Achselhaare sind regelmäßig nachweisbar.

Die Regio pubis ist spärlich behaart, ganz charakteristisch ist die Abgrenzung der Behaarung gegen die Unterbauchregion. Während beim normalen Manne die obere Haargrenze, nabelwärts sich fortsetzend, spitz zuläuft, ist beim Skopzen — ähnlich wie bei der Frau — die Haargrenze eine horizontal verlaufende.“

Charakteristisch für Individuen, denen die Keimdrüse frühzeitig entfernt wurde, ist die mitunter ganz enorme Entwicklung von Fett, bei bestimmter Lokalisation dieses Fettansatzes.

Hervorzuheben sind bei den Skopzen die Fettablagerungen an den Nates, an den Mammae, den Trochanteren und den Cristae iliacae. Außerdem finden sich in der Unterbauchgegend, am Mons veneris starke Fettansätze.

Die an der lateralen Seite der oberen Augenlider eingelagerten Fettwülste verleihen dem Gesichtsausdrucke der Skopzen einen eigentümlich müden, schläfrigen Charakter.

Diese regionären, manchmal eine ganz bedeutende Ausbildung erlangenden Fettansammlungen gehören zu den charakteristischen Merkmalen der Kastraten (Fig. 6).

Die Muskulatur des Eunuchen ist schlaff, schwach entwickelt. Die Schlaffheit ist wohl zum Teil auf die exzessive Fettentwicklung zurückzuführen.

Was die Veränderung des Knochensystems betrifft, so sind dieselben sehr mannigfache, zum Teil außerordentlich charakteristische. Auf Grund genauer anatomischer Untersuchungen hat zuerst Alexander Ecker (1864) die Abweichungen im Körperbau menschlicher Kastraten studiert. Er konstatierte im wesentlichen Proportionsstörungen in der Länge der Gliedmaßen und schreibt dem Kastratenbecken einen weiblichen Charakter zu. Außerdem müssen hier die Untersuchungen von Lortet, Rollet, Becker, Pelikan, Merschejewski, Launois und Roy, Pittard, Duckworth genannt werden. Wir finden beim Kastraten ein über den Durchschnitt hinausgehendes Längenwachstum, ein Mißverhältnis zwischen Extremitätenlänge und Rumpflänge, endlich ein Persistieren der Epiphysenfugen über den Zeitpunkt hinaus, zu welchem sie de norma zu verstreichen pflegen. Auch wir erhoben bei den Skopzen eine über das Mittelmaß hinausgehende Körpergröße, die auf die Wirkung der Frühkastration zurückzuführen ist. Das gesteigerte Längenwachstum betrifft, wie aus unseren Messungen hervorgeht, speziell die Extremitäten. Dementsprechend übertrifft die Unterlänge die Oberlänge um ein Bedeutendes.

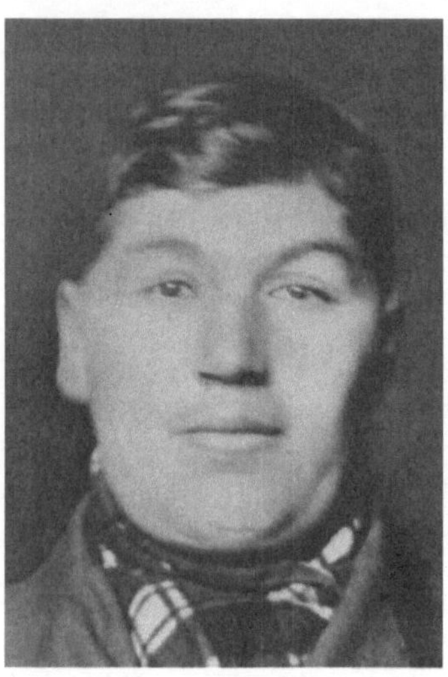

Figur 6.

Bild des Skopzen Georg, 35 Jahre alt, als achtjähriger Knabe kastriert. Man sieht das bartlose, fette Gesicht, die Fettwülste an den oberen Augenlidern. (Nach Tandler und Grosz.)

Die oberen Extremitäten zeigen eine auffällige Verlängerung, die in den die Spannweite betreffenden Zahlen zum Ausdrucke gelangt (Figur 7 und 8).

Die früher häufig vertretene Anschauung, daß das Kastratenbecken weiblichen Charakter habe (Ecker), muß dahin richtig gestellt werden, daß das Kastratenbecken die Charaktere eines Kinderbeckens aufweise, an welchem der Einfluß der Geschlechtsdrüsen noch nicht oder nicht genügend zur Einwirkung gelangt ist.

Nach den Angaben von Ecker und Becker ist der Umfang des Eunuchenschädels in mäßigem Grade verringert, wir haben die Ausbildung eines ziemlich starken Arcus superciliaris verzeichnet.

Die von Gall herrührende Behauptung, daß beim Kastraten die Hinterhauptschuppe „weniger gewölbt oder geradezu flach" sei, entsprechend einer Entwicklungshemmung des Kleinhirns — hat wohl lebhaften Widerspruch (Rieger), aber keine Bestätigung gefunden.

Besonders hervorgehoben sei die Vergrößerung der Sella turcica, welche sowohl am Skelett als auch röntgenologisch am lebenden Skopzen von uns nachgewiesen wurde.

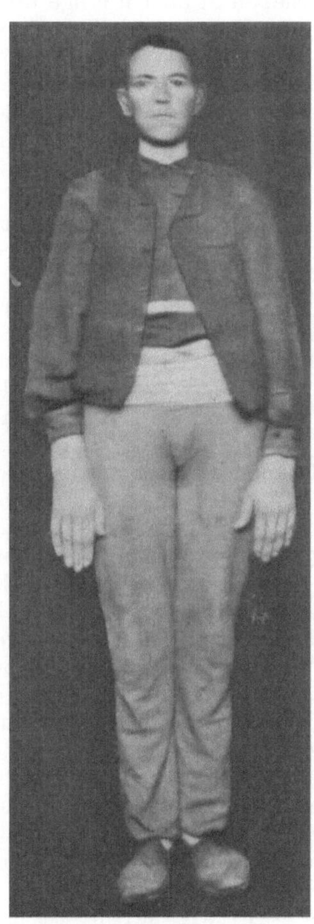

Figur 7.

Skopze Iwan Mil, 20 Jahre alt, angeblich im 10. Lebensjahre kastriert. Gesamtlänge 186 cm, Spannweite 193 cm, Unterlänge 104 cm. (Nach Tandler und Grosz.)

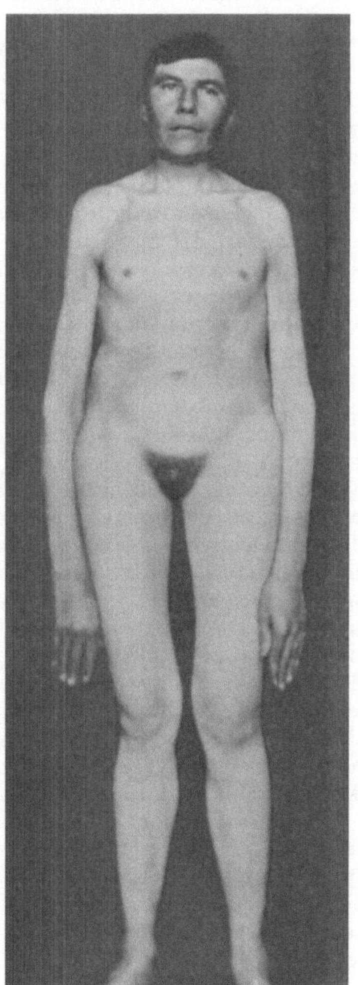

Figur 8.

Skopze Iwan Gregor, 24 Jahre alt, angeblich im 5. Lebensjahre kastriert. Das Bild veranschaulicht die ganz auffällige Extremitätenlänge. Gesamtlänge 184 cm, Spannweite 204 cm, Unterlänge 108 cm. (Nach Tandler und Grosz.)

Dupuytren fand zwei von ihm untersuchte, von Kastraten herrührende Kehlköpfe um ein Drittel kleiner als den Kehlkopf des Mannes gleichen Alters und gleicher Größe. Gruber verweist auf die zartere Gestaltung des Kehlkopfes, den wenig vorspringenden Adamsapfel, den stumpfen Winkel, in welchem sich die beiden Schildknorpelplatten vereinigen, das Fehlen der Verknöcherung. Aus den erhobenen Massen ergibt sich ihm, daß der Kehlkopf des Mannes um ein Viertel größer ist als der des Kastraten, ferner, daß die Größe des Kehlkopfes des Kastraten jene des Weibes bloß um ein Siebentel im Umfange übertrifft, daß sonach die „Größe des Kehlkopfes des Kastraten in Beziehung seines allgemeinen Umfanges auffallend zu jener des Weibes sich hinneigt". Wir kamen auf Grund der Untersuchung des Kehlkopfes zu dem Ergebnisse, daß derselbe in Form und Dimensionierung dem eines großen Kindes gleiche. Es handle sich demnach auch hier nicht etwa um eine Annäherung an die Form des weiblichen Kehlkopfes, sondern um die Persistenz der kindlichen Dimensionen.

Von der Stimme der Skopzen berichteten wir, „sie sei eine relativ hohe, in ihren Tonlagen schwankende Stimme, die an die eines mutierenden Knaben erinnert". Im Alter wird sie etwas tiefer.

Auch Vergrößerung der Brustdrüse, Gynäkomastie, ist als Kastrationsfolge beschrieben worden, doch sind die betreffenden Fälle in ihren Voraussetzungen keineswegs einwandsfrei. Der von Gaillet beschriebene Fall betrifft einen 28jährigen Mann, bei welchem wegen Krebs des Nebenhodens die einseitige Kastration (!) vorgenommen wurde. Bald darauf fing die Brustgegend an sich wie bei einem mannbar werdenden Mädchen zu wölben; es fand sich eine wohlentwickelte Warze mit braunem leicht behaarten Hofe. Dieselben Veränderungen erhob Gaillet bei einem 20jährigen, in gleicher Weise operierten Manne (zitiert nach Laurent). Die Fälle von Lereboullet (Hodenentzündung mit konsekutiver Atrophie infolge von Mumps), Coffin (Schrumpfung der Hoden infolge syphilitischer Hodenentzündung) können wohl auch nicht ohne weiteres mit Kastrationsfolgen identifiziert werden und gehören richtiger in das Gebiet der unterfunktionierenden Keimdrüse, bei welcher Gynäkomastie relativ häufig vorkommt. In dem Falle von Foges entwickelte sich im Anschluß an eine beiderseitige luetische Epididymitis mit Schrumpfung der Hoden eine sehr bedeutende Vergrößerung der Brustdrüse. Dieselbe wurde operativ entfernt und es zeigte sich bei der mikroskopischen Untersuchung, daß sie aus reinem Fettgewebe bestand. Von Drüsensubstanz war keine Spur vorhanden. Auch die Mujaderes der Puebloindianer, welche Hammond untersuchte, sind nicht Kastraten, sondern Eunuchoiden gleichzustellen.

Die Wirkung der Kastration auf das Genitale selbst ist eine überaus prägnante und schon von Hunter, Dupuytren, W. Gruber, Bilharz u. A. beschrieben worden. Unsere eigenen Untersuchungen ergaben folgendes:

Prostata und Samenblasen verharren in einem mehr oder weniger kindlichen Zustand. Hierbei gelangt die funktionelle Sonderung des uropoetischen und des Zeugungsapparates prägnant zum Ausdrucke.

Während das Corpus cavernosum urethrae und der den Bulbus urethralis einhüllende M. bulbocavernosus eine dem Alter des Individuums entsprechende Entwicklung aufweisen, sind die Corpora cavernosa penis und der M. ischiocavernosus in ihrer Fortentwicklung stehen geblieben, vielleicht sogar der Inaktivitätsatrophie verfallen. Der Penis bleibt in seiner Entwicklung · stark zurück, gleicht nach Form und Größe dem eines Kindes.

Bei der von uns untersuchten Eunuchenleiche stellten die Vesiculae seminales etwa 2½ cm lange, in ihrer maximalen Ausdehnung etwa ½ cm breite, wenig gebuchtete, mit höckeriger Oberfläche versehene Gebilde dar. Die Prostata war flach, der Lobus posterior bildete eine ganz dünne Substanzbrücke zwischen den beiden seitlichen Prostatalappen, welche sich seitwärts und aufwärts nicht deutlich abgrenzen ließen. Cowpersche Drüsen waren überhaupt nicht auffindbar. Bei mikroskopischer Untersuchung zeigte das Vas deferens eine ganz auffällige Vereinfachung der Faltenbildung, das Lumen ist viel einfacher geformt als de norma, da nur wenige, sehr plumpe Faltenquerschnitte vorspringen. Während weiters am normalen Organe das die Falten stützende Bindegewebsgerüste äußerst zart und lamellär ist, erweist es sich hier als breit und mächtig entwickelt. Das Epithel ist niedriger als normal. Der histologische Befund an der Samenblase ist im wesentlichen dem am Vas deferens ähnlich. Auch hier findet sich eine weitgehende Vereinfachung der Faltenbildung, der Leisten der Samenblasenwand, die noch jene im Vas deferens übertrifft. Die mikroskopische Untersuchung der Prostata ergibt eine auffällige Armut an Drüsensubstanz, ohne daß es zu einer Hypertrophie der muskulären Elemente gekommen wäre. Die Ausführungsgänge der Prostata sind auffällig weit, von einem mehrzeiligen Epithel ausgekleidet. Der eigentliche sekretorische Abschnitt bleibt auf die peripheren Anteile der Drüse beschränkt. Zeichen sekretorischer Vorgänge sind fast nirgends auffindbar.

Endlich sind noch die Wirkungen der Kastration auf andere Drüsen mit innerer Sekretion hier zu erwähnen. Befunde, welche speziell beim Menschen aus allerjüngster Zeit stammen und begreiflicherweise noch recht spärlich sind.

Glandula thyreoidea. Wir fanden bei dem von uns beschriebenen Kastraten die Schilddrüse auffällig klein. Das Gewicht der in Alkohol konservierten Drüse betrug nur 13 g (gegen 45,8 g der normalen Schilddrüse eines Erwachsenen). Auch bei der Untersuchung der Skopzen konnten wir feststellen, daß die Drüse in allen Fällen klein war. Eine Vergrößerung der Schilddrüse haben wir bei keinem Skopzen gesehen.

Thymus. Im Hinblick auf bezügliche Erfahrungen bei der Kastration der Tiere (Calzolari, Henderson, Goodall, Tandler und Grosz, Soli, Squadrini, Gellin) ist zu erwarten, daß der Thymus bei der Frühkastration des Menschen länger als normal persistiert.

Hypophyse. Diesbezüglich ist der von uns erbrachte Nachweis einer deutlichen Vergrößerung der Sella turcica beim lebenden Skopzen Iwan Mil von Wichtigkeit. Bei dem von uns obduzierten Kastraten (28jähriger Neger A. S.) erwies sich die Fossa hypophyseos im Vergleiche mit der sonst kleinen Schädelbasis auffallend breit, lang und tief. Der sagittale Durchmesser der Fossa hypophyseos betrug 13 mm, der transversale Durchmesser 19 mm, die Tiefe der Fossa war 12 mm. Eine Bestätigung dieser Befunde verdanken wir Intaka Kon. Er fand die Hypophysen an Kastraten im Vergleich mit dem Durchschnittsgewicht nach Schoenemann um 1—5 g schwerer. Auch erwiesen sie sich in allen Durchmessern um einige Millimeter größer (Hypertrophie der chromophilen Zellen).

Die bisher angeführten Daten beziehen sich auf jene Ausfallserscheinungen, welche nach Frühkastration am männlichen Individuum eintreten. Diese Veränderungen sind, wie schon bemerkt, um so prägnanter, je früher die Kastration vorgenommen wurde. Dementsprechend pflegt die Spätkastration gewöhnlich nur geringgradige Veränderungen somatischer Natur zu setzen. Sie erfolgt vorwiegend aus therapeutischen Indikationen (Tuberkulose, Hodentumoren, Prostatahypertrophie). Einige wenige Fälle betreffen Personen, welche durch einen Unfall ihrer Testikel verlustig wurden (Riedinger). Speziell die wegen Prostatahypertrophie vorgenommenen Spätkastrationen zeitigen bei dem vorgerückten Alter solcher Individuen keinerlei somatische Veränderungen, aber auch nicht die gewünschten Rückbildungserscheinungen an der Vorsteherdrüse.

Die Spätkastration im Mannesalter ruft eine Anzahl interessanter Veränderungen hervor. Dahin gehören die Obesitas, frühzeitiges Ergrauen der Haare, Ausfallen der Barthaare, nach einzelnen Berichten Rückbildungserscheinungen am Genitale, Veränderungen der Haut gleich jenen nach Frühkastration beobachteten, allmählich abnehmende Erektionsfähigkeit, schließlich Verschwinden der Libido sexualis.

Bei der nun folgenden Besprechung der Kastrationsfolgen beim Weibe wollen wir gleichfalls zunächst den angeborenen Mangel der Keimdrüse, weiters erst die Kastration in ihren Wirkungen besprechen.

Angeborener Mangel der Eierstöcke. Die diesbezüglich vorliegenden Beobachtungen sind recht spärlich und entbehren zum überwiegenden Teile exakter Angaben. Sie entstammen der zusammenfassenden Arbeit von Puech (Des ovaires et de leurs anomalies), die uns im Original nicht zugänglich war, und umfassen elf Beobachtungen. Hierzu kämen noch vier von Hegar gesammelte Fälle (Säxinger, Barnes, Hauff, Fehling).

Nagel und Gebhard geben das Vorkommen eines Mangels beider Ovarien nur für lebensunfähige Mißgeburten mit dem Defekte aller übrigen Genitalien zu. Olshausen glaubt, daß die Ovarialaplasie auch bei rudimentärer Entwicklung des Uterus und der Vagina zu finden sei. Die Fälle angeblichen Mangels beider Ovarien, die von lebensfähigen oder gar erwachsenen Individuen berichtet werden, zieht Olshausen ausdrücklich in Zweifel. Er meint, es könne sich hierbei um eine Abschnürung der Ovarien mit nachträglicher hochgradiger Schrumpfung oder anderweitiger Fixation gehandelt haben. Auch Bucura schließt sich dieser Auffassung an und findet es auffällig, daß die Fälle von Ovarialaplasie durchaus aus der älteren Literatur stammen.

Über die Exstirpation der Eierstöcke beim Menschen im Kindesalter fehlen zuverlässige Berichte. Miklucho Macley erzählt von einem frühzeitig ovariotomierten Mädchen im Queensland, welches sehr gering entwickelte Brüste und wenig Fettpolster hatte; die Hinterbacken waren mager und am Kinn standen einige Haare. Das Mädchen ging Weibern aus dem Wege, hatte aber auch keine Neigung zu jungen Männern.

Ferner verzeichnet Bischoff, daß ein gewisser Dr. Roberts in einem Berichte über eine Reise von Delhi nach Bombay weibliche Kastraten erwähne. Die von Roberts untersuchten Personen waren etwa 25 Jahre alt, groß, muskulös und vollkommen gesund. Sie hatten keinen Busen, keine Warze und keine Schamhaare. Der Scheideneingang war „vollkommen verschlossen". Der Schambogen war so eng, daß sich die aufsteigenden Äste der Sitzbeine und die absteigenden der Schambeine fast berührten. Die ganze Gegend der Schamteile zeigte keine Fettablagerung. Ebenso waren die Hinterbacken nicht mehr entwickelt als bei Männern. Der übrige Körper war hinreichend mit Fett versehen. Menstrualblutung trat nicht ein. Geschlechtstrieb war nicht vorhanden.

Abgesehen von diesen beiden gewiß nicht Vertrauen erweckenden Berichten existieren keine weiteren Nachrichten über weibliche Frühkastraten und bei solchen beobachtete Ausfallserscheinungen.

Was die Entfernung der Ovarien beim erwachsenen Weibe betrifft, so unterliegt es, nach Hegar, keinem Zweifel, daß eine solche Operation schon im Altertume zur Ausführung gelangt ist. Der Lydierkönig Andromytes ließ dieselbe an Frauen vornehmen, um sich derselben als weiblicher Eunuchen zu bedienen. Auch vom König Gyges wird gleiches berichtet. Als Motiv gilt „ut iis semper aetate et forma florentibus uteretur".

In neuerer und neuester Zeit ist die Entfernung der Ovarien sehr · häufig vorgenommen worden. Hegar war wohl der erste, der diese Operation ausgeführt hat (1872).

Es ist selbstverständlich, daß die auf die Spätkastration folgenden Veränderungen bei der Frau sich analog jenen verhalten, welche bei der Spätkastration des Mannes besprochen wurden. Während aber beim Mann die Kenntnis der Folgezustände nach Frühkastration eine ziemlich gefestigte, jene nach Spätkastration hingegen nur eine beiläufige ist, sehen wir das umgekehrte Verhältnis bezüglich unserer Kenntnisse der Kastrationsfolgen beim weiblichen Geschlechte. Wir müssen auch hier die Veränderungen am Genitale und jene im Bereiche des übrigen Körpers gesondert zur Beschreibung bringen. Die ersteren treten in prägnanter Form zutage und werden demgemäß von den einzelnen Autoren ziemlich gleichförmig beschrieben. Auch hier werden die Ausfallserscheinungen in ihrer Intensität und Extensität abhängig sein von dem Lebensalter, in welchem das Individuum seiner Keimdrüsen verlustig wurde. Sie werden um so mildere werden, je näher sich das Individuum der Menopause befindet. Doch ist auch hier zwischen dem pathologischen Wegfall der Keimdrüsenfunktion, der ja plötzlich erfolgt, und dem physiologischen Erlöschen, das allmählich vor sich geht, ein wesentlicher Unterschied nachweisbar.

Als gesicherte Folgeerscheinungen nach der Entfernung der Eierstöcke sind anzuführen:

Das Sistieren der Menstruation. Die doppelseitige Exstirpation der Eierstöcke ist fast stets von Amenorrhöe begleitet (Hegar). Gleichzeitig erlischt auch die Menstruationswelle (Mandl und Bürger). Zu dieser gehören die sog. Molimina menstrualia, id est Schwankungen in verschiedenen Funktionen, wie Körpertemperatur, Puls, Blutdruck, Muskelkraft.

Rückbildungsvorgänge am Genitalapparat: Schrumpfungsprozesse am Introitus und in der Scheide, Schrumpfung am Uterus, Verkleinerung des Corpus uteri bis zur Größe einer Haselnuß, eines Fingerhutes.

„Der Uterus wird kleiner, hart. Die Portio verwandelt sich in ein kleines Wülstchen, der Muttermund wird eng. Das Flimmerepithel des Uterus und der Tuben schwindet. Das Ligamentum latum atrophiert unter Rückbildung seiner Gefäße wie im physiologischen Klimakterium. Es tritt Fettschwund oder Fettansatz in dem Beckenboden, Schrumpfung der Scheide mit Verklebung ihres Lumens, Colpitis adhaesiva, Klaffen des Introitus, häufig mit Prolaps der eingetrockneten Scheidenwandungen ein" (Martin, Kastration der Frauen).

Gottschalk berichtet über den makro- und mikroskopischen Befund eines Uterus, den er drei Jahre nach vollzogener Kastration bei einer 34jährigen Frau exstirpierte. Der Uterus, der 1½ Jahre nach der Kastration von 8 cm auf 5 cm geschrumpft war, hatte jetzt eine Höhlenlänge von 4½ cm, der Halskanal maß 2 cm. Die maximale Dicke der Uteruswand betrug 1 cm, die der Schleimhaut 0,5 mm.

Keppler will bei fast allen seinen operierten Frauen eine Verkürzung der Conjugata nachgewiesen haben, bei den jüngsten sogar um 2—3 cm.

Vielfach sind Veränderungen der Stimme verzeichnet. Nach Peasler hat Dr. Jackson bei einer seiner Operierten bemerkt, daß die Stimme rauher und männlicher wurde. Spencer Wells beschreibt, daß eine seiner Kranken eine stärkere Stimme bekam.

Moure veröffentlicht zwei Fälle, in denen nach Kastration beziehungsweise Ovariotomie die Stimme stärker und tiefer geworden sein soll. Die eine Patientin, die vorher einen hohen Sopran gehabt hatte, konnte nach der Operation Mezzosopran singen. (Diese Angabe von Moure wurde von Castex, Poyet widerlegt.) Bottermund schreibt in einer Arbeit, die sich mit den Beziehungen der weiblichen Sexualorgane zu den oberen Luftwegen beschäftigt: „Während beim männlichen Geschlechte eine knabenhafte hohe Stimmlage der Entfernung der Hoden folgt, ist beim Weibe ein Tieferwerden der Stimmlage und Annäherung an den männlichen Stimmcharakter beobachtet."

Weiteres wird über das Auftreten abnormaler Behaarung berichtet. Atler fand bei einer seiner Operierten einen rasierten Bart, doch war dies 14 Jahre nach der Operation, und höchstwahrscheinlich hatte sich der Bart erst in den letzten drei Jahren entwickelt. An den Abbildungen von Frauen, welche v. Herff bei den Verhandlungen der deutschen gynäkologischen Gesellschaft vorwies (1895), war das Auftreten von Bartwuchs, starke Entwicklung der Behaarung in der Umgebung der Mammae und in der Sternalgegend bemerkenswert.

Nach Keppler sollen früher vorhandene Chloasmen und abnorme Pigmentbildungen, die braune Pigmentierung um Anus und Perineum schwinden, die Haut soll in toto auffällig weißer werden.

Derselbe Autor fand eine Verkleinerung der Brüste um mehr als die Hälfte. Die Brüste seien flacher, hart, die Brustwarze kleiner. Die Pigmentation des Warzenhofes sei geschwunden. Ähnlich äußern sich Pfister, Kehrer, Sellheim.

Anderseits ist von einzelnen Autoren ein Anschwellen der Brüste und das Auftreten von Milchsekretion im Anschlusse an die Entfernung der Eierstöcke beobachtet worden.

So beschreibt Th. Landau einen Fall bei einer 26jährigen Frau, die vorher nicht geboren hatte. Bei der sonst gesunden Patientin waren am 7. Februar 1888 wegen doppelseitiger Dermoide beide Eierstöcke entfernt worden. Im Sommer 1889 stellte sich die Patientin wieder vor, weil ihre beiden Brüste angeschwollen waren und es zeigte sich, daß zuerst auf Druck, später spontan aus beiden Brüsten sich Milch entleerte. Grünbaum erbringt gleichartige Beobachtungen. Eine 23jährige Kellnerin, die vor $4\frac{1}{2}$ Jahren geboren hatte, nährte damals ihr Kind acht Tage lang; die Milchsekretion hörte dann nach vier Wochen vollständig auf. Patientin wurde wegen Blutungen und heftiger Schmerzen im Unterleibe in die Klinik aufgenommen. Befund ergab Pyosalpinx duplex, rechtsseitige Ovarialzyste, Pelveoperitonitis adhaesiva, Periappendicitis. Am 6. Dezember 1906 wurde per laparotomiam die subtotale Exstirpation des Uterus mit Entfernung der Adnexe vorgenommen, gleichzeitig die Appendix entfernt. Am 11. Tage nach der Operation stellte sich eine Milchsekretion beider Brüste ein, die sich in den nächsten Tagen derart steigerte, daß auf Druck die Milch im Strahle aus mehreren Milchgängen spritzte. Die Brüste fühlten sich gespannt an. Am 27. Dezember, also am 22. Tage nach der Operation, konnten ohne Mühe 20 ccm Milch ausgedrückt werden. Grünbaum richtete in der Folge seine Aufmerksamkeit auf das Verhalten der Brustdrüsen nach größeren operativen Eingriffen an den Genitalorganen und kommt an der Hand von 21 Fällen zu dem Ergebnisse, daß in der Mehrzahl derselben (14mal in 21 Fällen) nach Entfernung der Eierstöcke die Mamma ein Sekret liefert, das entweder kolostrumartig oder direkt milchähnlich ist.

Auch Alterthum konstatierte unter 18 Fällen post castrationem fünfmal Kolostrum in der Brust. Halban spricht in Hinsicht auf die Erfahrungen der Tierzüchter von einem günstigen Einfluß der Kastration auf die Milchsekretion und erwähnt, daß auch bei der Frau nach Kastration Auftreten von Milchsekretion beobachtet worden sein soll. Aus jüngster Zeit stammen einschlägige Beobachtungen von Franz Cohn und Sänger (Deutsche med. Wochenschr. 1912. 47).

Als eine weitere Folgeerscheinung ist die Zunahme des Körpergewichtes, speziell auf Kosten des Fettansatzes zu erwähnen.

Glaevecke findet bei seinen Operierten beträchtliche Zunahme des Körpergewichtes in 57,5%, eine solche des Fettansatzes in 42,5%; Alterthum eine sehr bedeutende Zunahme der Körperfülle in 29,5%.

Für Pinesse ist die bedeutende Fettzunahme durchaus nicht regelmäßig erhebbar, Jaille findet auf 27 Kastrationen achtmal Fettaufspeicherung, darunter fünfmal in sehr hohem Grade.

Sehr häufig treten im Anschlusse an die Kastration völliges Erlöschen oder zumindest Herabminderung des Geschlechtstriebes und Wollustgefühles in die Erscheinung. So fand Glaevecke den Geschlechtstrieb in 78%, das Wollustgefühl beim Koitus in 69%, Pfister Geschlechtstrieb in 73%, Wollustgefühl in 76,4% der Fälle vermindert resp. erloschen. Moll beschäftigt sich in seinem Buche „Untersuchungen über die Libido sexualis“ auch mit dem Geschlechtstriebe kastrierter Frauen. Er geht von der Anschauung aus, daß sich der Geschlechtstrieb in zwei Komponenten zerlegen läßt: den Detumeszenztrieb, welcher zu einer örtlichen Funktion an den Genitalien drängt und den Kontrektationstrieb, der den Mann zur körperlichen und geistigen Annäherung an das Weib, das letztere ebenso zur Annäherung an den Mann drängt. Der Kontrektationstrieb ist ein sekundärer Geschlechtscharakter, der, ebenso wie der Detumeszenztrieb, von der Keimdrüse abhängig ist.

Endlich sind hier noch eine Reihe nervöser und psychischer Störungen zu erwähnen, die sich bei den operierten Frauen geltend machen und im Vordergrund ihrer Beschwerden zu stehen pflegen.

Als wichtigste nervöse Störung bei antizipierter Klimax charakterisiert Liesau (auf Grund von 50 exakt beobachteten Fällen) „Wallungen, die sich in einem blitzschnell von unten zum Kopf aufsteigenden Hitzegefühl kundgeben, wobei es gleichzeitig zum Erröten der Haut an den betreffenden Körperteilen, besonders im Gesicht kommt.“ Als weitere Begleiterscheinungen werden genannt: Schwindel, Flimmern vor den Augen, Ohrensausen, Kopfweh, Schlaflosigkeit, Frösteln, Herzklopfen, Trockenheit im Munde, Neuralgien, Lumbago, dyspeptische Beschwerden etc.

Psychische Störungen schildern Glaevecke, Pfister, Champonnière, Goodell, Routh, Baldy u. a. Denis hat in 2% der Fälle Geistesstörungen nach Kastration auftreten gesehen.

Zum Schlusse dieses Kapitels sei noch darauf hingewiesen, daß die Entfernung der Keimdrüsen nicht nur einen Einfluß auf die Geschlechtsmerkmale, sondern auch einen solchen auf den Stoffwechsel, auf die Blutbeschaffenheit etc. auszuüben vermag.

Die Zahl der auf diese Fragen gerichteten Untersuchungen ist auch deshalb eine ziemlich große, weil die Kastration der Frau vielfach zur Heilung der Osteomalazie vorgenommen wurde. Es sei hier erwähnt, daß verschiedene Autoren eine Änderung des Kalk- und Phosphorstoffwechsels der Kastraten im Vergleich zu normalen Individuen gefunden haben, Angaben, die allerdings auch angezweifelt wurden. Einige Befunde nehmen insofern eine Mittelstellung ein, als wohl eine Änderung der Phosphorausscheidung zugegeben wird, jedoch mit der Einschränkung, daß diese Veränderungen wenige Monate nach der Kastration wieder zur Norm zurückkehren. Die Einflußnahme der Keimdrüsen auf die Störung des Mineralstoffwechsels gewinnt dadurch eine Stütze, daß es durch Darreichung von Ovarial- oder Hodenpräparaten gelingt, den Stoffumsatz wieder ins Gleichgewicht zu bringen.

Nach Versuchen von Löwy und Richter sinkt der Sauerstoffverbrauch nach Entfernung der Eierstöcke bis auf 20% gegen früher, wodurch Fett beträchtlich gespart wird. Nach Zuführung tierischer Eierstocksubstanz stellten sich die normalen Verhältnisse wieder her, ja die Gaswechselwerte erfuhren sogar eine Steigerung über die Norm.

Eine Veränderung des Eiweißumsatzes wird, wie aus Versuchen von Lüthje, Neumann und Vas hervorgeht, durch die Kastration nicht herbeigeführt. Breuer und Seiller haben bei Hündinnen, welche mit Eintritt der Geschlechtsreife kastriert wurden, einen deutlichen Einfluß auf die Blutbeschaffenheit im Sinne eines Absinkens der Blutwerte (Hämoglobingehalt und Zahl der Erythrozyten) feststellen können. Diese Blutveränderung ist eine vorübergehende. Eine Verzögerung der Blutgerinnung durch den Ausfall der Ovarien (bei Menschen und Tieren) konnte Adler erheben. Er bringt dieselbe mit einer Verminderung des Blutkalkgehaltes in Beziehung.

Wir haben im vorausgehenden die Resultate der Kastration mit den auf dieselbe folgenden Ausfallserscheinungen mit möglichster Objektivität dargestellt und wollen nun dieses Material, das keineswegs als vollständig bezeichnet werden kann, einer Prüfung unterwerfen, um jene Veränderungen, welche für die Lehre von den sekundären Geschlechtscharakteren von Bedeutung erscheinen, herauszuheben.

Bezüglich der ersten Anlage der Geschlechtsmerkmale lehrt die Kastration so gut wie nichts. Die Frage, ob die Keimdrüse früher da ist als die Geschlechtsmerkmale oder ob sie etwa gleichzeitig mit diesen entsteht, kann durch die Kastration nicht zur Entscheidung gebracht werden. Ebensowenig leisten für eine solche Entscheidung die Fälle von angeborenem Mangel der Keimdrüse. Abgesehen davon, daß die betreffende Kasuistik, wie gezeigt wurde, einer wissenschaftlichen Kritik nicht standhält, ist, selbst bei Anerkennung der Richtigkeit dieser Fälle, der Einwand nicht widerlegbar, daß Keimdrüsensubstanz im Embryonalleben etwa vorhanden war und sich später mehr oder weniger vollständig zurückgebildet hat. Auch die Betrachtung der Folgeerscheinungen der Kastration kann unsere Einsicht in den bezüglichen kausalen Zusammenhang nicht fördern. Sie kann nur zeigen, welche Eigenschaften des Soma durch das Vorhandensein, respektive durch den Mangel der Keimdrüse beeinflußt werden. Hier erweist sich zunächst, daß diese Beeinflussung nicht nur jene Merkmale betrifft, welche man als Geschlechtscharaktere bezeichnet, sondern daß sie über diese hinaus in den Mechanismus des ganzen Körpers mächtig eingreift und ihre Wirksamkeit auf Gebiete erstreckt, welche man mit dem Sexus nicht in Zusammenhang zu bringen pflegt. Gerade diese letzteren Fälle sollen zunächst besprochen werden. Wie aus den Untersuchungen von Ecker, Lortet, Becker, Sellheim, Tandler und Grosz, Tandler und Keller hervorgeht, bleiben die Epiphysenfugen kastrierter Säuger länger bestehen als die normaler. Wir haben diese Tatsache als eine über den Normaltermin hinausgeschobene Unreife des Skelettes aufgefaßt und unsere bezüglichen Erfahrungen dahin zusammengefaßt, daß wir der Keimdrüse eine bestimmte Ingerenz auf die Reifung des Individuums zuerkennen. Aus der prolongierten Unreife entwickelt sich jene Disproportion des Kastratenskelettes, von welcher vielfach ausgesagt wurde, daß sie ein Umschlagen in den heterosexuellen Typus bedeute. Bei der Analyse der Erscheinungen eines Kastraten muß man sich also klar machen, daß es sich hier um eine Vermengung individueller, vielfach verzerrter Jugendformen mit Ausfallserscheinungen, die dem Sexus eigentümlich sind, handelt. Da bestimmte Reifeerscheinungen für beide Geschlechter gleichartige sind, wird die durch den Fortfall der Keimdrüse bedingte Unreife analoge Veränderungen bei beiden Geschlechtern zeitigen, sie werden demnach eine Reihe von Konvergenzerscheinungen aufweisen.

Die länger bestehende Unreife des Skelettes bringt es auch mit sich, daß die Widerristhöhe des Ochsen größer ist als die des Stiers. Man hat nun den kurzen gedrungenen Körperbau des Stiers als ein männliches Geschlechtsmerkmal hingestellt und den Kastraten durch den Mangel dieses Merkmals charakterisiert. Tandler und Keller haben gezeigt, daß der Wegfall der weiblichen Keimdrüse, welcher dieselben Erscheinungen der Unreife beim weiblichen Rind mit sich bringt, auch hier in einer Zunahme der Widerristhöhe in die Erscheinung tritt.

Die veränderte Körperform, welche durch die Kastration ausgelöst wird, ist demnach nicht als eine Annäherung an die heterosexuelle Körperform, sondern als der Ausdruck der protrahierten Unreife zu definieren. Die Beobachtungen am Rinde zeigen in besonders eklatanter Weise die Konvergenz der beiden Geschlechter im Sinne der Unreife. Was für die Röhrenknochen durch das Offenbleiben der Epiphysenfugen und durch die erhebbaren Maße bewiesen werden kann, ist in gleicher Weise für andere Skeletteile zu postulieren, auch dort, wo sich am Skelette die sexuelle Zugehörigkeit viel sinnfälliger äußert. Tandler und Keller haben darauf hingewiesen, daß der Schädel des Ochsen und der der kastrierten Kuh einander fast vollkommen gleichen. Unter diesem Gesichtswinkel gewinnt unsere Aussage, daß das männliche Kastratenbecken nicht etwa ein weibliches wird, sondern eine asexuelle Form, gleichsam eine Jugendform darstellt, an innerer Wahrscheinlichkeit. Allerdings darf dabei nicht vergessen werden, daß die bis zum Momente der Kastration zum Ausdruck gekommene sexuelle Zugehörigkeit des Beckens unverwischbar bleibt und so das

Bild des asexuellen Beckens trübt. Hierher gehört auch die Veränderung am Kastratenkehlkopf, der nicht etwa in den weiblichen Typus umschlägt, sondern gleichfalls seine Jugendform behält.

Haben wir in dieser Art den Einfluß der Kastration auf die Reifevorgänge des Körpers klargelegt, so möchten wir anschließend daran erinnern, daß auch noch andere Veränderungen und zwar an solchen Organen, die nicht den Geschlechtsmerkmalen zugehören, durch die Kastration ausgelöst·werden. Wir müssen hier darauf verweisen, daß die Geschlechtsdrüsen als innersekretorische Apparate mit den anderen innersekretorischen Organen in einem bestimmten korrelativen Verhältnisse stehen, derart, daß Veränderungen der Keimdrüsen solche an den anderen Drüsen mit innerer Sekretion auszulösen imstande sind und umgekehrt. Wir haben bereits Gelegenheit genommen, eine Anzahl solcher Wirkungen, soweit sie durch die Kastration hervorgerufen werden, anzuführen. Hierher gehören beispielsweise die Persistenz des Thymus, die wir als ein Symptom der Unreife anzusehen berechtigt sind, die Vergrößerung der Nebennierenrinde, die Vergrößerung der Hypophyse etc. Daß wiederum mit einer solchen Veränderung beispielsweise der Hypophyse qualitative und quantitative Umänderungen ihres Sekretes einhergehen, welche die Einflußnahme dieser Drüse auf den Körper modifizieren, ist wohl klar. Nicht klar für den Augenblick ist, wieviele dieser Umgestaltungen als Manifestationen der sexuellen Zugehörigkeit derzeit noch betrachtet werden.

Ergibt sich schon aus diesen Beispielen die vielgestaltige und vielverzweigte Wirkung, welche durch die Keimdrüsen zur Auslösung gelangt, so ist dieselbe noch prägnanter an jenen Merkmalen zu erweisen, welche sexuell differenziert sind und als Geschlechtsmerkmale sensu strictiori gelten. Entsprechend der verschiedenen Stellung, welche die einzelnen Geschlechtsmerkmale zum Fortpflanzungsakte einnehmen, ersehen wir auch, daß sie an den Ausfallserscheinungen in verschiedenem Grade beteiligt sind. Des weiteren sehen wir, daß gerade die periodisch auftretenden Geschlechtsmerkmale durch die Kastration am schwersten betroffen werden. Es entfallen die Höhentypen des sexuellen Lebens und ihr morphologischer Ausdruck. Es entfällt demnach der periodisch auftretende Geschlechtstrieb, soweit er von der Keimdrüse ausgelöst wird, die Brunst, gleichzeitig damit machen sich die bezüglichen morphologischen Ausfallserscheinungen geltend. Das Hochzeitskleid erscheint nicht mehr, die Brunstschwiele gelangt nicht mehr zur Entwicklung. Es entfällt die Menstruation und die mit ihr einhergehenden Veränderungen am Genitaltrakte und am übrigen Körper.

Da der Eintritt der Fortpflanzungsfähigkeit die Reife eines Individuums zum Ausdruck bringt, sehen wir länger dauernde Unreife mit dem Ausbleiben der Fortpflanzungsfähigkeit verknüpft. Diese beiden Faktoren bedingen es, daß auch das Stadium der morphologischen und funktionellen Vorbereitung, die Pubertät, mit ihren Begleiterscheinungen entfällt. Die Frühkastration bedingt daher auch den Ausfall der Pubertätsveränderungen.

Während es sich in den angezogenen Beispielen um einen vollkommenen Wegfall bestimmter Veränderungen handelt, sehen wir in anderen Fällen eine Störung der Periodizität, die zur Persistenz eines bestimmten Merkmales, allerdings unter Veränderung seiner Gestalt führt. Der Rehbock behält nach der Kastration sein Geweih, er verliert nur die Fähigkeit, dasselbe periodisch zu erneuern, ebenso wie der Hirsch, während beispielsweise beim Renntier nicht einmal die Periodizität im Auftreten des Geweihes nennenswert beeinflußt und damit die Unabhängigkeit desselben von der Keimdrüse dokumentiert wird. Aber auch perennierende Geschlechtsmerkmale zeigen eine verschiedene Reaktionsfähigkeit auf den Wegfall der Keimdrüse. So sehen wir am Genitalapparate weitgehende Störungen der Ausbildung, die sich im Anschluß an die Kastration gesetzmäßig einstellen; dahin gehören die Veränderungen an der Prostata, Samenblase, Corpus cavernosum penis, die letzteren deshalb so interessant, weil sie bei gleichzeitig vollkommen normaler Ausbildung des Corpus cavernosum urethrae eintreten und damit zu erkennen geben, daß an einem und demselben Organ ein Anteil von der Keimdrüse abhängig, der andere, morphologisch fast gleichartige, unabhängig von ihr ist. Hierher gehören weiters die Veränderungen am Uterus und an den äußeren Geschlechtsteilen des weiblichen Tieres.

Vielfach vollziehen sich Veränderungen an Organen, welche man mit den Geschlechtsmerkmalen in direkten Zusammenhang gebracht hat. Sie äußern sich dahin, daß das Organ wohl erhalten bleibt, ja vielfach eine noch stärkere Ausbildung erfährt, aber eine Formveränderung erleidet. Hier wieder unter Umständen bei beiden Geschlechtern in gleichem Sinne. So sehen wir beim Rind nach der Kastration beider Geschlechter die differenzierte Hornform einer gemeinsamen Type zustreben, dabei wird das Horn des Kastraten länger als das der nichtkastrierten Tiere. Tandler und Keller haben darauf hingewiesen, daß diese Hornform ähnlich wie die Kopfform solcher Kastraten das Wiederauftreten eines ursprünglichen Speziescharakters bedeute und haben damit einen weiteren Beleg für die seinerzeit von uns geäußerte Anschauung, daß die Geschlechtsmerkmale ursprünglich Speziesmerkmale darstellen, zu erbringen vermocht. Es unterliegt keinem Zweifel, daß, ähnlich wie hier, auch sonst durch die Kastration das Erscheinen von Speziescharakteren gefördert wird und daß viele nach der Kastration eintretende Veränderungen erst unter diesem Gesichtswinkel unserem Verständnisse näher gebracht werden.

Den hier besprochenen Ergebnissen der Kastration stehen die auf die Schmetterlinge bezüglichen negativen Resultate von Oudemans, Kellogg, Meisenheimer, Kopeč gegenüber. Daß dieselben für eine Argumentation hinsichtlich der Vertebraten nicht verwertet werden können, haben wir schon gegebenen Ortes hervorgehoben.

Fassen wir somit die Resultate der Kastrationsversuche zusammen, so ergibt sich folgendes:

1. Durch den Ausfall der Geschlechtsdrüse werden zunächst Veränderungen gesetzt, welche nicht die Geschlechtsmerkmale betreffen, sondern sexuell nicht differenzierte Organe, wie Knochen, Drüsen mit innerer Sekretion usw.

2. Die Kastration verlängert die Zeit der Unreife des Individuums und läßt damit sonst passagere somatische Eigenschaften des Individuums persistent werden.

3. Die durch die Kastration bei beiden Geschlechtern hervorgerufene Organ- resp. Körperform strebt einer asexuellen Form zu.

4. Die Kastration fördert das Erscheinen der Speziescharaktere. Die derart durch die Kastration hervorgerufenen Eigentümlichkeiten bedeuten die Freilegung des ursprünglichen Speziescharakters.

5. Die als Sexualcharaktere bezeichneten Merkmale sind in ihrer Ausbildung von der Keimdrüse abhängig.

Die Kastration, welche, von wenigen Ausnahmen abgesehen, den experimentellen Weg zur Erforschung des Zusammenhanges zwischen Keimdrüse und Geschlechtsmerkmalen darstellt, setzt mit einem Schlage tiefgreifende Veränderungen. Es kann für die Erkenntnis nur von Vorteil sein, wenn wir den solcherart gewonnenen Erfahrungen jene zur Seite stellen, welche sich durch die Beobachtungen des physiologischen Ablaufes des Sexuallebens, weiters durch pathologische Veränderungen im Sinne der Unterfunktion der Geschlechtsdrüsen und bei der Frühreife ergeben.

Dahin gehören in der ersten Gruppe die Pubertät, die Gravidität, das Klimakterium; in der zweiten Gruppe der Eunuchoidismus, die prämature Geschlechtsentwicklung.

Da die in die zweite Gruppe gehörigen Veränderungen sich organisch an die nach Kastration erfolgenden angliedern, wollen wir sie zunächst besprechen.

Eunuchoidismus.

Einschlägige Fälle gehören keineswegs zu den Seltenheiten. Sie sind auch in der medizinischen Literatur unter den verschiedensten Bezeichnungen vielfach vermerkt, je nach den somatischen oder psychischen Eigentümlichkeiten, welche den Autoren gerade als die hervorstechendsten imponierten. Wir nennen als solche: Dysgenitalismus, infantilisme avec gigantisme, Dystrophia adiposo-genitalis, l'obésité d'origine génitale, Geroderma genito-distrofico, Hyporchismus (Josefsohn) etc.

In jüngster Zeit haben wir für den in Rede stehenden Symptomenkomplex die Bezeichnung Eunuchoide gebraucht, eine ursprünglich von englischen Autoren (Griffith, Duckworth) angewendete Nomenklatur, die, weil sie die allgemeinste ist und die Ähnlichkeit mit dem Eunuchentypus betont, beibehalten werden soll.

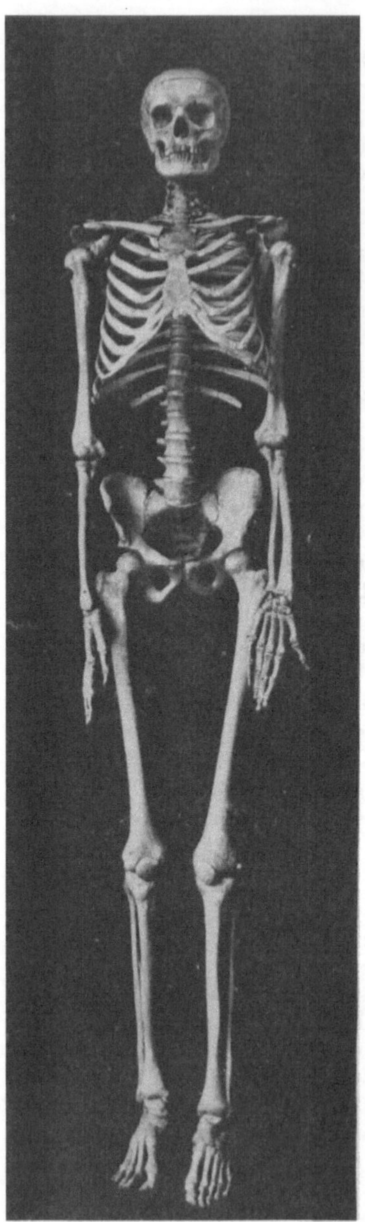

Figur 9. Skelett des Eunuchoiden
M. H. Unterlänge 98 cm, Oberlänge
77 cm (am Skelett gemessen). Offenbleiben der Epiphysenfugen. (Nach
Tandler und Grosz.)

Wir unterscheiden bei Eunuchoiden zwei Typen:

1. Den eunuchoiden Hoch-
wuchs, bezw. die eunuchoide
Disproportion. Charakteristisch
für den Skelettbau solcher Individuen
ist die Disproportion desselben, welche
sich folgendermaßen äußert: Gesteigertes Längenwachstum der Extremitäten, demgemäß lange Arme, lange
Beine; dabei trägt das Skelett als
Kennzeichen der Unreife offene Epiphysenfugen jahrelang über den Zeitpunkt hinaus, zu welchem sie de
norma zu verstreichen pflegen.

Die bei der Beschreibung des
Eunuchenskelettes hervorgehobenen
Charakteristika, wie Sattelnase, veränderte Beckenform, Genu valgum
u. a. finden sich auch hier in mehr
oder weniger ausgeprägter Weise.
(Figur 9.)

In anderen Fällen ist die Gesamtlänge trotz des gesteigerten Wachstums eine das Durchschnittsmaß nicht
überragende, ja sie kann unter diesem
bleiben. Dann verbleibt als Kennzeichen der Zugehörigkeit zur Gruppe
des eunuchoiden Hochwuchses nur
die Disproportion. Sie ist es auch,
welche den eunuchoiden Typus vom
infantilen trennt, sofern man unter
Infantilismus das Erhaltenbleiben der kindlichen Körper-
proportionen versteht.

2. Den eunuchoiden Fett-
wuchs. Hier ist die Disproportion
des Skelettes wohl vorhanden, doch
weniger ausgeprägt; die länger per-
sistierenden Epiphysenfugen, Veränderungen des Beckens, Genu valgum etc., sind gleichfalls anzutreffen.

Charakteristisch für den eunuchoiden Fettwuchs sind Form und
Lokalisation des Fettansatzes. So
wie beim analogen Kastratentypus
findet sich auch hier der Fettansatz
an den oberen Augenlidern, an den

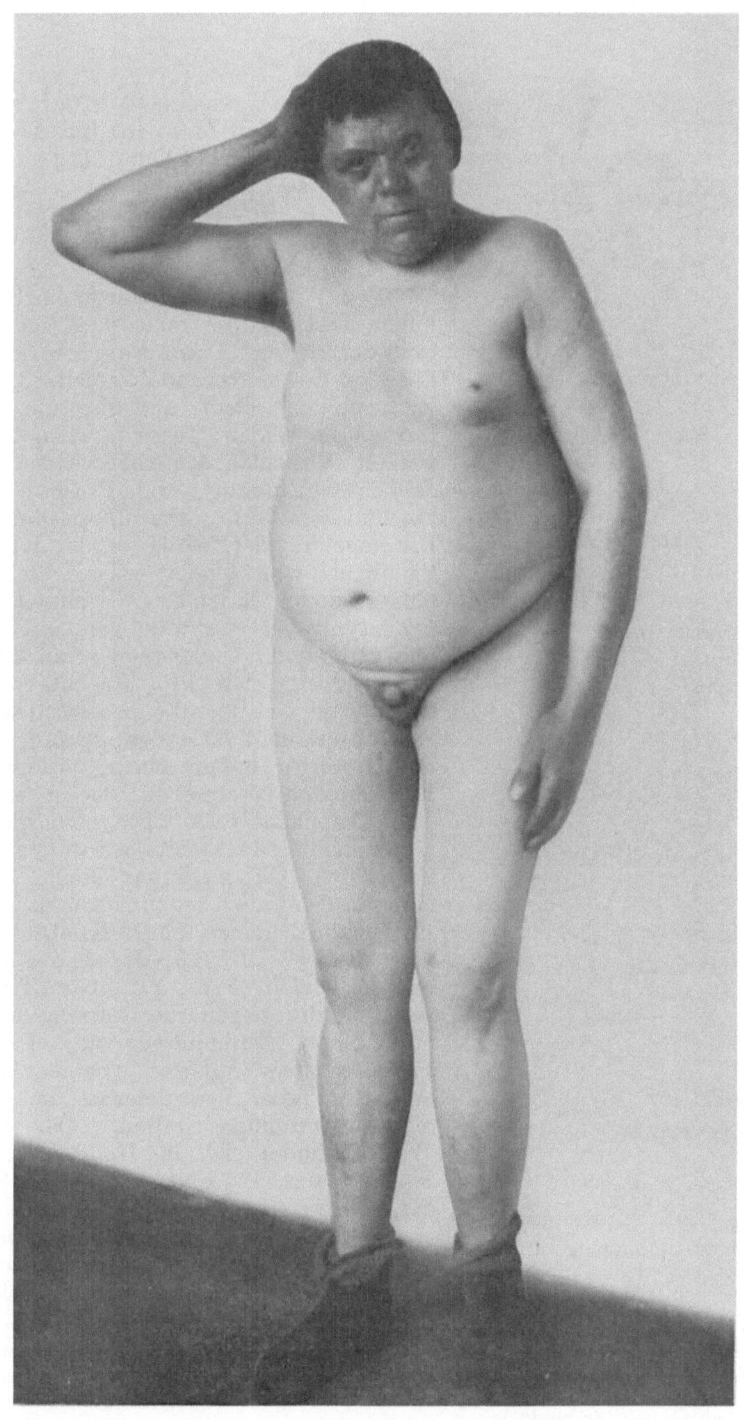

Figur 10.
Eunuchoid Karl K., 51 Jahre alt. Fettanhäufungen in der Unterbauchregion und an den Cristae iliacae. Hypoplasie des Genitales. (Nach Tandler und Grosz.)

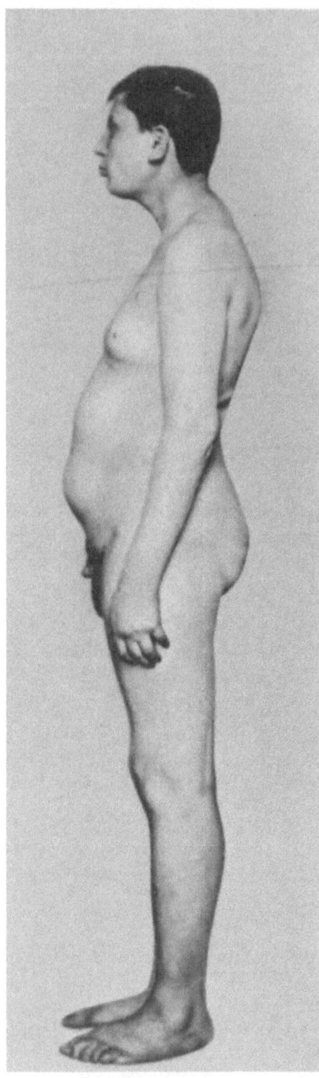

Figur 11.

Eunuchoid Heinrich Str., 26 Jahre
alt. Fettansammlungen an den
Mammae, in der Unterbauchregion. (Nach Tandler u. Grosz.)

Mammae (Gynäkomastie [1])), in der Unterbauchgegend, an den Cristae iliacae,
Nates usw. (Figur 10 und 11.)

Die ansonst erhebbaren Veränderungen der Haut (Geroderma), Behaarung etc. entsprechen den beim Kastraten beschriebenen.

Von Wichtigkeit ist der in einzelnen
Fällen beschriebene mikroskopische Befund der Hoden. Duckworth berichtet
über den Leichenbefund an einem 87 jähr.
Eunuchoiden. Penis und Skrotum sehr
klein, die beiden Testikel wenig entwickelt, Vesiculae seminales fehlen angeblich vollständig, die Prostata ist
„nicht vergrößert". Die mikroskopische
Untersuchung der Testikel ergibt, daß die
Canaliculi nur bindegewebige Stränge
ohne Lumen darstellen, während die
Epididymis aus dickwandigen, mit sehr
feinem Lumen versehenen Kanälchen
besteht. An der Prostata überwiegt
das fibröse Gewebe, die Drüsensubstanz
ist sehr spärlich. Etienne, Jeandelize
und Richon haben einen 55 jährigen
Eunuchoiden beschrieben, der später an
einer Apoplexie starb. Die histologische
Untersuchung des Genitales wurde durch
Christian Champy mitgeteilt. Die
äußeren Genitalien entsprechen in ihrer
Entwicklung denen eines Knaben von
vier bis sechs Jahren, der Penis mißt
(am Lebenden) 4 cm, auf einem Trans-
versalschnitt zeigen die Corpora cavernosa einen Durchmesser von 1 cm.
Prostata etwa nußgroß, Samenblasen
und das linke Vas deferens konnten
nicht aufgefunden werden. Der linke
Testikel findet sich im Hodensack, ist
$2\frac{1}{2}$ cm lang, $1\frac{1}{2}$ cm breit, wiegt 3 g,
der rechte Hoden gleicht in Dimensionen
und Gewicht dem linken. Mikroskopisch
besteht der Hoden vorwiegend aus Bindegewebe, in welchem einzelne spärliche

[1]) Wir haben schon im Kapitel „Kastration" darauf hingewiesen, daß die
meisten Fälle von Gynäkomastie Individuen mit unterentwickelten Keimdrüsen
betreffen, nicht Kastraten. Laurent definiert den Gynäkomasten als „einen
Mann, bei dem die Geschlechtsorgane nicht zu ihrer normalen und vollkommenen
Entwickelung gelangt sind".

Inseln von Samenkanälchen zu sehen sind. Es finden sich keine Zwischenzellen.

Der von uns obduzierte, hieher gehörige Fall M. H. betraf einen 28 jährigen Mann. Kopfhaar dicht, am Kinn und an der Oberlippe kurze Lanugohärchen, sonst vollkommen bartlos. Axillarhaare spärlich, wenige an der Peniswurzel befindliche Schamhaare. Trotz der allgemeinen Magerkeit gut entwickelter Fettwulst in der Unterbauchgegend. Größte Länge 181 cm, Unterlänge 100 cm (an der Leiche gemessen). Penis auffallend klein, in dem kurzen Skrotum zwei kleine Testikel. Prominentia laryngea fehlt.

Der Hoden mißt in seiner größten Ausdehnung 13 mm (Figur 12). Die mikroskopische Untersuchung desselben ergibt folgendes: Die Tunica albuginea des Hodens ist sehr dick. Die spärlichen Hodenkanälchen zeigen ein vielgestaltiges Bild, insoferne als sich fast alle Stadien ihrer mangelhaften Ausbildung nachweisen lassen. An den noch am besten entwickelten Kanälchen sieht man eine dicke, ringförmige, hyalin aussehende Tunica propria. Das Lumen ist erfüllt von Zellen, deren Protoplasmaleib und Kern gut färbbar ist. Eine Verschiedenheit zwischen den einzelnen Zellen, aus welcher man eine Differenzierung derselben erschließen könnte, fehlt vollkommen. Diese Kanälchen gleichen bis zu einem gewissen Grade den Hodenkanälchen von Kindern. An anderen Kanälchen sieht man die Zellen weniger gut gefärbt, protoplasmaarm, brücken- und strangförmig das Lumen unterteilend. An vielen Kanälchen mit besonders kräftiger hyaliner Tunica sind nur mehr einzelne Zellen nachweisbar, bis schließlich auch diese schwinden und solide hyaline Stränge zurückbleiben.

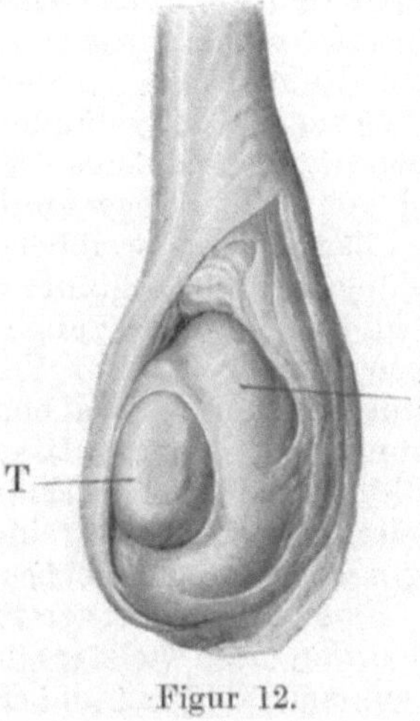

Das zwischen den Hodenkanälchen befindliche Gewebe ist verhältnismäßig reich an

Figur 12.

Hoden und Nebenhoden des Eunuchoiden M. H. Man sieht die relativ mächtige Entwicklung des Nebenhodens (E), die weitgehende Unterentwicklung des Hodens (T).

elastischen Fasern, lockerem Bindegewebe und zeigt einzelne Zellverbände, deren Zellen in Form und Größe und der Art ihres Verbandes den Zwischenzellen gleichen. Von normalen Zwischenzellen unterscheiden sie sich durch ihre auffällig geringe Färbbarkeit, durch ihre Armut an Protoplasma, durch ihr mehr hyalines Aussehen.

Der Nebenhoden ist im Vergleiche zum Hoden verhältnismäßig gut entwickelt. Ductus deferens und die Ductuli efferentes zeigen ein weites Lumen. Die bindegewebig muskuläre Hülle der einzelnen Kanälchen ist im Querschnitt schmäler als normal und scheinbar muskelärmer. Die epitheliale Bekleidung, in welcher sich spärlich sekretorische Vorgänge erkennen lassen, anscheinend normal.

Die Prostata gleicht der beim Eunuchen. Sie ist sehr drüsenarm, die einzelnen Drüsenquerschnitte unverhältnismäßig weit.

Dem männlichen Eunuchoidismus analoge Veränderungen finden sich auch beim weiblichen Geschlechte. Eine Teilerscheinung dieses Symptomenkomplexes ist den Gynäkologen als Hypoplasie des Uterus längst bekannt. Da diese genitale Hypoplasie in den meisten Fällen mit Sterilität verknüpft ist, so finden wir schon in der ältesten Literatur Angaben, welche sich auf die Erkennung steriler weiblicher Personen beziehen und insoweit ganz gute Beschreibungen des weiblichen Eunuchoidismus bringen. So wird bereits im Talmud darauf hingewiesen, daß solchen Personen die Behaarung an den Genitalien fehle und ihre Brüste nicht entwickelt seien. Die Hypoplasie der Keimdrüse, das bedingende Agens des ganzen Komplexes, ist allerdings bei der rein klinischen Begutachtung solcher Fälle einer einwandsfreien Konstatierung nicht so zugänglich, wie die Unterentwicklung der männlichen Keimdrüsen, sondern muß vielfach nur erschlossen werden.

Bezüglich der gebrauchten Nomenklatur gilt das schon beim männlichen Eunuchoidismus Gesagte, mit dem Unterschiede, daß eine Anzahl von Fällen sogenannter angeborener Sterilität zweifelsohne unter den Begriff des weiblichen Eunuchoidismus zu subsumieren wären. In jüngster Zeit beginnt man, angeregt durch unsere Untersuchungen, die klinische Umgrenzung des weiblichen Hypogenitalismus schärfer zu fassen, zum Teil unter Verwendung der von uns gebrauchten Nomenklatur, teils unter Beibehaltung der alten, endlich mit neuer Namengebung. So nennt Josefsohn diesen Zustand Hypovarismus. Wolff betrachtet den Eunuchoidismus, sofern die hierbei vorkommende Genitalhypoplasie auf einer infantilen Hemmungsbildung beruht, als „eigenartigen und dabei besonders interessanten Typus des Infantilismus".

Es ist nur selbstverständlich, daß die für den Mann geltende Disproportion des Skelettes mit den für die Frau bestehenden Modifikationen auch hier in die Erscheinung tritt, während die Geschlechtsmerkmale eine gleichsinnige Hemmung ihrer Ausbildung erfahren. Demnach sind einzelne Symptome wieder als Zeichen der somatischen Unreife, andere als mangelhafte Entwicklungsformen der Geschlechtsmerkmale aufzufassen. Gerade die ersteren haben auch hier die Auffassung gezeitigt, daß es sich vor allem um infantilistische Bildungen handle und daß demnach die Unterentwicklung der Geschlechtsmerkmale mit eine Teilerscheinung dieses Infantilismus darstelle.

Die Unterentwicklung der Geschlechtsmerkmale kennzeichnet sich durch die Hypoplasie des Genitales, durch das Fehlen der Crines pubis, die relativ mangelhafte Entwicklung des Fettes in der Unterbauchregion, an den Nates etc., vorausgesetzt, daß die betreffenden Personen überhaupt mager sind. Denn nicht die Menge des angehäuften Fettes, sondern die Lokalisation desselben ist charakteristisch. Hierzu kommt noch die oft ganz bedeutende Unterentwicklung der Mammae.

Die Unterfunktion der Keimdrüse macht sich hier durch Störungen der Menstruation bis Ausfall derselben bemerkbar.

Guggenheimer fand bei drei von ihm beobachteten Fällen von Eunuchoidismus eine Vermehrung der Lymphozyten. Diese Vermehrung der einkernigen ungranulierten Blutzellen erreichte bei einem Falle den sehr hohen Wert von 75 %. Dem entsprach eine Verminderung der polynukleären neutrophilen Zellen. Bei zwei Fällen von eunuchoidem Fettwuchs war eine beträchtliche Hyperglobulie vorhanden. Ob diese Blutveränderungen zur Charakteristik einer mangelhaften inneren Sekretion der Keimdrüsen verwertet werden können, müssen weitere Untersuchungen erweisen.

Es ist hier der Ort darauf zu verweisen, daß die von uns gegebene Umgrenzung des klinischen Bildes des Eunuchoidismus auch von neueren Autoren nicht strenge beobachtet wird, daß vielmehr vielfach Fälle von Infantilismus in die Gruppe der Eunuchoide verwiesen wurden und umgekehrt. „Der somatische Infantilismus charakterisiert sich durch das Bestehenbleiben eines bestimmten, in der Entwickelungsgeschichte vorübergehenden Zustandes. Er ist demnach ein morphologischer Anachronismus" (Tandler) und kann nach diesem Autor in einen Infantilismus universalis und Infantilismus partialis geschieden werden. Uns interessiert nur die erstere Form, von welcher wir ausgesagt haben, daß sie durch das Erhaltenbleiben der kindlichen Körperform charakterisiert ist, eine Auffassung, welche sich mit der von Lasègue und der von Anton [1]) gegebenen im allgemeinen deckt.

Der Infantilismus in dieser Fassung läßt die körperliche Disproportion, die den Eunuchoiden charakterisiert, völlig vermissen, wenn er auch wieder in anderen Zügen mit dem Eunuchoidismus manche Gemeinsamkeit aufweist, z. B. Offenbleiben der Epiphysenfugen, Behaarung etc. (Figur 13).

Auch die Abgrenzung gegen den Status thymico-lymphaticus (A. Paltauf), hypoplastische Konstitution im Sinne von Bartel, begegnet vorläufig noch erheblichen Schwierigkeiten, um so mehr, als die Klinik dieses im wesentlichen pathologisch-anatomisch umschriebenen Symptomenbildes noch in den allerersten Anfängen steckt. Mit den hier am Genitale erhebbaren Veränderungen haben sich außer Bartel, E. Hermann und Kyrle beschäftigt.

Wir haben im vorangehenden die Unterentwicklung der Geschlechtsdrüse und ihre Folgeerscheinung nur am Menschen exemplifiziert, da sie hier am besten studiert ist, möchten aber hinzufügen, daß diese Hypoplasie auch bei Tieren vorkommt, wenn sie auch daselbst weniger wissenschaftliche Beachtung gefunden hat. Daß sie aber hier unzweifelhaft vorkommt, geht schon aus den Angaben von John Hunter hervor, welchem wir eine der ersten wissenschaftlichen Beschreibungen der genitalen Hypoplasie beim weiblichen Rind verdanken. Diese genital-hypoplastischen oder eunuchoiden Rinder werden mit den verschiedensten Namen belegt. So heißen sie in England „free Martin", in Holland „Kween", in den österreichischen Alpenländern „Zwicken". Wie schon Hunter und nach ihm Numan hervorgehoben haben,

---

[1]) Anton bezeichnet den allgemeinen Infantilismus als eine Entwicklungsstörung, welche den ganzen Organismus auf kindlichem Typus zurückbleiben läßt und die Fortentwicklung des Individuums im Sinne seiner Gattung verhindert; dabei bleiben nicht nur die körperlichen Merkmale, sondern vielfach auch die seelischen Eigenschaften des Kindes fortbestehen.

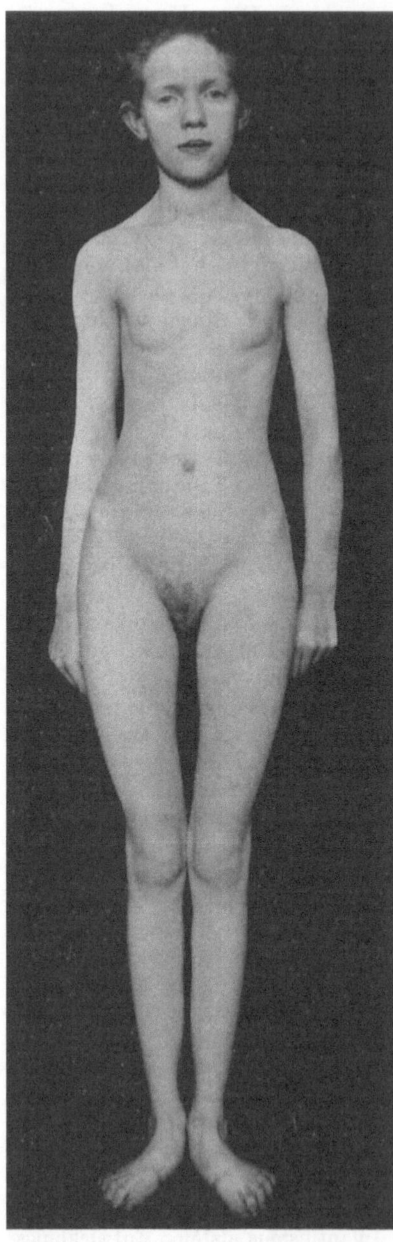

Figur 13. Weibl. Infantilismus. Marie B.,
16 Jahre alt. Gesamtlänge 179 cm,
Unterlänge 100 cm, Oberlänge 79 cm.

handelt es sich bei diesen Tieren um den weiblichen Zwilling eines different geschlechtlichen Zwillingswurfes. Tandler und Keller bemerken, daß sich bei einem solchen Individuum alle jene Merkmale vorfinden, welche sonst als die durch die Kastration herbeigeführten Ausfallserscheinungen bezeichnet werden müssen.

Es ist nur selbstverständlich, daß die somatischen Eigentümlichkeiten eunuchoider Personen im allgemeinen denen der Kastraten entsprechen und sich nur durch den Grad der Ausbildung unterscheiden. So sehen wir auch hier die Einwirkung der unterfunktionierenden Keimdrüsen sich nicht nur an den Geschlechtsmerkmalen manifestieren, sondern wir finden auch Veränderungen im Sinne der somatischen Unreife: Thymuspersistenz, offene Epiphysenfugen, Stoffwechselstörungen wie beim eunuchoiden Fettwuchs. Entsprechend einer zu supponierenden graduellen Abstufung in der Unterfunktion der Keimdrüsen sind auch die Bilder, unter welchen sich der Eunuchoidismus darstellt, mannigfaltigere als die nach Kastration. In der Majorität der Fälle handelt es sich um kongenitale Unterentwicklung der Geschlechtsdrüse und dementsprechend ergeben sich Ausfallserscheinungen, die denen beim Frühkastraten entsprechen. Davon wohl zu unterscheiden sind jene Fälle, bei welchen sich die Schädigung der Keimdrüse nach Abschluß der Pubertätsentwicklung im Anschluß an Infektionskrankheiten (Parotitis, Typhus, Tuberkulose, Lues etc.) ausbildet. In diesen Fällen sehen wir der Spätkastration analoge Veränderungen auftreten.

Prämature Geschlechtsentwicklung.

Wertvolle Aufschlüsse über den Zusammenhang zwischen Geschlechtsdrüsen und Geschlechtsmerkmalen liefert uns auch das Studium der prämaturen Geschlechtsentwicklung. Die Frühreife kommt als eine physiologische Varietät in der Tierreihe vor und wird züchterisch verwertet, insofern als die Züchter besondere frühreife Rassen unterscheiden und vielfach bestrebt sind diese Merkmale zu steigern. Diese frühreifen Rassen kennzeichnen sich durch den prämaturen Eintritt der Geschlechtsreife und durch eine Reihe damit in Zusammenhang stehender morphologischer Kennzeichen, so frühzeitigen Verschluß der Epiphysenfugen an den Röhrenknochen, Kürze der Extremitäten bei Länge des Rumpfes, vorzeitig eintretende vollkommene Ausbildung des Genitalapparates. Neben dieser physiologischen Frühreife gibt es auch eine als pathologisch zu bezeichnende, welche unseres Wissens bisher nur beim Menschen zur Beobachtung kam, wahrscheinlich aber auch im Tierreich vorkommen dürfte.

Die bei den Tieren auftretende, von den Züchtern vielfach begünstigte Frühreife kann wohl noch als ein physiologischer Vorgang bezeichnet werden. Leider ist vorderhand eine wissenschaftliche Analyse der sich hierbei abspielenden Vorgänge unseres Wissens noch nicht durchgeführt. Auch beim Menschen ist ein ähnliches Geschehen als Rasseneigentümlichkeit bekannt, in dem Sinne, daß die Pubertätsentwicklung um Jahre früher eintritt. Hiervon wohl zu unterscheiden ist die zu besprechende pathologische Frühreife, welche sich durch das überstürzte zeitliche Auftreten, vielfach durch exzessive Entwicklung einzelner Geschlechtsmerkmale charakterisiert. Hier sehen wir, wie zu erwarten steht, allgemeine somatische Erscheinungen eintreten, welche sich im geraden Gegensatz zu jenen nach Kastration und jenen beim Eunuchoidismus befinden. Hieher gehören der frühzeitige Verschluß der Epiphysenfugen, der das anfänglich gesteigerte Längenwachstum vorzeitig zum Abschluß bringt, weiters die Thymusrückbildung, die Ausbildung der Terminalbehaarung.

Einschlägige Fälle sind beim Menschen seit langer Zeit bekannt. Schon Haller hat solche Beobachtungen von „Incrementum nimium" zusammengestellt, von neueren Autoren, die dieses Gebiet bearbeitet haben, nennen wir Kußmaul, R. Neurath.

Übereinstimmend wird als Kennzeichen der vorzeitigen Entwicklung der Keimdrüse beim Mädchen das Auftreten der Menstruation (vielfach schon im ersten Lebensjahre) angeführt; bei Knaben werden die Testikel als besonders groß geschildert. Auch Samenerguß (schon im zweiten Lebensjahre) ist beschrieben. Gleichzeitig hiermit formen sich die äußeren Geschlechtsteile um, verlieren ihren kindlichen Charakter, es entwickelt sich die Behaarung an den Geschlechtsorganen, in der Axilla, im Gesichte, bei Mädchen schwellen die Brüste an, kurz das Individuum macht in den allerersten Lebensjahren die Pubertätsveränderung durch. Abgesehen von dieser genitalen Reife tritt auch die allgemeine Reife früher ein. Die Zähne brechen frühzeitig durch, der Zahnwechsel findet vorzeitig statt, dabei zeigen solche Individuen schon im 5.—6. Lebensjahre einen Zustand der Epiphysenfugen, der einem de norma im 12.—15. Jahre entspricht (Röntgenuntersuchung im Fall Linser, Hudovernig und Popovits, Neurath und B. Wolff). Das Wachstum des Individuums, vor allem das des Rumpfes, ist ein beschleunigtes. Dabei werden diese Personen nicht länger als normale, da ja die vorzeitige Verknöcherung der Epiphysenfugen dem Wachstume ein Ende setzt. Sie charakterisieren sich durch die besondere Kürze ihrer Extremitäten.

Ob die pathologische prämature Geschlechtsentwicklung durch die vorzeitig einsetzende Ausbildung der Keimdrüsen restlos erklärt werden kann, oder ob sie mit Veränderungen der Zirbeldrüse oder solchen der Nebenniere in Beziehung zu setzen ist, soll vorläufig nicht entschieden werden. Erfahrungen experimenteller und klinischer Natur machen die letztere Möglichkeit zumindest wahrscheinlich.

Auf die Frühreife des inneren und äußeren Genitales bei Mikromelen ist in letzter Zeit von A. Abels neuerlich hingewiesen worden. Ob dieselbe in der Pathogenese der Mikromelie eine Rolle spielt und welche, ist vorläufig nicht entscheidbar.

Pubertät.

Man kann im allgemeinen wohl sagen, daß ein Individuum erst mit der Erreichung seiner Fortpflanzungsfähigkeit biologisch vollwertig geworden ist. Diese Vollwertigkeit wird selbstverständlich nicht mit einem Schlage erreicht, sie bildet vielmehr den Abschluß eines zielstrebigen Entwicklungsganges, der seinen Anfang mit dem Momente der Befruchtung nimmt.

Der Zeitraum, welcher von der Genese eines Individuums bis zum Eintritt der Reproduktionsfähigkeit verstreicht, zeigt große Schwankungen, die aber zur durchschnittlichen Lebensdauer der betreffenden Spezies in einem gewissen Verhältnis zu stehen scheinen. Dabei sehen wir, daß diese Entwicklungszeit auch in der Länge ihrer einzelnen Etappen variiert. So gibt es Tiere, bei welchen das Larven- oder Embryonalstadium ganz unverhältnismäßig gegenüber jener Zeit verlängert ist, in welcher das Individuum als Imago oder als geborenes Individuum lebt. Dieses Verhältnis scheint nicht ohne Einfluß auf die Manifestationsart der Geschlechtsmerkmale zu sein. Es sei bei dieser Gelegenheit darauf hingewiesen, wie kurz die Lebensdauer der Imagines mancher Insekten im Vergleiche zum Larvenstadium ist, im Gegensatze zu der langen Zeit, welche verstreicht von der Geburt mancher Säuger bis zur Pubertät bei einer relativ geringen zeitlichen Ausdehnung ihres Embryonallebens. Im allgemeinen ist man zur Aussage berechtigt, daß der Eintritt der Reproduktionsfähigkeit erst am Ende der individuellen Entwicklungszeit erfolgt, wenn auch eine Reihe von Ausnahmen hiervon bekannt ist. Während bei manchen Tieren, vor allem bei den Insekten, die vollkommene Ausbildung der Geschlechtsmerkmale noch in das larvale Stadium fällt, sehen wir bei den Wirbeltieren diese Ausbildung erst im postembryonalen Stadium besondere Fortschritte machen. Sie geschieht in der Hauptsache kontinuierlich, unter Umständen kurze Zeit vor dem Eintritte der Reproduktionsfähigkeit mit besonderer Beschleunigung. Diesen in der Ausbildung der Geschlechtsmerkmale beschleunigten Abschnitt hat man als einen in seinen Äußerungen besonders sinnfälligen als die Pubertätszeit abgetrennt. Und nur insoferne, als funktionelle und morphologische Veränderungen der Geschlechtsmerkmale zu dieser Epoche ein besonders rasches Tempo zeigen, sind wir berechtigt, diese Bezeichnung zu verwenden. Auch die Pubertätsperiode schafft nichts Neues, sie beschleunigt nur die Ausbildung und führt in relativ kurzer Zeit die somatische Reife herbei. Ihr Eintritt scheint bei einer und derselben Spezies nicht nur von der Zugehörigkeit zu einer bestimmten Rasse, sondern auch von Milieueinflüssen, wie Klima, Bodenbeschaffenheit etc., unter Umständen auch vom Geschlechte abhängig zu sein. Daraufhin deutet wenigstens die Möglichkeit, von ein- und derselben Spezies früh- und spätreife Rassen zu züchten, weiters die Differenz in der Geschlechtsreife zwischen Mann und Weib, zwischen Nord- und Südländern etc.

Die zur Zeit der Pubertät eintretende Reife ist nicht nur eine geschlechtliche, sie bezieht sich vielmehr auf nahezu alle Körpereigenschaften und ist in letzter Linie von der normalen Funktion der Keimdrüse abhängig. Unsere Untersuchungen haben die perennierende Unreife des Organismus bei Wegfall der Keimdrüse in helles Licht gerückt.

Da die sogenannten Pubertätsveränderungen beim Menschen am besten studiert sind, wird es für unsere Zwecke genügen, sie an diesem zu exemplifizieren.

Bei weiblichen Individuen kennzeichnet sich die eintretende genitale Reife durch die Menstruation. Schon vorher ist der Uterus größer geworden, hat seine infantile Form gegen jene des geschlechtsreifen Weibes auszutauschen begonnen; gleichzeitig kommt es zur Ausbildung der Mamma durch die Proliferation der glandulären Elemente.

Beim männlichen Individuum kommt es zu einer raschen Vergrößerung der Testikel und einer solchen des Penis.

Die Behaarung an den Genitalien, am Mons veneris stellt sich in der für die Geschlechter charakteristischen Form ein, ebenso die Behaarung der Axillarregion.

Beim Jüngling sprießen die Barthaare, der Kehlkopf erfährt eine weitgehende Umdimensionierung, die mit einer Veränderung der Stimme einhergeht.

Die Verteilung des Fettes, die schon bis dahin für beide Geschlechter keine gleichartige war, erfolgt nunmehr in der für die beiden Geschlechter charakteristischen Form, wobei zu bemerken ist, daß das Gesamtvolumen des Fettes zur Pubertätszeit eine Abnahme aufweist.

Als Zeichen der Allgemeinreife des Körpers schwindet der Thymus, die Epiphysenfugen beginnen sich zu schließen.

Funktionelle und morphologische Veränderungen der komplementären Drüsen sind zu postulieren, wenn sie auch bisher nahezu vollständig unbekannt sind. Es sei nur an die Beobachtung erinnert, daß die Schilddrüse zur Zeit der Menstruation anzuschwellen pflegt.

Gleichzeitig stellen sich weitgehende Veränderungen der Psyche ein, die nicht zum geringen Teil mit dem Erwachen des Geschlechtstriebes, mit auf das andere Geschlecht gerichteten Vorstellungen in Beziehung zu bringen sind.

Wir haben schon einleitend darauf hingewiesen, daß man die Pubertät nicht als ein plötzlich eintretendes Ereignis ansehen darf, sondern als den Abschluß der auf die Reifung des Individuums gerichteten Entwicklungsvorgänge. Daß die damit verbundenen somatischen Veränderungen von der normalen Funktion der Keimdrüse abhängig sind, lehrt vor allem das Fehlen der Pubertätsperiode beim Frühkastraten und beim Eunuchoiden. Damit ist man allerdings noch nicht berechtigt, die Keimdrüsen schlechtweg als Pubertätsdrüsen zu bezeichnen, wie dies Steinach tut. Schon deshalb nicht, weil ja die Wirksamkeit dieser Drüsen sich schon lange vor der Pubertät manifestiert, weiter die Pubertät nicht einen Vorgang sui generis darstellt, endlich, weil die Keimdrüse weit über die Pubertätszeit hinaus als Drüse mit innerer Sekretion einen der wirksamsten Regulatoren im physiologischen Ablauf der Lebensvorgänge darstellt. Wir müssen uns deshalb gegen die von Steinach verwendete Nomenklatur wenden, da sie geeignet erscheint, falsche Vorstellungen zu erwecken und hierdurch verwirrend zu wirken.

Die Pubertätserscheinungen sind eigentlich bisher nur beim Menschen als besonderer Komplex von Veränderungen beschrieben worden, wenn es auch keinem Zweifel unterliegt, daß ähnliche Vorgänge auch bei jenen Tieren zu postulieren sind, bei welchen die Reifezeit im postembryonalen Stadium eine relativ lange ist. Diese Reifeerscheinungen dokumentieren sich vor allem durch den Eintritt der Geschlechtsreife, d. h. durch das Einsetzen der östrischen Zyklen und ihres morphologischen Ausdruckes. Dementsprechend ist das erstmalige Auftreten der Brunstcharaktere, des Hochzeitskleides etc. analog den Pubertätsveränderungen beim Menschen, wobei nicht vergessen werden darf, daß erstere passager, letztere aber bleibend sind. Hervorzuheben wäre noch, daß die auf die Sexualsphäre des Individuums bezüglichen Reifungsvorgänge nur eine Teilerscheinung der allgemeinen Reife bedeuten.

Gravidität.

Die Beobachtungen über Schwangerschaftsveränderungen, insoweit sie sich auf die Geschlechtsmerkmale beziehen, betreffen ausschließlich die Säuger und beschränken sich demgemäß auf eine einzige Ordnung. Die während der Gravidität zutage tretenden Erscheinungen sind für unsere Frage von großer Wichtigkeit, so daß wir in eine Besprechung derselben eintreten wollen.

Wir sehen hierbei von allen jenen Veränderungen ab, welche mit der Vergrößerung des Uterus, der Ernährung des Fötus im Zusammenhang stehen.

An den Keimdrüsen macht sich zunächst die Unterbrechung der östrischen Zyklen bemerkbar bei jenen Lebewesen, bei welchen diese Perioden kürzer sind als die Trächtigkeitszeit. So sehen wir beispielsweise beim Rind, bei welchem der östrische Zyklus 21 Tage beträgt, während die Trächtigkeitsdauer etwa 280 Tage umfaßt, diesen Zyklus während der Gravidität vollständig unterbrochen. Ähnlich verhält es sich bei der Stute. Auch beim menschlichen Weibe sehen wir mit dem Eintritte der Gravidität die Menstruation sistieren. Als eine weitere Veränderung am Genitale müssen wir noch die Persistenz des Corpus luteum hervorheben.

Die in der Gravidität auftretenden Veränderungen betreffen weiters Organsysteme, welche mit der somatischen Reifung im Zusammenhang stehen, teils solche, welche man als Geschlechtsmerkmale zu bezeichnen pflegt.

Am Skelette zeigen sich Veränderungen an den Epiphysenfugen. Das von Halban zuerst beschriebene beschleunigte Wachstum jugendlicher Gravider dürfte mit dieser Veränderung im Zusammenhang stehen. Hierher gehören auch die Schwangerschaftsosteophyten und die wenn auch selten vorkommende Einengung des Foramen opticum durch Knochenwucherungen; weiter die Vergrößerung des Kiefers, welche sich durch ein Auseinanderweichen der Zähne zu erkennen gibt (Schmauch).

Von den Schwangerschaftsveränderungen der Haut sei hier die von Halban beobachtete Zunahme der Lanugobehaarung in der Gegend der Linea alba, sowie das von demselben Autor erhobene schnellere Wachstum der Haare beim trächtigen Kaninchen erwähnt. In einem gewissen Gegensatz hierzu steht das vielfach beschriebene Defluvium capillorum bei schwangeren Frauen und das Ausfallen der Haare um die Mamilla und am Sternum. Hierher gehören auch die Veränderungen an den axillaren Schweißdrüsen (Waelsch[1]), Lackenbacher, unpubliziert); weiters die Pigmentanhäufungen (Mamilla, Linea alba, Chloasma gravidarum), Zunahme des Fettgewebes, schließlich die, jedenfalls sehr häufig auftretende, allerdings in verschiedenem Grade ausgebildete Verdickung der Gesichtsweichteile um Mund und Nase und der Extremitätenenden.

Die Veränderungen der Brustdrüse sind wohl allgemein bekannt.

Von besonderem Interesse sind die Veränderungen an den korrelativen Drüsen mit innerer Sekretion.

Bezüglich der Schilddrüse sind alle Autoren darin einig, daß dieselbe beim menschlichen Weibe in der Gravidität eine Volumszunahme erfährt, die besonders in der zweiten Hälfte der Schwangerschaft sich

---

[1] „Ich möchte nun die großen Achselhöhlenschweißdrüsen in die Gruppe der sek. Geschlechtsmerkmale, im weitesten Sinne genommen, einreihen."

deutlich ausprägt. H. W. Freund war wohl einer der ersten, der auf diese Tatsache aufmerksam gemacht hat. Die in jüngster Zeit von Engelhorn an einem großen Beobachtungsmateriale durchgeführten Untersuchungen haben als Ursache der Vergrößerung Hypertrophie und Hyperplasie der Drüsensubstanz nachgewiesen. Seine an Kaninchen und Meerschweinchen vorgenommenen Versuche haben die am Menschen erhobenen Resultate bestätigt.

Die Vergrößerung der Hypophyse in der Gravidität wurde zuerst von Comte, später von Launois und Mulon, Thaon, Cagnetto, Tandler und Grosz erhoben. Sie erfolgt, wie die Untersuchungen von Erdheim und Stumme ergeben, durch das Auftreten der sogenannten Schwangerschaftszellen. Die oben erwähnte Plumpheit der Gesichtsweichteile und Extremitäten ist wohl, wie wir zuerst hervorgehoben haben, mit dieser Hypophysenvergrößerung in Beziehung zu bringen. In seltenen Fällen kann sich dieselbe auch durch andere klinische Symptome bemerkbar machen. So beschreibt v. Reuß einen Fall, in welchem bei einer Frau in hintereinander folgenden Schwangerschaften Abnahme der Sehkraft und nach der Geburt fortschreitende Besserung eintrat, Erscheinungen, die sich auf die Vergrößerung der Hypophyse während der Gravidität beziehen lassen. Einen hierher gehörigen sehr interessanten Fall beschreibt auch W. Nolen. R. Marek sah bei einer Frau in den letzten Monaten der Schwangerschaft eine Akromegalie sich entwickeln, die nach der Geburt ziemlich rasch zur Rückbildung gelangte.

Guieysse beschreibt beim Meerschweinchen während der Gravidität Vergrößerung der Nebennieren, ein Befund, der von Ciaccio, da Costa bestätigt wurde. Es ist mehr als wahrscheinlich, daß diese Vergrößerung der Nebennieren auch beim menschlichen Weibe in der Gravidität vorhanden ist und es wären dann vielleicht die erwähnten Pigmentveränderungen auf sie zu beziehen. Erwähnt sei auch, daß die Osteomalazie von manchen Autoren mit einer Unterfunktion des chromaffinen Systemes in Beziehung gebracht wird (Cristofoletti).

Von Vassale wird die Insuffizienz der Parathyreoiddrüsen für die Tetanie und in gleicher Weise für die Eklampsie der Schwangeren verantwortlich gemacht (vergleiche hierzu auch Pineles, Erdheim, Adler und Thaler).

Wir nehmen die Gelegenheit wahr, der Frage näher zu treten, ob während der Gravidität eine erhöhte Funktion der Keimdrüse statthat oder ob die Keimdrüse ihre Funktion herabmindert, beziehungsweise einstellt. Im Sinne der letzteren Möglichkeit verweisen wir auf das Sistieren der Menses, auf die Knochenveränderungen, weiter auf die an den Drüsen mit innerer Sekretion erhebbaren Befunde, welche denen bei der Kastration analog sind. Es scheinen beide Anteile des Ovariums, der generative, d. i. der Follikelapparat, und der innersekretorische während der Schwangerschaft zumindestens eine Unterfunktion zu besitzen. Diese Annahme gewinnt noch an Wahrscheinlichkeit durch

die Befunde von Neumann und Hermann, welche lehren, daß die
Anreicherung des Blutes mit Lipoidstoffen gleicherweise zur Zeit der
physiologischen Gravidität, nach Kastration, Röntgenbestrahlung der
Ovarien und im Klimakterium statthat und eine Herabsetzung der
Ovarialfunktion erschließen läßt. Neumann und Hermann beziehen allerdings diese Funktionsherabsetzung nur auf den Follikelapparat.

Die Gravidität stellt demnach eine passagere Außerfunktions-
setzung oder zumindestens Unterfunktion der Keimdrüse dar und auch
insofern ist die Beobachtung der in der Gravidität eintretenden somatischen Erscheinungen für die Lehre von der Wechselbeziehung zwischen
Keimdrüse und Soma von besonderem Interesse. Wir sehen auch hier
wieder Veränderungen am Skelett wie bei Ausfall der Keimdrüse,
weiter solche an den komplementären Drüsen mit innerer Sekretion
in gleichem Sinne. Eine Ausnahme macht nur die Schilddrüse, welche
in der Gravidität zunimmt, nach der Kastration sich eher verkleinert.
Die auffälligste Veränderung an den Geschlechtscharakteren betrifft
die Mamma, doch ist es nicht klar, in welchem Zusammenhange
die Veränderungen der Keimdrüse mit jenen der Milchdrüse stehen,
ja nicht einmal sichergestellt, ob ein direkter Zusammenhang überhaupt besteht. Wir wollen uns damit begnügen, auf diese sinnfällige
Veränderung des einen Geschlechtsmerkmales hingewiesen zu haben,
ohne in eine Diskussion der strittigen Frage einzutreten.

Klimakterium.

Allem Anscheine nach ist es ein gesetzmäßiges Verhalten, daß die
Reproduktionsfähigkeit der Individuen vor dem physiologischen Ende
ihres Lebens erlischt. Wenn auch diese Tatsache nur an den Vertretern
einzelner Spezies, vor allem bei domestizierten Tieren und beim Menschen
erhoben wurde, so kann sie doch auch für die meisten der übrigen Tierspezies als bestehend angenommen werden. Der physiologische Verlust der Reproduktionsfähigkeit ist charakterisiert durch das Aufhören
der Gametenproduktion, aber auch mit anderweitigen Veränderungen
an den Keimdrüsen und am Soma des betroffenen Individuums vergesellschaftet. Der ganze Komplex dieser Veränderung ist im allgemeinen beim weiblichen Geschlecht deutlicher ausgeprägt als beim
männlichen und wird, zumindest beim menschlichen Weibe, als Klimakterium bezeichnet.

Dieser Lebensabschnitt geht mit einer Reihe von Erscheinungen
einher, von denen manche in Übereinstimmung mit den Ausfallserscheinungen nach der Kastration stehen. Dahin gehören die Veränderungen am Genitale, der Haut und ihrer Anhangsgebilde, die
Fettverteilung, endlich die Fernwirkung auf korrelative Drüsen.

Die nach Kastration auftretende Atrophie des Genitales zeigt sich
auch im engen Anschluß an das Klimakterium. Sie ist einerseits so
vielfach beschrieben, andererseits der Kastrationsatrophie so ähnlich,

daß es überflüssig erscheint, sie hier in extenso abzuhandeln. Die
vielfach gebrauchte Bezeichnung „Altersatrophie" ist nur insoferne
zutreffend, als ja in den meisten Fällen der Eintritt des Klimakteriums
in vorgerücktem Lebensalter vor sich geht. Tritt aus irgendwelchen
Gründen ein frühzeitiges Erlöschen der Eierstocksfunktion ein, so erfolgen dieselben Rückbildungsvorgänge am Genitalapparate, ohne daß
es sich um eine „Altersatrophie" handelt.

Das Ovarium in der Menopause charakterisiert sich nach
Chrobak und v. Rosthorn durch das Aufhören der Follikelbildung.
Man findet zwar in seltenen Fällen noch Gebilde vor, die Ureiern und
Primärfollikeln ähnlich sind, sowie typische Corpora lutea, gewöhnlich
jedoch nur obliterierte Follikel oder fibröse Körper als Reste des Ovu-
lationsprozesses. Das prävalente Bindegewebe ist sklerosiert, die Gefäße
sind hyalin degeneriert bzw. obliteriert. Es besteht die Tendenz zur
Bildung von Fibromen und Retentionszysten. Die fibröse Umwandlung
und die hierdurch bedingte narbige Schrumpfung seniler Eierstöcke
veranlaßte Abel zu dem morphologischen Vergleich mit einem fötalen
menschlichen Gehirne und zur Bezeichnung Ovarium gyratum, eine
Bezeichnung, welche nach den Untersuchungen von Gertrud Bien
nicht berechtigt ist, weil die vorausgegangenen Ovulationen überhaupt
nicht die bedingende Ursache für die Furchenbildung darstellen.
Weitere Befunde über das Ovarium der Menopause stammen von
Kisch, Waldeyer, Weber, Schuster u. a.

Die Veränderungen an der Haut präsentieren sich als Verlust
des Turgors, reichliches Auftreten von Falten, welke, glanzlose, manchmal gedunsene Beschaffenheit derselben; Auftreten von Pigmentano-
malien im Sinne lokaler Hyperpigmentierung oder lokalen Pigment-
schwundes, Auftreten von Warzen (Verrucae seniles). Die Fettzunahme
im Klimakterium ist eine besonders starke, in manchen Fällen geradezu
exzessive und hat mit dem Senium nichts zu tun, da ja im Greisenalter
gewöhnlich eine Fettabnahme einzutreten pflegt. Die schon bei der
Kastration angeführten Fettansammlungen ad nates, an den Hüften,
in der Unterbauchregion, die beim weiblichen Geschlechte innerhalb
gewisser Grenzen als physiologisch zu bezeichnen sind, entwickeln sich
im Klimakterium in besonders ausgeprägter Weise. In manchen Fällen
kommt es zum Bilde der Adipositas dolorosa (Dercum).
Berkovitch hat die bezügliche Kasuistik gesammelt.

Hinsichtlich der Behaarung sei auf das Hervorsprießen von
Terminalhaaren an der Oberlippe und am Kinn hingewiesen. An
anderen Körperregionen, speziell an den Mammae, Unterschenkeln,
Regio pubis, scheint die Behaarung spärlicher zu werden.

Von Fernwirkungen auf andere Drüsen mit innerer Sekretion,
welche im Klimakterium in die Erscheinung treten, ist eine Vergrößerung der Thyreoidea wohl am häufigsten zu beobachten. Gluzinski
beschreibt das einem Myxödem ähnliche Symptomenbild im Klimakterium. Die häufigen Unvollkommenheiten des Bildes, das Vorüber-
gehen der Symptome sprechen nach diesem Autor dafür, daß die Veränderungen im Genitaltrakte mehr einen funktionellen als anatomi-

schen Einfluß auf die Schilddrüse ausüben. Die klinischen Bilder zeigen eine „Abstufung von den typischen bis zu den kaum angedeuteten Fällen, sei es durch Dickwerden der Gesichtszüge oder ungewöhnliches Rauhwerden und Trockenwerden der Haut, Schwerfälligkeit, Erschlaffen des Gedächtnisses, Tendenz zur Fettleibigkeit — Symptome, die mit Schilddrüsenextrakt behandelt, sich ausgezeichnet beherrschen lassen."

Ein Krankheitsbild, in seinen Symptomen ähnlich dem Klimakterium der Frauen ist in jüngster Zeit von Kurt Mendel auch bei Männern beschrieben worden. Es soll in der Zeit zwischen dem 47. und 57. Lebensjahre auftreten, bevorzugt ist das Alter von 50—54 Jahren.

Schon 1831 spricht Halford von einem derartigen Krankheitsbilde, das er „climacteric disease" nennt, auch Freud erwähnt Angstneurosen, die bei Männern zur Zeit der schwindenden Potenz auftreten und den Beschwerden der weiblichen Klimax entsprechen. Von Symptomen des Klimakterium virile nennt Mendel Angstgefühl und innere Unruhe, Schwächegefühl und gemütliche Verstimmung, auffällige Rührseligkeit mit Neigung zum Weinen. Dabei bestehen Blutwallungen nach dem Kopfe, fliegende Hitze, Angstgefühl mit plötzlichem Schweißausbruch, zeitweilig Herzklopfen, Brustbeklemmung, allgemeines Mattigkeitsgefühl, Schlafmangel etc. Von psychischen Veränderungen werden erhöhte Reizbarkeit, Launenhaftigkeit, Unlust zur Arbeit und zum Vergnügen, Neigung zu melancholischer Stimmung, Grübelsucht etc. beobachtet. Dabei zeigt sich häufig eine Abnahme der Libido. Das Leiden dauert durchschnittlich $1\frac{1}{2}$—3 Jahre. Kurt Mendel präzisiert seine Anschauungen dahin, daß das Krankheitsbild (Klimakterium virile oder besser Molimina climacterica viri) durch innersekretorische Störungen bedingt ist, durch regressive Veränderungen und Unterfunktion der Keimdrüsen zustande kommt. Auch Church beschreibt für die Zeit der männlichen Wechseljahre typische Stimmungsänderungen, Gewichtsverluste, Veränderungen der arteriellen Spannung, der Gastrointestinalfunktionen. Maurice de Fleury beschreibt vorwiegend somatische Störungen dieser Lebensepoche, Dilatation des Magens, Darmatonie, Vergrößerung der Leber, Enteroptose, Fettherz, Arteriosklerose etc. Er glaubt, daß die Unterfunktion der Schilddrüse diese Störungen verursache und betont gleichzeitig, daß dieser Zustand den Wechseljahren der Frau nicht vergleichbar sei.

Über die somatischen Veränderungen, die mit dem Erlöschen der Genitalfunktion bei Tieren einhergehen, ist leider nur wenig Sicheres bekannt. Hierher gehört vielleicht die mangelhafte Ausbildung des Geweihes besonders alter Hirsche, höchstwahrscheinlich die Hahnenfederigkeit und mit ihr der ganze Komplex von Erscheinungen, der als Arrhenoidie, resp. Thelyidie zusammengefaßt wird und uns noch an anderer Stelle beschäftigen soll.

Bei dem Umstande, daß die körperlichen Eigenschaften der Individuen im Klimakterium größtenteils längst festgelegt sind, können die aus dem physiologischen Wegfall der Keimdrüsenfunktion erfolgenden Veränderungen nur beschränkte sein. Dies um so mehr, als die Reak-

tionsfähigkeit des Organismus im Alter abnimmt und der Ausfall der
Keimdrüsenfunktion ganz allmählich erfolgt. Wie viele der somatischen Veränderungen, welche man gemeinhin als Alterserscheinungen
bezeichnet, wirklich auf die Unterfunktion der Geschlechtsdrüsen zu
beziehen sind, läßt sich bei dem gegenwärtigen Stand unserer Kenntnisse nicht beurteilen und diese Unsicherheit erschwert die Analyse
der körperlichen Reaktionen im Klimakterium.

Hermaphroditismus.

Fast in allen Abhandlungen, welche sich mit den Geschlechtsmerkmalen nach irgend einer Richtung beschäftigen, spielt die Lehre vom
Hermaphroditismus eine ganz besondere Rolle. Gerade hier sehen
wir, wie die Autoren ein und dasselbe Vorkommnis als Beweismittel für
ihre einander oft vollkommen entgegengesetzten Meinungen verwenden.
Es handelt sich dabei hauptsächlich um den pathologischen Hermaphroditismus, d. h. um jene Fälle von Hermaphroditismus, welche als
Einzelfälle von Zwittrigkeit in den verschiedensten Spezies beobachtet
werden. Für unsere Zwecke erscheint es überflüssig, auf die hierbei
verwendete Einteilung und die Begründung derselben näher einzugehen.
Uns soll es sich hier vor allem um eine prinzipielle Stellungnahme zum
Hermaphroditismus handeln.

Unter Hermaphroditismus sensu strictiori muß man wohl das Vorkommen der heterosexuellen Gonaden an ein und demselben Individuum verstehen. Das heißt, ein solches Individuum müßte eigentlich
im Sinne des männlichen und jenem des weiblichen Geschlechtes fort-
pflanzungsfähig sein. Dies könnte man als **funktionellen Hermaphroditismus** bezeichnen. Im speziellen Fall können aber wohl auch
beide Keimdrüsen vorhanden sein und alle morphologischen Kennzeichen
der Geschlechtszugehörigkeit zeigen, ohne daß beide die spezifische
Funktion ausüben können. Dies wäre ein **morphologischer
Hermaphroditismus.** Er ist es, der gewöhnlich als **Hermaphroditismus verus** bezeichnet wird. Auch diese graduellen
Unterschiede sind für unsere Betrachtung bedeutungslos. Der Hermaphroditismus kann entweder eine Eigenschaft sämtlicher Vertreter
einer Spezies darstellen, oder sich nur auf einzelne Individuen, die
in der verschwindenden Minorität sind, beziehen. Im ersteren Falle
wollen wir ihn als einen **physiologischen**, im letzteren als einen
teratologischen bezeichnen. Der physiologische Hermaphroditismus kommt in allen möglichen Tierkreisen, Klassen und Ordnungen
vor. Dabei sind die anatomischen Details in der Anordnung der
Gonaden, in der Art der Abfuhrwege der Geschlechtsprodukte etc.
bei den einzelnen Arten den verschiedensten Variationen unterworfen. Sehr verbreitet ist der physiologische Hermaphroditismus
bei den Evertebraten, aber auch bei den Vertebraten kommt er vor.
So sehen wir ihn beispielsweise bei einzelnen Fischspezies entwickelt.
Wie überall in der Natur der Übergang vom physiologischen zum patho-

logischen ein allmählicher ist, so können wir dies auch beim Hermaphroditismus beobachten, insofern, als der teratologische Hermaphroditismus unter Umständen so gehäuft auftreten kann, daß er gleichsam
ein Übergangsstadium zwischen der Getrenntgeschlechtlichkeit und dem
physiologischen Hermaphroditismus darstellt. Dies sehen wir bei verschiedenen Evertebraten, bei welchen einzelne Familien physiologisch
hermaphroditisch sind, andere gehäuften teratologischen Hermaphroditismus zeigen. Der speziell bei den Anuren gehäuft vorkommende
Hermaphroditismus scheint ebenfalls ein solches Übergangsstadium
darzustellen. Ja es drängt sich hier die Frage auf, ob nicht der ursprünglich teratologische Hermaphroditismus schließlich, in den Bestand der
physiologischen Eigenschaften einer Spezies eintretend, zum physiologischen werden kann, ähnlich, wie beispielsweise Duerst behauptet,
daß die bei manchen Hühnerrassen vorhandenen Rassenmerkmale des
Schädels ursprünglich teratologische Merkmale waren. Als rein teratologischen Hermaphroditismus muß man die bisher bei Vögeln und
Säugern beobachteten Fälle bezeichnen. Allmähliche Übergänge zwischen Heterosexualismus und physiologischer Zwittrigkeit lassen sich
bei den verschiedensten Arten beobachten, so beispielsweise derartig,
daß von den Angehörigen der gleichen Gattung die einen zwittrig, die
anderen getrenntgeschlechtlich sind, z. B. die Austern. Osteria edulis
ist hermaphroditisch, Osteria virginiana getrenntgeschlechtlich (Dof-
lein). Es ist wohl selbstverständlich, daß die beiden hier konstatierten
Arten des Hermaphroditismus eine ganz verschiedene Einschätzung
verdienen, schon deshalb, weil man vielfach den teratologischen Hermaphroditismus als eine Rückschlagsbildung auf den physiologischen bezeichnet hat.

Bezüglich der Phylogenese des physiologischen Hermaphroditismus
liegen zwei Möglichkeiten vor. Erstens: er repräsentiert die ursprüngliche Art der Geschlechtsverteilung, die Geschlechtstrennung den
sekundären Vorgang. Zweitens: der Heterosexualismus ist das primi-
tive Verhalten, aus ihm geht sekundär der Hermaphroditismus hervor.
Es ist schwer, eine absolute Entscheidung in dieser Frage zu fällen.
Wir selbst stehen auf dem Standpunkte, daß der physiologische
Hermaphroditismus eine sekundäre Erwerbung darstellt
und daß der Heterosexualismus zu den primitiven Eigenschaften der
Metazoen gehört. Er ist zumindest ebenso alt, wie der Hermaphroditismus. So sehen wir ihn schon bei Volvox vorkommen, woraus
hervorgeht, daß sich ein annähernd gleich hohes Alter für die beiden
Arten der Geschlechtsverteilung nachweisen läßt. Es zeigt sich aber,
daß der Hermaphroditismus vielfach an eine bestimmte Lebensweise
gebunden ist und daß gerade jene Arten einer Gattung von ihm
betroffen sind, bei welchen die Lebensweise die Wahrscheinlichkeit
der Reproduktion einschränkt. Dahin gehören die festsitzenden und
die parasitären Spezies, so daß man schon daraus den Hermaphroditismus als eine Anpassung erschließen könnte. Weiter sehen wir eine
sicher sekundär erworbene Fortpflanzungsform, die Parthenogenese,
unter ähnlichen Umständen auftreten. Bei dieser wird wohl niemand

der Meinung sein, daß es sich dabei um die Erhaltung der ursprünglichen Fortpflanzungsart der Metazoen handle, sondern hier liegt
zweifellos eine Sekundärakquisition vor. In Analogie damit dürfte
auch der Hermaphroditismus als eine solche angesehen werden. Gegen
den Hermaphroditismus als primitiven Zustand spricht endlich auch die
Ontogenese, wenn man sich nicht auf den vielfach eingenommenen
Standpunkt der bisexuellen oder indifferenten Anlage stellt. Wenn
wirklich der Augenblick der Geschlechtsbestimmung spätestens mit
jenem der Kopulation der Gameten zusammenfällt, dann fehlt auch
dieses Beweismittel für den primitiven Zustand des Hermaphroditismus.

Wie schon erwähnt, ist der Übergang des Heterosexualismus zum
physiologischen Hermaphroditismus einerseits, der zum teratologischen
Hermaphroditismus andererseits, ein allmählicher. So sehen wir bei
den anuren Amphibien den teratologischen Hermaphroditismus so häufig
auftreten, daß man ihn z. B. bei Rana für ein physiologisches Vorkommnis
halten könnte. Dabei handelt es sich nicht um das Vorkommen morphologisch streng voneinander abgrenzbarer heterosexueller Gonaden,
sondern um ein Vereinigungsprodukt derselben in Form des Ovotestis.
Gerade beim Frosch aber konnte gezeigt werden (Pflüger, Schmidt-
Marcel, Kuschakewitsch, Hooker), daß außer den beiden typischen Geschlechtern noch ein dritter Typus von Individuen existiert,
intermediäre Form oder Pflügersche Hermaphroditen genannt, von
welchen sich die Mehrzahl später zu männlichen, eine geringe Zahl
aber zu weiblichen Individuen umformt. Man kann doch wohl kaum
annehmen, daß diese bei den Fröschen isolierte Erscheinung eine Wah-
rung oder das Wiederauftreten einer ursprünglichen Eigenschaft bedeute. Vielmehr liegt die Idee nahe, daß sich gerade beim Frosch der
Übergang vom Heterosexualismus zum physiologischen Hermaphroditismus vollzieht. Vielleicht werden diesbezügliche Untersuchungen bei
den Anuren unsere Kenntnis in dieser Angelegenheit zu fördern imstande
sein. Jedenfalls aber mahnt die Kenntnis von dem Vorkommen solcher
intermediärer Formen zu besonderer Vorsicht bei den Deduktionen und Interpretationen von Experimenten über die Geschlechtscharaktere des Frosches.

Bevor wir an die Besprechung des teratologischen Hermaphroditismus gehen, ist es notwendig, einiges über die sogenannte hermaphroditische Anlage des Embryo vorauszuschicken. Diese bedeutet für
alle Autoren, nach deren Meinung die Entscheidung über die Geschlechtszugehörigkeit des Embryo erst lange nach der Befruchtung erfolgt,
eine Annahme, für welche kein zwingender Grund vorhanden ist. Es
wird eben, wie dies Tandler seinerzeit mit Recht hervorhob, indifferente
Anlage und hermaphroditische Anlage vielfach verwechselt. Die Annahme eines hermaphroditischen Stadiums ist für alle jene Autoren
notwendig, welche in dem Vorhandensein bestimmter Rudimente an
den Geschlechtsorganen eines Geschlechtes Rudimente der heterosexuellen Form ersehen. Für diese Aussage wird vor allem das Vorhandensein des Ductus Wolffi und des Ductus Mülleri bei
beiden Geschlechtern von Embryonen als beweisend angesehen. Wir

glauben uns aber diesbezüglich vollkommen der Argumentation
Tandlers anschließen zu müssen. Der Ductus Wolffi ist ursprünglich
Exkretionsgang, der zunächst als Vornierengang, dann als Ur-
nierengang funktioniert und aus sich schließlich den Nachnierengang
hervorgehen läßt, entsprechend der phylogenetischen Höhe der betrach-
teten Spezies. Der Ductus Mülleri ist ursprünglich Ausführungsgang der Geschlechtsprodukte, vielleicht hervorgegangen aus
den Pori abdominales, also Genitalgang $\varkappa \alpha \tau$' $\dot{\varepsilon} \xi o \chi \acute{\eta} v$ und als solcher
berufen, sowohl die männlichen als auch die weiblichen Geschlechts-
produkte an die Außenwelt zu bringen. Daß der Wolffsche Gang
als Exkretionsgang des ursprünglichen Harnapparates bei beiden Geschlechtern sich anlegt, ist selbstverständlich. Mit der Weiterentwicklung in der Phylogenese tritt ein Teil desselben durch Funktionswechsel in den Dienst der männlichen Geschlechtsdrüse, um zunächst
noch Harn und Samen abzuleiten, schließlich mit der Entwicklung des
Nachnierenureters aus seiner eigenen Wand nur mehr als Samenleiter zu
fungieren. Wenn wir auch die letzten Ursachen dieses Funktionswechsels
ebensowenig hier wie an anderen Orten kennen, so sind wir doch be-
müüßgt, bei der Beurteilung des embryologischen Vorganges das
phylogenetische Schicksal dieses ursprünglichen Harnganges nicht
außer acht zu lassen. Der ursprünglich für beiderlei Geschlechtsprodukte bestimmte Müllersche Gang wird durch den Funktionswechsel des Wolffschen Ganges beim männlichen Individuum für
dieses überflüssig und verfällt der Rückbildung, während er beim weiblichen Geschlecht als Genitalgang persistiert. Daß er trotzdem immer
wieder beim männlichen Embryo auftritt, ist nur ein Zeugnis für
seine hohe phylogenetische Bedeutung, nicht aber ein solches für die
bisexuelle Anlage. Wundert sich doch niemand darüber, daß auch bei
den Mammalia immer wieder Kiemenbogen in der Ontogenese erscheinen.

Damit wird aber, ganz abgesehen von der allgemeinen Bedeutung
dieser Auffassung, auch der sporadisch vorkommende Hermaphroditismus in seiner Entstehung jener Basis beraubt, auf welche ihn die
meisten Autoren stellen. Der Hermaphroditismus kann demnach nicht die Persistenz einer normalen embryonalen
Bildung darstellen, sondern er kann höchstens für den normalen
Aufbau vorhandene Bausteine sozusagen in seinem Interesse verwenden,
wie dies auch bei anderen Mißbildungen vorkommt.

Bei dem teratologischen Hermaphroditismus müssen wir wieder
den glandulären von dem der übrigen Geschlechtsmerkmale trennen.
Ersteren hat man, wie schon erwähnt, Hermaphroditismus verus, letzteren als Pseudohermaphroditismus bezeichnet. Es liegt uns ferne,
hier auf die Kasuistik des wahren Hermaphroditismus näher einzugehen,
ebenso wie auf jene des Pseudohermaphroditismus. Wir müssen diesbezüglich auf die Zusammenstellungen von Neugebauer und jene
von Sauerbeck verweisen. Vergleicht man nun die kolossale Zahl
der untersuchten Individuen mit der verschwindend kleinen Anzahl
der Fälle von glandulärem Hermaphroditismus, so muß man wohl zugeben, daß es kaum eine andere Mißbildung gibt, welche seltener ist

als diese. In seiner statistischen Zusammenstellung zählt Sauerbeck
nur zwei sichere Fälle für den Menschen und sieben für die Säuger auf.
Zu den ersteren wollen wir noch den jüngst von Gundernatsch beim
Menschen publizierten Fall als dritten rechnen. Außerdem kämen noch
dazu die Fälle von Hermaphroditismus verus bei Vögeln, der bekannte
Fink von Weber und der von Poll beschriebene Gimpel, schließlich
auch der von Kuschakewitsch beschriebene, bisher einzig dastehende
Halbseitenzwitter beim Frosch. Die bei den Säugern und beim Menschen
beobachteten Fälle zeigen folgendes: Sie besitzen immer eine sogenannte
Zwitterdrüse, d. h. ein Organ, an welchem man in verschiedenen An-
teilen die histologischen Charaktere des Ovars und des Testikels nachweisen kann. In keinem einzigen Fall sind die Drüsen eines der Geschlechter auch nur annähernd normal. Im allgemeinen überwiegt
der Hoden an Masse, der Eierstock an histologischer Differenzierung.
Die übrigen in der Literatur angeführten Fälle von wahrem Hermaphroditismus kann man nicht gelten lassen. Sauerbeck äußert sich
diesbezüglich ähnlich wie Meixner, welcher z. B. den seinerzeit von
Heppner beschriebenen, als besonders gut fundiert angesehenen Fall
zurückweist, da das von Heppner als Geschlechtsdrüse erklärte Organ
einfach eine akzessorische Nebenniere darstellt. Für die Autoren (Neugebauer, Meixner, Halban, Herbst, Poll, Sauerbeck etc.), die
von der Ansicht ausgehen, daß eine ursprünglich am Embryo vorhandene
hermaphroditische Anlage existiere, erklären sich diese seltenen Mißbildungen einfach. Dort, wo eine einseitige Zwitterdrüse vorhanden
ist, ist eben der hermaphroditische Zustand bestehen geblieben. Bei
den Halbseitenzwittern hat sich die eine Gonade zur männlichen, die
der anderen Seite zur weiblichen Keimdrüse ausgebildet. Und da
die übrigen Geschlechtsmerkmale mehr oder minder mit den betreffenden Keimdrüsen übereinstimmen oder entgegengesetzt sich verhalten,
so folgt daraus für manche Autoren die größere oder geringere Unabhängigkeit des betreffenden Geschlechtsmerkmales von der Keimdrüse. Ja, der immer wieder zitierte Fink von Weber wurde sogar
dazu verwendet, die vollkommene Unabhängigkeit aller Geschlechtsmerkmale von der Keimdrüse zu beweisen. Unserer Meinung nach
kann es sich in all diesen Fällen, welche als seltene Mißbildungen für
prinzipielle Deduktionen überhaupt unverwendbar sind, nur um Mißbildungen primae formationis handeln. Einen Einblick in ihre Entstehung haben wir vorderhand überhaupt nicht.

Vom wahren Hermaphroditismus ist der Pseudohermaphroditismus vollkommen abzutrennen. Unter diesem Begriffe werden eine ganze
Reihe differenter Erscheinungen zusammengefaßt. Wir wollen ganz
absehen vom Pseudohermaphroditismus psychicus, ebenso absehen von
den verschiedenen Mißbildungen des äußeren Genitales, welche als
Hermaphroditismus gedeutet werden. So erklärt beispielsweise Sauerbeck auch schon die Hypospadie als einen Pseudohermaphroditismus.
Die verschiedenen Grade der Ausbildung im tubulösen Genitalteil,
bestimmte Erscheinungen im Bereiche anderer Geschlechtsanteile, hat
man für die Einteilung des Pseudohermaphroditismus verwendet. Am

einfachsten wäre es wohl, die von Poll angegebene Einteilung der Geschlechtsmerkmale auf den Hermaphroditismus zu übertragen. Für die Frage nach der physiologischen Abhängigkeit der Geschlechtsmerkmale von der Keimdrüse sind wohl auch diese relativ häufigen Mißbildungen nicht zu verwenden. Bei ihnen handelt es sich unserer Meinung nach nicht um die Persistenz oder um die Ausbildung heterosexueller Merkmale, sondern um Mißbildungen im Sinne der Persistenz einzelner Klassen-, Ordnungs- und Speziesmerkmale.

Da die Gonaden aus einem generativen und einem innersekretorischen Anteil bestehen, Mißbildungen im Sinne der Koinzidenz der heterosexuellen generativen Anteile wohl als Hermaphroditismus verus existieren, so könnte man sich vorstellen, daß die Mißbildung unter Umständen nicht den generativen, sondern den innersekretorischen Anteil betrifft. Einer ähnlichen Meinung hat auch Steinach jüngst Ausdruck verliehen. Seiner Ansicht nach könnten im differenzierten Hoden weibliche, im differenzierten Ovarium männliche Pubertätszellen — so nennt er die innersekretorischen Gonadenanteile — eingesprengt sein und unter gewissen Bedingungen zur Wirkung gelangen. Wenn auch unsere geringe Einsicht in die Morphologie und Physiologie der interstitiellen Keimdrüsenanteile eine strikte Beweisführung vorderhand unmöglich macht, sehen wir uns doch veranlaßt, der Meinung Ausdruck zu geben, daß ebenso wie ein Hermaphroditismus der generativen Keimdrüsenanteile existiert, ein solcher der innersekretorischen Anteile existieren könne, natürlich als Mißbildung, wie der Hermaphroditismus überhaupt. Es ist kein Zweifel, daß die Lehre vom Hermaphroditismus auf Grundlage eines wohl beobachteten Tatsachenmaterials und unter Berücksichtigung neuer Probleme dringendst einer Revision bedarf, sollen die aus dem Hermaphroditismus ableitbaren Erkenntnisse für die Erforschung biologischer Vorgänge überhaupt verwendbar sein.

Anhangsweise wollen wir hier noch die Arrhenoidie und Thelyidie anfügen, da dieselben vielfach als zum Hermaphroditismus gehörig bezeichnet werden. Es ist kaum ein Zweifel, daß diese Erscheinungen, zumindest in vielen Fällen, Alterserscheinungen oder die Manifestation von Speziesmerkmalen im Alter darstellen und deshalb eigentlich im Anschluß an die Altersveränderungen und das Klimakterium besprochen werden sollten.

Daß unter Umständen weibliche Hühnervögel einzelne Eigenschaften des Hahnes annehmen, war schon Aristoteles bekannt und wurde von den Römern als böses Omen erachtet (Titus Livius). Brandt, dem wir eine ausführliche Arbeit über die Hahnenfedrigkeit verdanken, nennt diese Eigenschaft Arrhenoidie, das Vorkommen weiblicher Geschlechtseigentümlichkeiten beim Männchen Thelyidie. Die Hahnenfedrigkeit findet sich bei einer ganzen Reihe von Vögeln, beispielsweise beim Haushuhn, nach den Angaben von Poll bei Erpeln, nach jenen von Brandt bei den verschiedenen Arten des Fasans, beim Rebhuhn, beim Auer- und Birkhuhn und anderen. Bezüglich des Auftretens wird angenommen, daß die Arrhenoidie in jedem Lebensalter manifest werden kann, am häufigsten im Alter. Nach Yarell tritt sie infolge vorzeitigen Sterilwerdens ein. Die biologischen Eigenschaften arrhenoider Vögel sind nach den Angaben der verschiedenen Autoren äußerst wechselnde. So wird berichtet, daß sie steril sind, sich hahnenartig benehmen und krähen, während Aussagen guter Beobachter auch dahin gehen, daß sich solche Vögel wie echte Weibchen benehmen. Ja, es liegen Beobachtungen vor, daß die Arrhenoidie und ihre Begleiterscheinungen passagere sein können. Nach den Angaben von Geoffroy St. Hilaire soll Mauduyt 1770 der erste gewesen sein, welcher ein arrhenoides Fasanenweibchen anatomisch untersuchte. Das Ovarium soll so obliteriert gewesen sein, daß seine Auffindung unmöglich war. Nach Hunter soll dieser Befund nicht immer zutreffen, während Yarell behauptete, daß die Eierstöcke je nach dem Grade der Arrhenoidie mehr oder weniger stark krankhaft verändert seien. Ähnliches berichten Eberth und Henke, während Korschelt nach der mikroskopischen Untersuchung des Ovars der von ihm beobachteten Ente angibt, daß das Tier infolge seniler Degeneration des Ovariums steril geworden sei. Die mikroskopischen Untersuchungen Tichomirows zeigen, daß sich in solchen Ovarien weder ein Graafscher Follikel noch überhaupt eine Zelle gefunden habe, von welcher man behaupten konnte, daß sie sich zu einer Eizelle differenziere. Ähnliches lehren auch die schon zitierten Untersuchungen von Brandt, nur daß dieser auf Grund seiner Untersuchung einzelne solche Fälle als Zwitter bezeichnet. Fälle von Thelyidie sind wohl vielfach beobachtet, aber es liegen keinerlei anatomische Untersuchungen vor. Brandt gibt der Meinung Ausdruck, daß Arrhenoidie und Thelyidie auch unabhängig von einer veränderten Beschaffenheit der Genitalien als Ausdruck einer selbständigen Variabilität äußerer Merkmale auftreten können.

Sowohl die experimentelle Methode der Kastration als auch die Beobachtung solcher physiologischer und pathologischer Vorgänge und Bildungen, bei welchen eine Veränderung der Keimdrüsentätigkeit erweisbar ist, haben uns gelehrt, daß die Ausbildung bestimmter körperlicher Eigenschaften und solcher, welche wir als Geschlechtsmerkmale ansprechen, an die Funktion der Keimdrüsen gebunden ist. Da diese selbst einen mehr oder weniger komplizierten Aufbau aufweisen, erhebt sich die Frage, ob alle Anteile dieser Drüse oder etwa nur einzelne, für die besagte Ingerenz verantwortlich zu machen sind. Man hat sich die Art dieser Einflußnahme lange Zeit so vorgestellt, daß nervöse Impulse von der Keimdrüse auf dem Wege der Nervenbahnen weitergeleitet werden. Diese Vorstellung kann heute als endgültig erledigt betrachtet werden zugunsten jener, welche besagt, daß die Wirkung der Keimdrüse sich auf dem Wege der inneren Sekretion vollzieht.

So wie im allgemeinen die Lehre von der inneren Sekretion durch die Transplantation von Organen, denen man eine innersekretorische Wirksamkeit zugemutet hat, gestützt und gefördert wurde, ebenso waren im speziellen Falle für die Beantwortung der Frage, auf welchem Wege die Keimdrüsen auf den Organismus einwirken, Transplantationsversuche entscheidend. Wir erinnern an die bezüglichen grundlegenden Experimente von Ribbert, Knauer, Halban u. a. Heute ist der Gedanke, daß die Keimdrüsen auf innersekretorischem Wege wirksam sind, bereits derart gefestigt, daß man vielfach daran geht die durch Entfernung der Keimdrüsen entstandenen Ausfallserscheinungen durch Implantation fremder Keimdrüsen therapeutisch zu beeinflussen. Da dieser Teil der Lehre von der innersekretorischen Wirksamkeit der Keimdrüsen wohl als ein Gemeingut unserer Erkenntnis bezeichnet werden kann, erübrigt es sich, hier des näheren die Begründung desselben durch detaillierte Anführung der bezüglichen Experimente zu belegen.

Aber auch bei der gegebenen Wirkungsweise ist die Frage zu erledigen, welche Elemente diese innersekretorische Tätigkeit besorgen.

An den Gonaden können wir, ganz allgemein gesprochen, zunächst solche Anteile unterscheiden, welche die Produktion der Gameten besorgen (generativer Anteil, Tandler und Grosz), weiters solche, die mit dieser Produktion direkt nichts zu tun haben und vielfach nur als Stützgewebe imponieren. Während die ersteren Gegenstand zahlreicher morphologischer Untersuchungen gewesen sind und uns demnach in fast allen Klassen und Ordnungen ziemlich genau bekannt sind, wurde der Morphologie der letzteren nur bei den höheren Wirbeltieren, vor allem bei den Säugern, einige Aufmerksamkeit zugewendet. Allerdings hat dieses Interesse gerade in den letzten Jahren besonders zugenommen. Die betreffenden Untersuchungen haben uns eine besondere Zellart kennen gelernt, welche als „interstitielle Zellen" bezeichnet wird. Von diesen „Zwischenzellen", Leydigschen Zellen, wird in den letzten Jahren behauptet, daß sie die alleinigen Träger der innersekretorischen Tätigkeit der Keimdrüse seien (Glande interstitielle, innersekretorischer Anteil, Tandler und Grosz) und wir wollen deshalb das bezügliche morphologische und experimentelle Material entwickeln, das in dieser Richtung zur Verwertung kommen kann. Vorher wollen wir noch erwähnen, daß Steinach in allerjüngster Zeit diese Zellen „Pubertätszellen" genannt hat, eine Namengebung, die wir ebenso ablehnen müssen wie den von demselben Autor stammenden Versuch, die Keimdrüse als Pubertätsdrüse zu bezeichnen.

Die Zwischenzellen.

Die Zwischenzellen des Hodens wurden zum ersten Male von Franz Leydig in seiner Arbeit „Zur Anatomie der männlichen Geschlechtsorgane und Analdrüsen der Säugetiere" (1850) beschrieben. Man nennt sie deshalb auch Leydigsche Zellen. Zwei Jahre später wurde ihr Vorkommen im menschlichen Hoden von Koelliker bestätigt, während Leydig selbst in seinem 1857 erschienenen „Lehrbuch der Histologie des

Menschen und der Tiere" sie des genaueren als eine dem Säugetierhoden allgemein eigentümliche Erscheinung bezeichnet und sie in ähnlichem Sinne wie 1850 beschreibt. 1866 erwähnt Henle in seinem „Handbuch der systematischen Anatomie" diese Zellen. In der Folge hat sich eine große Reihe von Autoren sowohl mit der Morphologie dieser Zellen, als auch mit der Frage nach ihrer physiologischen Bedeutung beschäftigt. Wir nennen v. Ebner, Waldeyer, Friedmann, Plato, Beißner, Nußbaum. Diese Autoren, deren Arbeiten bis zum Jahre 1900 reichen, haben sie im allgemeinen als Bindegewebszellen angesprochen, deren Funktion eventuell darin bestehe, das für die Spermiogenese notwendige Nährmaterial, hauptsächlich Fett, zu liefern (Plato). Es waren Regaud und Policard, Loisel, welche zuerst von diesen Zellen als von einer „glande interstitielle" mit innerer Sekretion sprechen.

Schon 1896 hat Reinke bei der Beschreibung kristalloider Bildungen in den Zwischenzellen des menschlichen Hodens die Frage aufgeworfen, ob nicht diese Zellen mit der Spermabildung und dem Geschlechtstriebe in Zusammenhang stünden, lehnte aber selbst diese Hypothese ab. „Bei einiger Naivetät könnte man ja auf den Gedanken kommen, daß, bei dem immerhin auffallenden Parallelismus zwischen Kristalloidbildung und Spermatozoenproduktion, diese interstitiellen Zellen mit ihren Kristalloiden etwas mit der Spermabildung und vielleicht mit dem Geschlechtstrieb zu tun hätten. Man könnte um so eher daran denken, da ja bekanntlich bei Tuberkulösen der Geschlechtstrieb lange sogar verstärkt erscheint und wir gerade bei diesen Kranken die Kristalloide so reichlich finden. Allein mir will eine derartige Hypothese doch allzu kühn erscheinen."

1902 haben Mosselmann und Rubay der Vermutung Ausdruck gegeben, daß die Zwischenzellen die Entwicklung der sekundären Geschlechtscharaktere beeinflussen.

Ausgedehnte, auf größeren morphologischen und experimentellen Untersuchungsreihen fußende Arbeiten über diesen Gegenstand verdanken wir vor allem Ancel und Bouin, welche mit aller Schärfe den Gedanken präzisieren, daß die dem Hoden in toto zugesprochene Einwirkung auf den Organismus der Glandula interstitialis zukomme.

In der Folge haben wir in einer Reihe von Arbeiten den Einfluß der Zwischensubstanz als einer Drüse mit innerer Sekretion sowohl auf die sekundären Geschlechtsmerkmale als auch auf die anderen Drüsen mit innerer Sekretion studiert.

In allerjüngster Zeit wurden durch Kyrle die interstitiellen Zellen mit der Regeneration des Hodenparenchyms in Zusammenhang gebracht.

Über die Morphologie der Zwischenzellen herrscht unter allen Autoren Übereinstimmung. Die erste von Leydig stammende Beschreibung lautet: „Aus der vergleichenden Histologie des Hodens hat sich ergeben, daß außer den Samenkanälchen, Gefäßen und Nerven sich noch ein konstanter Bestandteil im Säugetierhoden findet. Eine zellenähnliche Masse nämlich, welche, wenn sie nur in geringer Menge vorhanden ist, dem Laufe der Blutgefäße folgt, die Samenkanälchen aber allenthalben einbettet, wenn sie an Masse sehr zugenommen hat. Ihr Hauptbestandteil sind Körperchen von fettartigem Aussehen, in Essigsäure und Natrium causticum unveränderlich, farblos oder gelblich gefärbt; sie umlagern helle, bläschenförmige Kerne und ihre halbflüssige Grundmasse mag sich auch wohl zu einer Zellenmembran verdichten, wenigstens sieht man bei manchen Säugetieren um den ganzen Körnerhaufen eine scharfe Kontur, auch ist bisweilen der ganze Habitus so, daß man von einer fertigen Zelle sprechen kann."

In späteren Arbeiten ist dieser Befund von Leydig entsprechend der verfeinerten histologischen Untersuchungstechnik erweitert und ergänzt worden.

Die Zwischenzellen stellen in vollentwickeltem Zustande epithelzellenähnliche Gebilde dar, welche teils in Haufen oder Strängen, teils vereinzelt im Hodenbindegewebe liegen. Die einzelne Zelle hat einen Durchmesser von etwa 20 μ und einen runden bis elliptischen, meistens exzentrisch gestellten Kern. Das Chromatinnetz des Kernes ist spärlich, mit einem, manchmal zwei Kernkörperchen versehen. Das Protoplasma des Zelleibes ist feinkörnig und enthält, nach Lenhossék, ein doppeltes Zentralkörperchen. Durch Extraktion des in der Zwischenzelle vorhandenen, verschieden stark entwickelten Fettes, erhält die Zwischenzelle einen wabigen Bau. Außer Fett enthält die Zwischenzelle, wie Reinke für den menschlichen Hoden nachgewiesen hat, nadelförmige kristallähnliche Körper, ein Vorkommen, welches von anderen Autoren (Lubarsch, Lenhossék, Bardeleben) bestätigt wurde.

Vorkommen der Zwischenzellen.

Schon Leydig wies darauf hin, daß die Zwischenzellen im Hoden der Säugetiere vorkommen, hat sie aber auch bei Lacerta agilis beschrieben. Aus späteren Untersuchungen, speziell von Friedmann, erhellt, daß die Säugetiere, die Vögel und die Anuren Zwischenzellen besitzen. Bei den Säugetieren wurden sie beim Rind, Schwein, Pferd, Hirsch, Damhirsch, Hund, Dachs, Katze, Maus, Ratte, Hasen, Kaninchen, Eichhörnchen, Maulwurf, schließlich bei den Fledermäusen nachgewiesen.

Wir haben das Vorkommen der Zwischenzellen auch beim Rehbock beobachtet.

Die in der Literatur vorhandenen Angaben betonen, daß die Zwischenzellen bei manchen Tieren besonders stark entwickelt sind, während bestimmte Tiergattungen nur spärliche Zwischenzellen aufweisen. Besonders mächtig entwickelt sind, nach der Aussage von Leydig, Regaud, Ancel und Bouin, die Zwischenzellen beim Eber und beim Hengst, eine Angabe, welche wir bestätigen können, gut entwickelt ist die Zwischensubstanz beim Maulwurf und bei der Ratte.

Der Grad dieser Entwicklung hängt vom Alter des Tieres, weiter von der Jahreszeit, endlich von pathologischen Verhältnissen ab. So hat schon Hansemann berichtet, daß die Zwischensubstanz des Murmeltieres während des Winterschlafs fast vollständig verschwinde, um im Sommer wieder aufzutreten. Bei den Raniden ist, nach Friedmann, ein interstitielles Gewebe während des Winters überhaupt nicht vorhanden, es regeneriert sich aber im Sommer immer wieder. Regaud hat bereits darauf hingewiesen, daß die Zwischensubstanz bei Talpa in den Monaten Juni und Juli stark entwickelt, im Dezember nur auf einzelne Zellen beschränkt ist; eine Angabe, die durch Lécaillon Bestätigung fand.

Wir haben den zyklischen Ablauf in der Entwicklung des Maulwurfhodens studiert und hierbei einen Saisondimorphismus des Hodens beschrieben, der ein wechselndes Verhalten in der Ausbildung der Samenkanälchen und des Zwischengewebes, je nach den Jahreszeiten, beinhaltet.

Die von den meisten Autoren gelieferten Angaben über den Entwicklungsgrad der Zwischensubstanz bei den verschiedenen Tieren sind zum Teile deshalb unverläßlich, weil nicht vermerkt ist, aus welcher Jahreszeit das betreffende Tier stammte, das sie auf das Verhalten seiner Zwischensubstanz untersucht haben. So würde beispielsweise jemand, der die Untersuchung des Maulwurfhodens aus den Monaten Januar oder Februar vornimmt, zu der Anschauung kommen, daß bei diesem Tiere die Zwischensubstanz nur spärlich entwickelt ist, während, wie oben erwähnt, ihre Ausbildung zyklischen Veränderungen unterworfen ist. Man ist auf Grund der vorliegenden Angaben und unserer eigenen Untersuchungen zu der weiteren Aussage berechtigt, daß der Entwicklungsgrad der Zwischensubstanz in einem korrelativen Verhältnis zum Entwicklungszustand der Samenkanälchen stehe. Da die Samenkanälchen selbst zur Zeit der Brunst am mächtigsten entwickelt sind, so wird der jeweilige Zustand, in welchem man die Zwischensubstanz vorfindet, davon abhängen, ob man die Untersuchung zwischen zwei Brunstperioden oder in einer solchen vornimmt. Denn die unter Umständen mächtige Vergrößerung der Hoden zur Zeit der Brunst erfolgt durch die Proliferation der Samenkanälchen (d. i. des generativen Anteils der Keimdrüsen im Sinne von Tandler und Grosz) zu ungunsten der Zwischensubstanz, während in der Zeit zwischen den Brunstperioden die Zwischensubstanz mächtig zunimmt unter gleichzeitiger Rückbildung des generativen Anteiles.

Diese Abhängigkeit von den Brunstperioden manifestiert sich vor allem bei solchen Lebewesen, bei welchen die einzelnen Brunstperioden durch lange zeitliche Intervalle getrennt sind, verschwindet aber immer mehr, je mehr die einzelnen Brunstzeiten sich einander nähern und ist dort, wo die Spermiogenese eine ununterbrochene ist, wie beispielsweise beim Menschen, überhaupt nicht mehr nachweisbar.

Die eben besprochene Abhängigkeit des Entwicklungsgrades der Zwischensubstanz von der Brunst ist bisher nicht gewürdigt worden.

Die erhobenen quantitativen Veränderungen wurden ausnahmslos auf die Jahreszeit oder auf eine dem betreffenden Tiere zukommende Eigentümlichkeit bezogen.

Dagegen stimmen alle Autoren, so weit sie auf diesen Umstand geachtet haben, darin überein, daß der Entwicklungsgrad der Zwischensubstanz mit dem Alter des Individuums in engem Zusammenhange stehe; die mächtige Ausbildung der Zwischensubstanz beim Embryo wird vielfach hervorgehoben, ebenso die Tatsache, daß im Hoden des jugendlichen Individuums die Zwischenzellen besonders reichlich vertreten sind, um mit zunehmendem Alter allmählich spärlicher zu werden.

So finden wir beispielsweise beim menschlichen Neugeborenen die Zwischensubstanz reichlich entwickelt. Kasai nennt diese Art der Zwischensubstanz „ruhende Zwischenzellen" und sagt von ihnen aus, daß sie durch das ganze Kindesleben hindurch bestehen. Erst beim Pubertätseintritt nehmen sie an Zahl bedeutend zu. Thaler erwähnt, daß in einem Stadium, in welchem die Tubuli noch ganz den kindlichen Typus aufweisen, sich die ersten Zeichen der eintretenden Pubertät in einer deutlichen Vermehrung der Zwischenzellen dokumentieren. Schon Hansemann hat darauf hingewiesen, daß die Zwischenzellen bis zum 14. und 15. Lebensjahre eine mächtige Entwicklung zeigen, um von da an abzunehmen und bestätigt damit, gleich Hofmeister, die Ansicht Koellikers, daß die Zwischensubstanz gerade in den Pubertätsjahren mächtig entwickelt sei.

Daß gleicherweise die Zwischensubstanz an jugendlichen Tieren mächtig entwickelt ist, ist eine von den verschiedensten Autoren einmütig erhobene Tatsache, welcher um so mehr Bedeutung zukommt, als hier ein Streit darüber, ob es sich um eine physiologische oder pathologische Bildung handle, wohl kaum entstehen kann.

Theorien über die Zugehörigkeit der Zwischenzellen respektive deren Funktion.

Schon Leydig macht darauf aufmerksam, daß die Zwischenzellen in dem die Samenkanälchen verknüpfenden Bindegewebe gelegen sind und ein eigentümliches Fett enthalten. Über ihre Zugehörigkeit zu einer bestimmten Gewebsform äußert er sich allerdings nicht, während Koelliker die Zwischenzellen als „ähnlich denen, die im embryonalen Bindegewebe vorkommen" beschreibt. Henle und nach ihm Harvey machen auf die Ähnlichkeit dieser Elemente mit nervösen Gebilden aufmerksam. Letzterer rechnet die Zwischenzellen zu den nervösen Elementen und mutet ihnen eine bezügliche Funktion zu.

Ihre Zugehörigkeit zum Bindegewebe wurde besonders von Waldeyer in seiner Arbeit über die Bindegewebszellen vertreten. Er rechnet „die Zellen der sogenannten Zwischensubstanz des Hodens in die Kategorie der großen runden protoplasmareichen Bindesubstanzzellen, der Plasmazellen", eine Ansicht, welcher sich auch Stieda anschließt. Später hat auch Hansemann nachzuweisen versucht, daß die Zwischenzellen der Reihe der Bindesubstanzen angehören und betont, daß diese Zellen nicht einfach zum Stützgewebe des Hodens gehören, sondern ein bestimmtes Organ mit einer veränderlichen physiologischen Funktion darstellen. Er zieht hierbei eine Parallele zwischen ihnen und der Winterschlafdrüse mancher Tiere und verweist endlich darauf, daß gewisse Sarkome von der Zwischensubstanz ihren Ausgang nehmen. Friedmann präzisiert seine Ansicht in dem Satze: „Die interstitiellen Zellen des Hodens sind unzweifelhaft bindegewebiger Abkunft" und hebt hervor, daß sich alle Übergänge zwischen gewöhnlichen Bindegewebszellen und typischen interstitiellen Zellen nachweisen lassen, wie dies schon Hofmeister und Plato angegeben haben.

Während diese Forscher sich wohl mit der Abkunft des Zwischengewebes, nicht aber mit der Funktion desselben beschäftigten, oder, wie Hansemann, eine physiologische Funktion wohl vermuteten, die Art derselben aber nicht näher präzisierten, haben Plato und nach ihm eine Reihe von Autoren die Meinung vertreten, daß die Zwischenzellen Hilfsorgane für die Spermatogenese darstellen. Plato nannte die Zwischenzellen ein „für die Spermatogenese wichtiges trophisches Hilfsorgan", welches das für die Ernährung der reifenden Samenfäden nötige Fett resorbiert und aufspeichert. Er beschreibt beim Kater in den Wandungen der Tubuli Kanälchen, welche die interstitiellen Zellen mit den Sertolischen Zellen verbinden und für den Transport des Fettes dienen sollen. Er spricht dann weiter von einer von den interstitiellen Zellen gegen die Tubuli stattfindenden Fettströmung.

Während also Plato an eine direkte Einverleibung des Fettes in die Tubuli glaubt, ist v. Bardeleben der Meinung, daß die einzelnen Zwischenzellen die Wandung der Tubuli durchwandern und sich in Stützzellen umbilden. Als Beleg für seine Ansicht führt dieser Autor an, daß er in beiden Zellarten Fett, Kristalle und Pigment nachweisen konnte.

v. Lenhossék wieder betrachtet die Zwischenzellen als Elemente, welchen die Fähigkeit innewohnt, die dem Hoden durch seine Gefäße zugeführten Nahrungsstoffe in Zeiten der Ruhe aufzuspeichern, um dann dieselben in gelöstem Zustande der Lymphe und durch deren Vermittlung den bei der Spermatogenese beteiligten Elementen zu übergeben.

Beißner bestreitet zunächst die Notwendigkeit des Fettes in den Zwischenzellen für die Spermatogenese, stimmt weiter auch der „Fettkörnchenströmung" Platos nicht bei, sondern ist der Meinung, daß, falls überhaupt von einer Fettaufnahme seitens der Sertolischen Zellen die Rede sein könne, diese in ähnlicher Weise wie die Fettresorption im Darme zustande komme. Man müßte auch hier annehmen, daß feinste Protoplasmafäden, Pseudopodien, aus dem Kutikularsaum der Sertolischen Zellen Fettkörnchen ergreifen und diese in die Zellen hineinziehen.

Während beim männlichen Individuum die Unterscheidung von generativem und innersekretorischem Anteile der Geschlechtsdrüse, entsprechend dem anatomischen Aufbau derselben eine relativ einfache ist, gestaltet sich die Abgrenzung der entsprechenden Anteile an der weiblichen Keimdrüse viel schwieriger und zwar deshalb, weil hier nach Ausstoßung des generativen Produktes der zurückbleibende Anteil desselben seinen morphologischen Charakter ändert und sich in seinem Aufbau jenem des übrigen innersekretorischen Gewebes nähert. Der generative Anteil des Eierstockes wird durch die Follikel repräsentiert. Das Produkt sind die Ovula, wenn sie auch ebensowenig wie die Spermatozoen als Sekretionsprodukt angesprochen werden können. Während aber bei den Canaliculi seminiferi die nach der Spermatogenese zurückbleibenden Zellbestandteile teils aus den Vorläufern der nächsten Spermatozoengeneration, teils aus Stütz- oder Auxiliärzellen bestehen, welche nach unseren bisherigen Kenntnissen entweder unverändert bleiben, wie z. B. die Sertolischen Zellen, oder auf die zukünftige Spermatogenese zielstrebig gerichtete Veränderungen aufweisen, sehen wir, daß die bei der Ovulation zurückbleibenden Zellbestandteile des generativen Apparates zunächst eine progressive Veränderung erfahren und damit temporär in den Dienst der dem Ovarium inhärenten innersekretorischen Funktion treten, um erst später der Rückbildung zu verfallen (Corpus luteum, Corpus albicans). Durch diesen Vorgang erscheint der innersekretorische Anteil der weiblichen Keimdrüse sowohl in morphologischer als auch in physiologischer Richtung kompliziert, denn die Eierstockdrüse besitzt außerdem die den Leydigschen Zellen des Testikels homologen Zellbestandteile, denen gleichfalls eine innersekretorische Tätigkeit zugesprochen werden muß.

Aus dem Gesagten ergibt sich demnach, daß eine Würdigung der morphologischen und funktionellen Eigenschaften des innersekretorischen Apparates der weiblichen Keimdrüse Rücksicht nehmen muß auf die Anatomie und Physiologie des Corpus luteum, weiter auf jene der interstitiellen Zellen des Eierstockes.

Corpus luteum.

Das Corpus luteum kommt bei allen Säugetieren vor. Da die makroskopische und mikroskopische Anatomie des Corpus luteum als bekannt vorausgesetzt werden kann, ist es überflüssig, dieselbe hier abzuhandeln. Für unsere Betrachtung genügt es, darauf hinzuweisen, daß die das Corpus luteum zusammensetzenden Zellen, die Luteinzellen, als epitheloide Gebilde die morphologischen Charaktere von Zellen mit innerer Sekretion aufweisen. Sie ähneln, wie bekannt, den Zellen der Nebennierenrinde und jenen der Epithelkörperchen. Über ihre Abstammung besteht bis zum heutigen Tage insoferne keine Übereinstimmung, als ein Teil der Autoren sich der 1827 von Baer geäußerten Ansicht, daß die Luteinzellen von der inneren Thekaschicht abstammen, also bindegewebiger Natur seien, anschloß, während andere Autoren der zuerst von Bischoff und Pflüger vertretenen Meinung vom epithelialen Ursprung der Luteinzellen beigetreten sind. Die letztere Anschauung hat in jüngster Zeit besonders durch die Untersuchungen von Sobotta an Anhängerschaft gewonnen. Für uns ist die Entscheidung, ob die Luteinzellen aus epithelialen Gebilden oder aus Elementen der Bindegewebsreihe hervorgehen, nicht von einschneidender Bedeutung. Sie käme nur in Betracht wegen der Homologisierung mit den Leydigschen Zellen der männlichen Keimdrüse.

Die Granulosaelemente stammen schließlich von denselben Zellen ab, von welchen sich die Zwischenzellen herleiten. Dies ergibt sich aus der Entwicklung der Zwischenzellen und aus dem Vergleich mit den Thekaluteinzellen der atretischen Follikel und der interstitiellen Drüse.

Einer der ersten Autoren, welcher die Frage nach der Funktion des Corpus luteum aufwarf, scheint Clark gewesen zu sein. Er gab der Meinung Ausdruck, das Corpus luteum habe die Aufgabe, die Zirkulation im Ovarium aufrecht zu halten.

Die heute fast allgemein akzeptierte Ansicht, daß das Corpus luteum eine Drüse mit innerer Sekretion sei, stammt nach der Angabe Fränkels von Gustav Born, dem Breslauer Embryologen. Das Corpus luteum verum graviditatis, äußerte sich Born, müsse nach seinem histologischen Bau und Entwicklungsgang eine Drüse mit innerer Sekretion sein, ausgestattet mit der Funktion, die Ansiedlung und Entwicklung des befruchteten Eies im Uterus zu veranlassen. Allerdings zitiert Fränkel in einer späteren Arbeit einen Aufsatz von Prenant aus dem Jahre 1898, in welchem schon dieser Autor das Corpus luteum als eine Drüse mit innerer Sekretion anspricht. Fränkels Verdienst ist es, die von Born ausgegangene Anregung durch Experimente gestützt und dadurch der bezüglichen Forschung neue Bahnen gewiesen zu haben. Fränkel vindiziert dem Corpus luteum eine ganze Reihe physiologischer Funktionen. Es bewirke in den Generationsjahren den erhöhten Ernährungszustand des Uterus, sowie die vierwöchentlichen zyklischen Hyperämien desselben. Eine Folge seiner innersekretorischen Tätigkeit sei einerseits die Insertion und Entwicklung des Eies, anderseits, falls die Befruchtung des Eies unterbleibt, die Menstruation.

Das Fehlen der Corpora lutea bedinge die Atrophie des Uterus und das Ausbleiben der Menses.

Der Zustand des Uterus vor der Pubertät und nach der Klimax sei auf die fehlende Wirkung des Corpus luteum zu beziehen.

Gerade die Einwirkung des Corpus luteum auf den Uterus, weiter auf die Nidation des Eies und die Erhaltung der Gravidität war und ist Gegenstand lebhafter wissenschaftlicher Kontroversen, auf welche hier einzugehen schon aus dem Grunde überflüssig ist, weil sie die Frage der sekundären Geschlechtscharaktere nicht berühren. Nur was die Abhängigkeit der Menstruation betrifft, sei bemerkt, daß Ancel und Villemin sich der Anschauung Fränkels anschließen, während Skrobanski meint, daß das Ovarium gerade mit Ausschluß des Corpus luteum die Menstruation auslöse und Prenant wieder die Anschauung vertritt, daß das Corpus luteum dazu diene, die Ovulation zu verhindern.

Wir möchten bezüglich des Zusammenhanges zwischen Menstruation und Corpus luteum folgende Tatsache, auf die wir schon an anderer Stelle hingewiesen haben, anführen. Man ist wohl berechtigt, die Brunst oder das Rindern der Kuh mit der Menstruation des menschlichen Weibes zu vergleichen. Es ist nun bekannt, daß bei der Kuh, welche regelmäßig in einem Zyklus von 21 Tagen rindert, die Brunst dann ausbleibt, wenn das Corpus luteum der letzten Brunst sich nicht zurückbildet. Die Persistenz des Corpus luteum ist durch die Palpation einwandsfrei nachweisbar. Die Tierärzte pflegen nun in solchen Fällen das Corpus luteum persistens zu zerdrücken und geben übereinstimmend an, daß nach einem solchen Eingriff die Kuh innerhalb drei bis vier Tagen rindert. Es läßt sich wohl aussagen, daß dieses unzählige Mal ausgeführte Experiment für den Zusammenhang zwischen Corpus luteum und Menstruation dahin verwertet werden kann, daß die Persistenz des Corpus luteum zum Ausbleiben der nächsten Menstruation führt.

Aus den Angaben Fränkels geht hervor, daß das Corpus luteum auf den Zustand des Genitalapparates einwirkende Hormone erzeugt; wenn wir uns auch vorstellen können, daß die innersekretorischen Produkte eines bestimmten Zellkomplexes gleichsam elektiv nur auf ein Organ ihre Wirkung ausüben, so gilt dies bezüglich des Corpus luteum vielleicht für die Nidation des Eies und die damit verbundenen Veränderungen der Uterusschleimhaut, keinesfalls aber für die Menstruation, denn diese kann ja nicht als ein auf das Genitale beschränkter Vorgang angesehen werden. Das Corpus luteum als innersekretorische Drüse beeinflußt daher den ganzen Körper, wie schon aus den die Menstruation begleitenden Veränderungen der verschiedenen Organe hervorgeht.

Außer dem Corpus luteum finden sich im Eierstocke zelluläre Elemente, welche morphologisch den Leydigschen Zellen des Hodens entsprechen. Auch die morphologische Ähnlichkeit der interstitiellen Zellen des Ovariums mit den Luteinzellen des Corpus luteum spricht für die Annahme, daß beide Zellarten eine gleichartige Funktion besitzen. Hierzu kommt, daß die bei der physiologischen Follikelatresie entstehenden Elemente eine weitgehende morphologische Ähnlichkeit mit den Zellen der interstitiellen Drüsen des Eierstockes zeigen, ja die Untersuchungen einer Reihe von Autoren haben ergeben, daß die Zwischenzellen Derivate der Theka des atresierenden Follikels darstellen.

Wenn die ganze Frage nach der Morphologie und Entwicklungsgeschichte der Zwischenzellen des Eierstockes noch nicht in allen Punkten beantwortet ist, so liegt dies vor allem an den komplizierten Vorgängen der Follikelatresie, welche im Hinblick auf die Entstehung der Zwischenzellen bisher noch zu wenig studiert wurde.

Hierzu kommt noch, daß die interstitiellen Zellen bei einzelnen
Spezies der Säuger besonders mächtig entwickelt sind, in drüsenähn-
lichen Aggregaten beisammen liegen, während sie bei anderen zerstreut
über das ganze Ovarialstroma nur spärlich zu finden sind. Diese Tatsache hat Veranlassung zu der Angabe gegeben, daß die interstitielle
Drüse des Eierstockes keineswegs ein konstantes Gebilde darstelle,
eine Annahme, welche dazu benützt wurde, die funktionelle Wertigkeit
dieser Gebilde nur gering anzuschlagen.

Das Aussehen der interstitiellen Zellen des Eierstockes entspricht
im wesentlichen dem der Luteinzellen. Es handelt sich um die bekannten
großen polyedrischen Zellen mit gekörntem Protoplasma, in welchem
fettähnliche Körnchen eingelagert sind. Der Kern ist relativ klein,
liegt meist nicht zentral und ist chromatinarm. Die Zellen haben,
gleich den Luteinzellen, einen Stich ins Gelbliche und ähneln auch hie-
durch den Zwischenzellen des Hodens mancher Tierspezies. Ebensowenig, wie bei den letzteren, gelingt es hier, Kernteilungsfiguren nachzuweisen.

Bevor wir der Abstammung und der Funktion der Zwischenzellen
des Eierstockes näher treten, wollen wir das Vorkommen dieser Gebilde
bei den Säugern kurz berücksichtigen.

Entdeckt wurden die Zwischenzellen des Eierstockes von
Pflüger bei der Katze und beim Hunde (1863). In der Folge wurden
sie entweder als konstant oder als nur während der Brunst oder im
Jugendzustand vorhanden bei den verschiedensten Spezies nachgewiesen. So von Born beim Pferdeembryo, von Mac Leod beim
Maulwurf, von Cesa Bianchi bei Winterschlaftieren, von Limon,
Janosik und Harz bei der Ratte, beim Kaninchen, bei der Maus,
von letzterem beim Schaf, bei der Kuh, Schwein und Affen; schließlich
auch beim Menschen, hier auch von Seitz und Wallart.

Fränkel hat Marsupialier, Ungulatae, Carnivora, Rodentia, In-
sectivora, Cheiropterae und Affen auf das Vorkommen der Zwischenzellen untersucht und gefunden, daß sich in keiner der untersuchten
Ordnungen die interstitielle Drüse bei allen Spezies findet, weiter,
daß eine solche vor allem dem Menschen und den menschenähnlichen
Affen fehle. Außer dieser hohen Inkonstanz bemerkt er noch, daß
auch die Ausbreitung und das Aussehen derselben außerordentlichen
Schwankungen unterworfen seien. Ein Teil dieser beobachteten Inkonstanz des Vorkommens erklärt sich unserer Meinung nach eben
dadurch, daß die wechselseitige Beziehung zwischen interstitiellen
Zellen und den bei der Follikelatresie auftretenden Luteinzellen zu
wenig Berücksichtigung fand. Wir werden auf diese Frage zurückkommen, sobald wir die Abstammung der Zwischenzellen erörtert
haben. So wie die Abstammung der interstitiellen Hodenzellen die
divergentesten Anschauungen gezeitigt hat, können wir auch bei den
Zwischenzellen des Eierstockes eine Fülle von Hypothesen verzeichnen.
Der erste, der sich über diesen Punkt äußerte, war Schroen (1863),
der die Zwischenzellen als zugrunde gehende gelbe Körper ansah. His

nannte sie Kornzellen und hielt sie, wie später Waldeyer, für Wander-
zellen, während sie Tourneux, der diese Zellen mit den Leydigschen
Zellen des Hodens analogisierte, aus den präexistenten Bindegewebszellen hervorgehen läßt. Schulin bezeichnet sie als epitheliale Gebilde, Harz als Abkömmlinge der Glomeruli der Urniere, Chiarugi
als solche des Wolffschen Körpers. Plato und Coert schließen sich
der Meinung Tourneux' an, während Limon als erster sie aus den
Zellen der Theca interna des atretischen Follikels ableitet, dessen Histogenese bereits Koelliker studiert hatte. In der Folge schließen sich der
Limonschen Ansicht Bouin, später Rabl, v. Ebner, Cohn, Seitz,
Fränkel, Schäffer an, so daß die heute allgemein geltende Lehre
wohl dahin geht, daß die interstitiellen Zellen des Eierstockes entweder
identisch sind mit den Luteinzellen des atretischen Follikels, welche
Seitz als Thekaluteinzellen (zum Unterschiede von den Granulosa-
luteinzellen Pfannenstiels im Corpus luteum) bezeichnet hat, oder
zumindest von denselben abstammen. Ob diese Quelle als die einzige
für die Entstehung der Zwischenzellen zu betrachten ist, muß vorläufig eine offene Frage bleiben. Keinesfalls aber kann es für die Funktion eines Zellkomplexes maßgebend sein, ob er von einer bindegewebigen Hülle der Theca externa begrenzt ist oder ob die einzelnen Elemente im Stroma ohne eine solche Abgrenzung liegen, so gerechtfertigt
es auch vom morphologischen Standpunkte sein mag, einen solchen
Zellkomplex im ersteren Falle als atresierenden Follikel, im letzteren
Falle als interstitielle Drüse anzusprechen.

Unter diesem Gesichtspunkte erscheint es möglich, die Befunde
einzelner Autoren, vor allem jene von Fränkel und Schäffer, über die
Inkonstanz des Zwischengewebes in den Ovarien dahin zu interpretieren,
daß bei Tieren, bei welchen eine typische interstitielle Drüse nicht gefunden wird, die Desaggregation des atresierenden Follikels ausgeblieben
ist. Hierzu kommt noch, daß allem Anscheine nach die Follikelatresie
bei den verschiedenen Spezies unter differenten Bildern abläuft. Insolange demnach die Untersuchungen über die interstitielle Eierstocksdrüse diese Punkte nicht genügend berücksichtigen, muß eine endgültige Entscheidung dieser Frage vertagt werden.

Wir wollen nunmehr die in der Literatur vorhandenen Angaben
über die wechselnde Ausbildung des Zwischengewebes und über die
Beziehungen zum Corpus luteum anführen.

Schon Born hat darauf aufmerksam gemacht, daß die interstitielle
Drüse beim Pferd im Embryonalleben besonders mächtig entwickelt
sei und nach der Geburt sich mehr und mehr zurückbildet, während
Limon bei seinen Untersuchungen zu dem Ergebnisse gelangt, daß
die Zwischenzellen zur Zeit der Pubertät besonders zunehmen, eine
Angabe, die Bouin dahin ergänzt, daß sie im Alter sich zurückbilden.
Regaud und Dubreuil geben an, daß die interstitielle Drüse im
Frühling bei vielen Tieren besonders stark entwickelt sei, weiter, daß
der Entwicklungsgrad derselben in einer gewissen Abhängigkeit von
rein äußerlichen Verhältnissen insoferne stehe, als dauernde Isolierung
des Tieres eine Rückbildung der Drüse bedinge.

Zu einer ganz eigenartigen Auffassung des gegenseitigen Verhältnisses zwischen Corpus luteum und Glandula interstitialis gelangen Bouin und Ancel. Sie unterscheiden bezüglich der Ovulation und der sich anschließenden Bildung der Corpora lutea zwei Gruppen von Tieren. In der ersten Gruppe trete die Ovulation spontan ein, so beim Menschen, bei den Primaten, beim Hund, bei der Stute, beim Schwein und bei der Kuh, während bei der zweiten Gruppe die Ovulation erst durch den Koitus ausgelöst werde. Hierher gehören das Kaninchen, das Meerschweinchen, die Maus, die Katze. Die Vertreter der ersten Gruppe haben ein Corps jaune périodique und gegebenenfalls ein Corps jaune gestatif, jene der zweiten Gruppe ein Corps jaune gestatif und eine Glande interstitielle, letztere fehlt aber bei der ersten Gruppe.

Bouin und Ancel kommen zur Ansicht, daß das Corps jaune périodique und die Glande interstitielle homologe Organe darstellen. Diese von Bouin und Ancel gegebene Einteilung wird von Schäffer bezweifelt.

Bezüglich der Funktion der interstitiellen Zellen äußerte schon Pflüger, daß dieses Gewebe dazu diene, durch Degeneration für die Follikelentwicklung Platz zu schaffen oder den Follikeln Nährmaterial zuzuführen, während Paladino die Wirksamkeit dieses Gewebes in der Regeneration des Ovarialparenchyms erblickt. Die von Tourneux durchgeführte morphologische Homologisierung der interstitiellen Eierstockszellen mit jenen des Hodens veranlaßte Plato ihnen die gleiche Funktion zuzuweisen. Sie sollten ebenfalls Fett an das Ei abgeben. Den Gedanken, daß es sich hier um eine Drüse mit innerer Sekretion handle, hat wohl Limon zuerst präzisiert, wenn er auch ihre Funktion zunächst als eine dunkle bezeichnete. Cesa Bianchi hat die Drüse mit dem Geschlechtstrieb und den sekundären Geschlechtscharakteren in hypothetischen Zusammenhang gebracht, eine Ansicht, die auch von Bouin und Ancel geäußert wurde. Erwähnt sei noch, daß Tourneux die im Maulwurfovarium mächtig entwickelte Glandula interstitialis als den männlichen Anteil der ursprünglich hermaphroditisch angelegten Keimdrüse anspricht.

Aus jüngster Zeit stammende Untersuchungen von Elisabeth Wolz kommen zu dem Ergebnisse, daß die Funktion der Theca interna-Zellen eine doppelte ist. Einmal die eines Nährstoffreservoirs für die Granulosa, sodann die einer Drüse mit innerer Sekretion.

Die im vorausgehenden durchgeführte kritische Sichtung des die Zwischenzellen betreffenden Tatsachenmateriales führt zu dem Schlusse, daß in den Keimdrüsen neben dem generativen Anteile noch ein zweiter, wichtiger Abschnitt vorhanden ist, der entsprechend seinem Aussehen, der Konstanz seines Vorkommens und der wechselnden Höhe seiner Ausbildung als ein innersekretorischer Apparat mit dem Sexus in Zusammenhang zu bringen ist. Zweifellos waren es die morphologischen Charaktere der Zwischengewebselemente, welche den ersten Beobachtern den Gedanken aufdrängten, daß es sich hier um innersekretorische Apparate handle. Diese Ähnlichkeit mit Elementen, welche als innersekretorische erkannt sind, genügt natürlich nicht für eine strikte Analogisierung der Zwischenzellen hinsichtlich ihrer Wirkungssphäre, es ist vielmehr notwendig, zur Stütze dieser Hypothese experimentelle und biologische Beweise herbeizuschaffen. Um die Wirksamkeit der Zwischenzellen experimentell zu prüfen, muß man ihren Einfluß nach Entfernung des generativen Anteiles der Keimdrüse beobachten, des weiteren unter Schonung des generativen Anteiles die Zwischenzellen ausschalten und die hieraus folgenden Veränderungen feststellen. Der letztere Weg ist vorläufig ungangbar.

Wir müssen uns daher auf den ersteren Weg beschränken und teils durch Experimente, teils durch die Beobachtung gegebener natürlicher Bedingungen feststellen, wie sich der Einfluß der Keimdrüse nach Ausschaltung des generativen Anteiles gestaltet.

Der experimentelle Weg ist erstens der der Röntgenisation der Keimdrüsen, zweitens, wenigstens für die männliche Geschlechtsdrüse, die Unterbindung des Ductus deferens, drittens die Transplantation.

Die Beobachtung der natürlichen Bedingungen umfaßt erstens das Verhalten der interstitiellen Zellen bei Kryptorchismus, zweitens das Verhalten dieser Elemente in den Brunstperioden.

Röntgenbestrahlung der Keimdrüsen.

In der Röntgenbestrahlung der Keimdrüsen steht uns ein Mittel zur Verfügung den generativen Anteil auszuschalten, ohne hierbei den innersekretorischen wesentlich zu schädigen. Die Tatsache, daß durch die Röntgenbestrahlung die Hodenkanälchen und die Ovula geschädigt werden, während die interstitiellen Zellen erhalten bleiben, ist schon seit längerer Zeit bekannt. Wir haben diese Erfahrung benützt, um die alleinige Wirkung der Zwischensubstanz auf die sekundären Geschlechtsmerkmale zu studieren, und zwar am Rehbock, der durch besonders auffallende Geschlechtsmerkmale hierzu in hervorragender Weise qualifiziert ist. Albers-Schönberg hat im Jahre 1903 darauf aufmerksam gemacht, daß bei intensiver Röntgenbestrahlung Kaninchen oder Meerschweinchen die Potentia generandi verlieren, während die Potentia coeundi erhalten bleibt. Die histologische Untersuchung, welche Frieben an den Testikeln der von Albers-Schönberg bestrahlten Tiere ausführte, ergab Schwund der Epithelien in den Hodenkanälchen und vollkommenen Mangel der Spermatogenese. Buschke und Schmidt zeigten in der Folge, daß Spermatozyten und Spermatiden zugrunde gehen, während die Sertolischen Zellen erhalten bleiben. Bergonié und Tribondeau haben in einer Reihe von Arbeiten die schon bekannten Befunde bestätigt und dahin ergänzt, daß die Zwischenzellen intakt bleiben und daß der Grad der Devastation einerseits von der individuellen Reaktion der Versuchstiere, andererseits von der Dosis abhänge. 1906 äußerte Villemin die Ansicht, daß er auf Grund des Röntgenexperimentes die sichere Überzeugung hege, daß nur die Zwischenzellen des Hodens eine innersekretorische Tätigkeit entfalten. Auf eine Reihe weiterer Arbeiten, die sich damit beschäftigen, die Einwirkung der Röntgenstrahlen auf die Lebensfähigkeit der Spermatozoen zu studieren, braucht hier nicht weiter Rücksicht genommen werden. Erst Hoffmann und Herxheimer haben dem Verhalten der Zwischenzellen im röntgenisierten Hoden Aufmerksamkeit geschenkt und sind hiebei zur Ansicht gelangt, daß die sich entwickelnde Hyperplasie der Zwischenzellen eine Folge der Atrophie der Hodenkanälchen darstellt. Den Untersuchungen von Simmonds entnehmen wir, daß trotz starker Röntgenisation einzelne Kanälchen intakt bleiben, von welchen die später erfolgende Regeneration ausgehen könne. Aus der Hyperplasie der Zwischenzellen schloß dieser Autor auf ein vikariierendes Eintreten derselben für die zugrunde gehenden Samenzellen im Sinne der inneren Sekretion. Nach unseren Experimenten, welche bis auf den Anfang des Jahres 1907 zurückreichen und weiter unten ausführlich dargelegt werden sollen, hat auch Kyrle ähnliche Versuche an Hunden durchgeführt. Kyrle unterscheidet an dem durch Röntgenstrahlen geschädigten Hoden zwei Prozesse, einen Degenerationsprozeß und einen regenerativen Vorgang. Die Epithelien der Hodenkanälchen werden von beiden Vorgängen betroffen, während die Hodenzwischenzellen nur einen regenerativen Prozeß erkennen lassen. Der in den Kanälchen sich abspielende degenerative Prozeß bringt riesenzellenartige Bildungen hervor, welche mit den seinerzeit von Maximow bei der Heilung von Hodenverletzungen beschriebenen Zellen identisch sind. Wir möchten hierzu bemerken, daß wir in diesen Zellen schon deshalb nicht das Produkt eines pathologischen Vorganges, speziell einer durch die Röntgenbestrahlung hervorgerufenen Degeneration erblicken können, weil dieselben Zellen von uns in unserer Arbeit „Über den Saisondimorphismus des Maulwurfhodens" in den sich physiologischerweise rückbildenden Kanälchen beschrieben worden sind.

Bezüglich der übrigen Charaktere der röntgenisierten Hodenknälchen decken sich die Angaben Kyrles mit denen der früheren Beschreiber. Nur hinsichtlich der Sertolischen Zellen behauptet Kyrle, daß dieselben frühzeitig wuchern und so das erste Stadium der Regeneration darstellen. Hingegen ist es ihm niemals gelungen, an solchen Präparaten Spermatogonien nachzuweisen, wie dies Herxheimer und Hoffmann, weiters auch Simmonds gelang. Kyrle bestätigt die auffallende Vermehrung der Zwischenzellen und bemerkt, daß Hoden in diesem Zustande noch nicht vollkommen entwickelten Testikeln sehr ähnlich sehen. Nach ihrem Aussehen entsprechen die gewucherten Zwischenzellen den normalen in jeder Weise. Die strittige Frage, ob die Wucherung der Zwischenzellen unter Bildung von Mitosen stattfinde, beantwortet Kyrle im Sinne von Bardeleben und Hansemann und anderen dahin, daß es ihm in vielen Hunderten von Schnitten nicht gelungen sei, auch nur eine einzige Mitose aufzufinden. Aus dieser Tatsache im

Vergleiche mit dem Umstande, daß bei der Wucherung der Zwischenzellen, wie sie nach Exzision größerer Parenchymanteile des Hodens
eintritt, Mitosen in großer Zahl anzutreffen sind, schließt Kyrle auf
eine gewisse Zellschädigung des röntgenisierten Hodens. In dem Verhalten der Zwischenzellen am röntgenisierten Hoden sieht Kyrle ein
wichtiges Argument für die zuerst von Plato und Friedmann geäußerte Anschauung, daß die Zwischenzellen trophische Hilfsorgane
der Kanälchenepithelien darstellen. Wir werden auf seine diesbezüg-
lichen Argumente gegebenen Ortes zurückkommen.

Wir haben oben unsere eigenen Untersuchungen schon kurz erwähnt und wollen nun, da diese Befunde für die Argumentation hinsichtlich der Valenz der Zwischenzellen von besonderem Interesse sind,
auf dieselben des näheren eingehen.

In einem am 14. Februar 1908 in der k. k. Gesellschaft der Ärzte
in Wien gehaltenen Vortrage berichteten wir über den damaligen Stand
unserer Untersuchungen wie folgt: „Kastriert man Rehböcke, so werfen
sie, falls sie zur Zeit der Kastration ein Geweih tragen, dieses innerhalb der nächsten Wochen ab und setzen dann ein verbildetes, aber
perennierendes Geweih — Perückengeweih — auf.

Bekanntlich wird der samenbildende Anteil des Hodens durch
Röntgenstrahlen völlig vernichtet, während die Zwischensubstanz der
Bestrahlung ohne besondere Schädigung standhält. Von dieser Erfahrung ausgehend, bestrahlten wir mit Unterstützung des Kollegen
Holzknecht die Hoden von Rehböcken und überzeugten uns nach
mehreren Monaten durch die mikroskopische Untersuchung eines der
bestrahlten Testikel von der vollkommenen Zerstörung der Epithelien
der samenbildenden Kanäle. Die Zwischensubstanz war normal.

Solche Rehböcke verhalten sich bezüglich des Abwerfens und
Wiederaufsetzens des Gehörns völlig normal. Sie behalten die Epiphysenfugen nicht länger als normale Tiere, haben keine Vergrößerung
der Hypophyse, keine Thymuspersistenz.

Weitere solche Versuche auch an Hirschen und anderen Cerviden,
dann solche, bei denen die Außerfunktionsetzung der Samenkanälchen
durch andere Mittel erzielt wird, sind noch im Gange.“

Die näheren Daten dieser Röntgenversuche an Rehböcken stellen
sich folgendermaßen dar, wobei wir bemerken, daß wir aus unseren
Protokollen drei typische Fälle herausgreifen.

I. Am 21. Januar 1907 wurde ein zweijähriger Rehbock mit 10 Holzknecht-Einheiten bestrahlt und zwar derart, daß die Röhre in einer
Entfernung von ca. 15 cm vom Skrotum des in Rückenlage fixierten
Tieres eingestellt wurde. Die Umgebung wurde mit Bleiplatten abge-
deckt. Zur Zeit der Bestrahlung hatte das kräftige Tier die Rosenstöcke mit einer zarten, haarfreien Haut bedeckt, an welcher sich einige
leicht blutende Narben befanden. Am 24. April 1907 wurde dem Tier
der linke Hoden entfernt und zur mikroskopischen Untersuchung kon-
serviert. Das Gehörn war zu dieser Zeit über handbreit hoch, im Bast.
Am 10. Mai ging das Tier ein. Die Sektion ergab keinerlei Anhalts-

punkte für die Todesursache. Das Geweih, welches seit der Kastration noch etwas gewachsen war, bildet eine einfache Stange ohne Sprossen, ist vollkommen behaart und federt auf Druck. Irgend eine Neigung zu Perückenbildung, wie beispielsweise leichtes Anschwellen in der Nähe des Rosenstockes ist nicht erkennbar.

Die mikroskopische Untersuchung der Hoden ergibt vollkommene Zerstörung der Kanälchenepithelien mit Erhaltenbleiben der S e r t o l i -

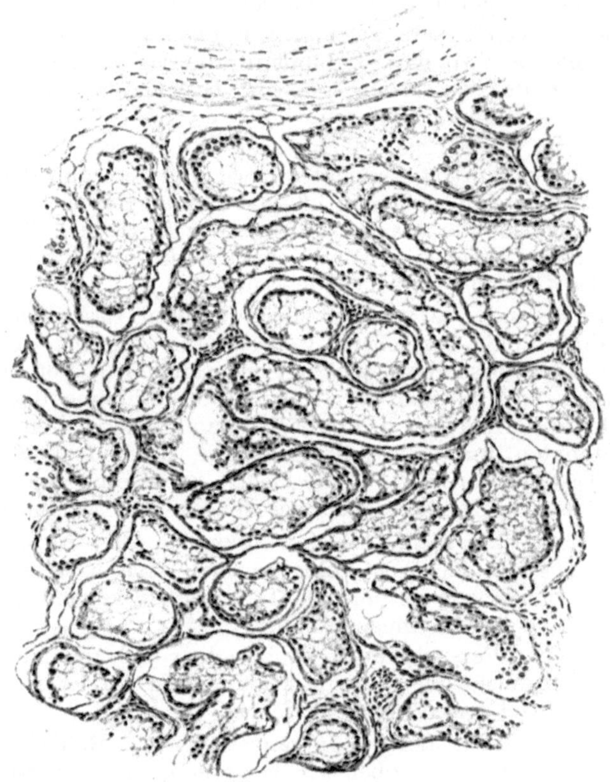

Figur 14.

Schnitt durch den Hoden des Röntgenbockes I. Man sieht die weitgehende Destruktion des generativen Anteiles.

schen Zellen. Der Befund ist der einer typischen Röntgenschädigung, so daß wohl eine genauere Beschreibung unterbleiben kann. Bemerkt sei nur, daß der Vergleich mit einem normalen Hoden aus derselben Jahreszeit die weitgehende Zerstörung der generativen Anteile sinnfällig macht. Die Zwischenzellen sind vorhanden, doch gegenüber jenen des normalen Hodens aus der gleichen Zeitperiode nicht nennenswert vermehrt. (Figur 14.)

In diesem Falle hat demnach ein Rehbock ein normales Geweih entwickelt, obwohl der generative Anteil seiner Hoden eine weitgehende Zerstörung aufwies. Daß er anfangs Mai noch nicht gefegt hatte, ist wohl auf die Gefangenschaft zurückzuführen, denn es ließ sich beobachten, daß auch normale Böcke in der Gefangenschaft mit dem Fegen des Geweihes zurückbleiben.

II. Ein zweijähriger Rehbock wurde am 21. Januar 1907 unter den gleichen Bedingungen, wie der sub I röntgenisiert. Am Tage der Bestrahlung hatte der Bock auf den Rosenstöcken einen ganz minimalen Geweihansatz. Die Geweihbildung vollzog sich in der Folge ganz normal. Im März trug er bereits ein ca. 12 cm hohes Gabelgeweih. Anfangs Mai begann das Tier zu fegen. — Erwähnt sei hier eine Episode, welche das vollkommen normale Verhalten dieses Bockes illustriert. Am 11. Mai wurde ein neuer kräftiger Bock in den Raum gebracht, in welchem der röntgenisierte Bock und zwei kastrierte Böcke untergebracht waren. Während die beiden Kastraten vor dem neueingebrachten Bock flüchteten, stellte sich der Röntgenbock zu regelrechtem Kampfe, so daß die Böcke separiert werden mußten. Am 30. Juli wurde der Bock einseitig kastriert. Im September warf er sein vollkommen normales, gefegtes Geweih ab. Im November wurde das Tier getötet. Die mikroskopische Untersuchung des Ende Juli entfernten Hodens ergab eine weitgehende Zerstörung der generativen Elemente. Nur an einzelnen wenigen Stellen scheint es, als ob die Vernichtung keine vollständige gewesen wäre. Hier sieht man noch mehrere Reihen von Epithelien mit pyknotischen Kernen, stellenweise auch allerdings nicht normal aussehende Kernteilungsfiguren, vielfach Riesenzellen mit mehreren Kernen. Die Schädigung der Kanälchen nimmt gegen die Peripherie des Hodens immer mehr und mehr zu. Im Zentrum des Schnittes sind zwei bis drei Kanälchen zu sehen, in welchen die Köpfe einzelner Spermatozoen in einer zusammengebackenen Gerinnselmasse erkennbar sind. Keinesfalls handelt es sich hier um eine normale Spermatogenese.

Die Zwischenzellen sind stark vermehrt.

Der aus dem Monate November stammende Hoden bietet hinsichtlich des Verhaltens der Kanälchen und des Zwischengewebes und in dem gegenseitigen Verhältnisse derselben das Bild eines ganz jugendlichen Hodens. Dies lehrt auch der Vergleich mit dem Hoden eines Bockes, der, im Mai geboren, im November getötet wurde. Der röntgenisierte Hoden unterscheidet sich von letzterem durch die große Anzahl von Kern- und Zellfragmenten im Innern der Canaliculi, weiter durch die größere Sukkulenz und den bedeutenderen Kernreichtum des Hodenbindegewebes.

Der Versuch lehrt also, daß der Rehbock, bei welchem der generative Anteil des Hodens schwer geschädigt wurde, ein vollkommen normales Geweih entwickelt, rechtzeitig gefegt und abgeworfen hat.

III. Am 15. Mai 1907 wurde ein zweijähriger Rehbock röntgenisiert. Die Dosis betrug 15 Holzknecht-Einheiten. Der Bock hatte

ein stark geperltes, vollkommen gefegtes Geweih. Er erlitt an der
Innenfläche der Oberschenkel eine kleine Röntgenverbrennung, welche
später vollkommen ausheilte. Ende September warf der Bock sein
Geweih ab. Am 10. Oktober wurde er getötet. Der Vergleich der
Testikel mit denen eines normalen Bockes aus derselben Zeit lehrt
folgendes: Die Hodenkanälchen des normalen Bockes enthalten überall
in das Lumen abgestoßene Köpfe von Spermatozoen, außerdem Zell-

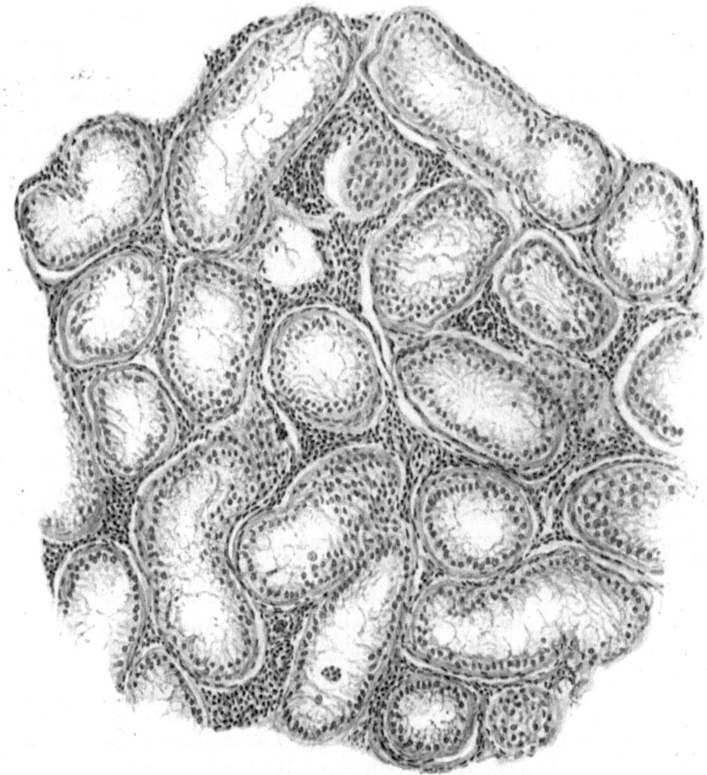

Figur 15.
Schnitt durch den Hoden des Röntgenbockes III.

detritus und in großer Zahl vielkernige Riesenzellen, welche demnach,
wie wir schon oben betont haben, auch bei der normalen Involution
anzutreffen sind. Zwischen den Sertolischen Zellen, welche nicht
vermehrt erscheinen, der dünnen Lamina propria eng aufsitzend finden
sich zahlreiche Spermatogonien. Das Zwischengewebe ist spärlich
entwickelt, doch sind die einzelnen Zwischenzellen deutlich erkennbar.
Ganz anders der röntgenisierte Hoden. Nirgends auch nur die
Spur von Spermatozoen. Die Kanälchen sind ringsum von den ver-

mehrten Sertolischen Zellen ausgekleidet, ihr Lumen ist entweder leer oder von einem Netzwerk einer Gerinnselmasse erfüllt. Die Lamina propria der Kanäle ist verdickt, sieht hyalin aus. Die Zwischenzellen sind gegenüber dem normalen Hoden etwas an Zahl vermehrt. (Figur 15.)

Während der Rehbock nach der Kastration das gefegte Geweih innerhalb kurzer Zeit abwirft, behält der Röntgenbock sein Geweih, um es erst zum normalen Termin abzuwerfen, so daß nicht nur bezüglich des Aufsetzens, sondern auch bezüglich des Abwerfens des Geweihes der Röntgenbock sich von dem normalen nicht unterscheidet.

Die mikroskopische Untersuchung des Hodens lehrt, daß in dem letzten Falle die Zerstörung des generativen Anteils in einwandsfreier Weise gelungen ist.

Das Zugrundegehen der Graafschen Follikel nach Bestrahlung des Kaninchenovariums wurde zuerst von Halberstädter nachgewiesen, Befunde, die von Bergonié, Tribondeau, Récamier und Specht bestätigt wurden. Während aber Specht angibt, daß die interstitiellen Zellen gleichfalls geschädigt werden, Bergonié und Tribondeau die interstitiellen Zellen verringert fanden, behaupten Bouin, Ancel und Villemin, daß die interstitielle Eierstocksdrüse keine besondere Schädigung erfahre. Ancel und Bouin machen auf den Unterschied in der Wirkung der Röntgenstrahlen auf weibliche und männliche Sexualorgane aufmerksam. Beim männlichen Individuum trete Sterilität ein bei Intaktheit des Penis, der Samenblase und der Prostata, da die interstitielle Drüse erhalten bleibe; beim weiblichen Individuum gehe mit dem Graafschen Follikel auch das Corpus luteum zugrunde und damit die innersekretorische Drüse. Dementsprechend komme es zur Atrophie des gesamten Genitaltraktus.

Auf die Einwirkungen der Röntgenstrahlen auf den graviden Uterus, auf die Ovarien beim myomatösen Uterus etc. braucht hier nicht eingegangen zu werden.

Vasektomie.

Die Röntgenisation der Hoden stellt nicht die einzige Methode dar, über welche wir verfügen, um den generativen Anteil der Keimdrüse bei Erhaltung des innersekretorischen auszuschalten. Eine weitere Methode steht uns in der Vasektomie zu Gebote.

Die bezüglichen zahlreichen Versuche sind, wenn wir von denen von Bouin und Ancel absehen, nicht in der Absicht angestellt worden, die Funktion der Zwischenzellen zu prüfen. Die Unterbindung des Ductus deferens wurde vielmehr teils zum Studium des Verhaltens der Spermatogenese, teils aus therapeutischen Absichten — beim Menschen — vorgenommen. So sehen wir denn auch, daß sich die in der Literatur vorhandenen Gegensätze hauptsächlich dahin zuspitzen, ob die Kontinuitätstrennung der Samengänge die Spermatogenese aufhebe oder nicht, weiter, ob die Ligatur des Ductus deferens eine Rückbildung

der hypertrophischen Prostata bewirke. In letzter Zeit hat diese Art
der Sterilisation ein besonderes soziales Interesse insoferne gewonnen,
als man vielfach daran geht, männliche Verbrecher oder Irrsinnige
durch die Vasektomie, weibliche durch die Tubenunterbindung von der
Fortpflanzung auszuschalten (Dr. Harry O. Sharp).

Die Meinung, daß die Spermatogenese durch die Unterbindung des
Ductus deferens nicht geschädigt werde, gründet sich auf Versuche,
welche bis in das Jahr 1847 zurückgehen (Brougnone und Gosselin
u. a.). Im Gegensatze hierzu haben Bouin und Ancel durch zahlreiche Versuche an Meerschweinchen, Kaninchen und Hunden den
Nachweis geliefert, daß nach Unterbindung des Vas deferens die Spermatogenese in einem Zeitraume von 8—12 Monaten verschwindet. Die Sertolischen Zellen persistieren, ebenso das Zwischengewebe. Bouin
und Ancel machen darauf aufmerksam, daß solche Hoden kryptorchen
Hoden ähnlich sehen. Die so behandelten Tiere behalten ihren Geschlechtstrieb und die sekundären Geschlechtscharaktere unverändert
bei. Shattock und Seligmann (1905) geben an, daß Widder und
Hähne nach Verschluß der Vasa deferentia ihre Sexualcharaktere behalten. Aus Versuchen von Marshall beim Igel geht hervor, daß
einseitige und doppelseitige Vasektomie die periodische Vergrößerung
der Samenblasen und sonstigen Geschlechtsdrüsen in keiner Weise beeinträchtigt.

Auch hier können wir auf eigene Versuche hinweisen, welche die
Angaben von Bouin und Ancel bezüglich der Aufhebung der Spermatogenese durch Unterbindung des Vas deferens bestätigen und
ergänzen, weiter in Übereinstimmung mit den Röntgenversuchen
zeigen, daß beim Rehbock die Geweihbildung unabhängig vom Zustande des generativen Hodenanteiles abläuft.

Als Beleg seien zwei Protokollauszüge mitgeteilt:

I. Zweijähriger Rehbock. Unterbindung und Durchschneidung
der beiden Ductus deferentes am äußeren Leistenring am 10. Januar
1908. Am Tage der Operation trägt der Bock ein ca. 8 cm hohes, un-
verästeltes, in Bast befindliches Geweih. Anfang April beginnt das
Tier zu fegen, anfangs Mai ist das gut entwickelte ungerade Sechser-
geweih fertig gefegt. Ende Oktober wirft der Bock sein Geweih ab,
um anfangs Januar 1909 neuerdings aufzusetzen.

Am 18. Februar 1909 wurde das Tier getötet.

Die mikroskopische Untersuchung des Hodens ergibt vollkommenes
Fehlen der Spermatogenese. Die Kanälchen haben ein weites Lumen,
die Lamina propria erscheint etwas verdickt, das Zwischengewebe
vermehrt.

Da bei dem nächsten Versuchstiere die Veränderungen gleichartige,
nur noch stärker ausgeprägte sind, verweisen wir bezüglich mancher
Details auf die unten folgende Beschreibung.

II. Einjähriger Rehbock ohne Gehörn. Unterbindung und Durchschneidung der Ductus deferentes am 17. Januar 1908. Am 13. Februar

hat das Versuchstier schon deutlich aufgesetzt. Anfangs Mai ist das fast 20 cm hohe, sehr stark geperlte Geweih vollkommen rein gefegt, Ende November wird das Geweih abgeworfen. Anfangs Januar 1909 beginnt der Bock neuerlich aufzusetzen. Am 6. Mai 1909 wird das Tier getötet. Das Geweih ist zu dieser Zeit noch nicht vollkommen verfegt, ca. 23 cm hoch, trägt links drei, rechts zwei Sprossen.

Die Sektion ergibt, ebenso wie beim Tier I, die vollkommene Kontinuitätstrennung der Ductus deferentes.

Die Schädigung des generativen Anteils ist, wie die mikroskopische Untersuchung lehrt, nicht an allen Stellen des Hodens gleich schwer, insofern als gerade zentral am Hodenquerschnitte einzelne noch weniger geschädigte Kanälchen auffindbar sind. Aber auch hier ist keine Spur von Spermatogenese. Es gelingt auch nicht einwandfrei normale Spermatogonien nachzuweisen. Die anscheinend am wenigsten geschädigten Kanälchen enthalten mehrere Zellreihen mit pyknotischen Kernen, nirgends Karyokinesen, hingegen sieht man vielfach im Lumen Kernfragmente, außerdem gleichmäßig gefärbte, netzartig angeordnete, strukturlose Massen. Auffallend sind einzelne große Kerne, welche mit einem schmalen Saum von Protoplasma umgeben, frei im Lumen der Kanälchen liegen. Nirgends aber findet man jene vielkernigen Riesenzellen, wie sie bei der physiologischen Involution des Hodens und am Röntgenhoden vorfindbar sind. Die schwer geschädigten Kanälchen enthalten nur Sertolische Zellen und die schon beschriebenen strukturlosen Massen mit vereinzelten Kernen. Schließlich gibt es auch Kanälchen, in welchen ganz platt gedrückte, sicherlich pathologisch veränderte Sertolische Zellen der etwas verdickten Lamina propria aufsitzen. (Figur 16.)

Aus diesen Versuchen geht demnach hervor, daß die Vasektomie gleich der Röntgenbestrahlung eine schwere Schädigung des generativen Hodenanteiles herbeiführt, ohne daß gleichzeitig eine Schädigung der Zwischensubstanz erfolgt. Wenn man selbst zugeben will, daß die der Vasektomie unmittelbar folgende Geweihausbildung noch bedingt sei durch die um diese Zeit noch funktionierenden generativen Hodenanteile, so ist eine solche Annahme für den Geweihabwurf im November und die neuerliche Geweihbildung im Januar des folgenden Jahres (Versuch II) gewiß nicht zulässig.

Versuche aus jüngster Zeit haben gelehrt, daß auch die Transplantation als Beweismittel für die alleinige Wertigkeit der Zwischenzellen als innersekretorischer Apparate verwendet werden kann. Steinach konnte gelegentlich seiner Transplantationsversuche zeigen, daß an transplantierten Hoden die Hodenkanälchen zugrunde gehen, während die Zwischenzellen erhalten bleiben. Er schließt sich auf Grundlage dieses Befundes der schon früher von Bouin und Ancel sowie von uns geäußerten Anschauung an, daß die Entwicklung der Geschlechtsmerkmale — nach seiner Ausdruckweise „der Pubertät" — an die normale Tätigkeit der interstitiellen Drüse gebunden sei.

Die im vorstehenden mitgeteilten Befunde nach Röntgenbestrahlung, nach Vasektomie und bei Transplantation illustrieren, wie wir glauben, den Einfluß der Keimdrüse bei Ausschaltung des generativen Anteiles in prägnanter Weise. Dies um so mehr, als ja hierbei Methoden vorliegen, die auf ganz verschiedenem Wege zu übereinstimmenden Resultaten führen. Man könnte zunächst den Einwand erheben, daß die Röntgenbestrahlung keine vollständige Vernichtung aller Canaliculi dar-

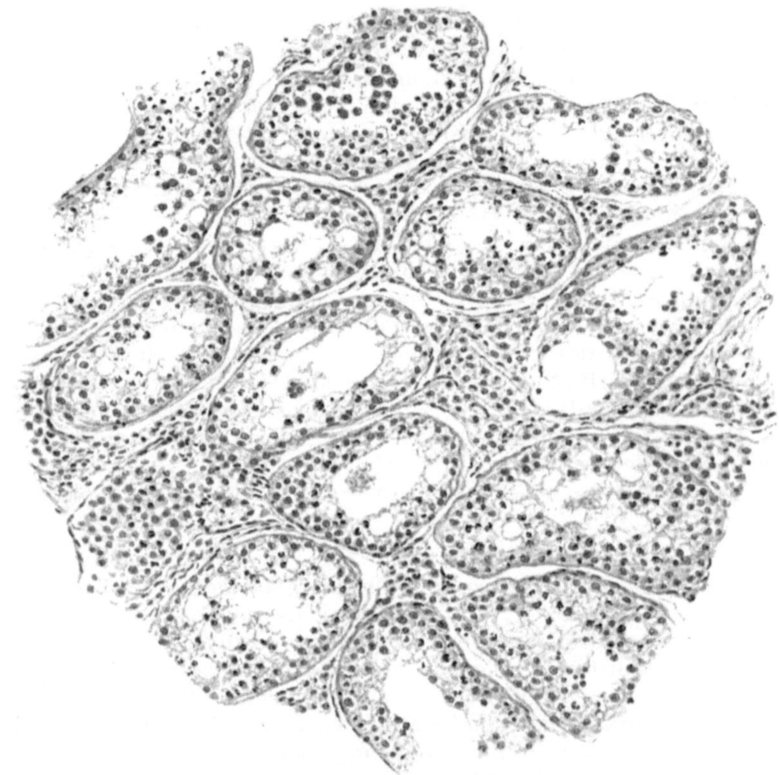

Figur 16.
Schnitt durch den Hoden des Rehbockes II nach Unterbindung und Durchschneidung des Ductus deferens.

stelle, oder daß die Regeneration, die sich erfahrungsgemäß nach der Röntgenisation einstellt, weit genug gediehen sei, um wieder funktionierendes Material von seiten des generativen Anteiles zur Verfügung zu stellen. Dieser Einwand läßt sich durch die histologischen Präparate klar widerlegen. Die Vasektomie bewirkt zweifellos eine endgültige Vernichtung des generativen Keimdrüsenanteiles. Diesbezüglich stellen die übereinstimmenden Beobachtungen, die von Ancel und Bouin bis zu Marshall reichen, eine geschlossene Kette von Argumenten dar, welche durch die Vasektomie am Rehbock, bei dem ein spezielles Geschlechtsmerkmal, das Geweih, ein überaus empfindliches Reagens darstellt, an Beweiskraft gewinnen.

Nicht die Röntgenisation als solche und die durch ihre Wirkung hervorgerufene Veränderung der Keimdrüse, sondern der Zusammenhang zwischen diesen Veränderungen mit dem Auftreten, resp. Verschwinden periodischer Geschlechtsmerkmale ist es, dem eine überzeugende Beweiskraft innewohnt. Wenn es notwendig erscheinen sollte, diese Argumentation noch weiter zu stützen, so möchten wir noch auf die Befunde beim Menschen hinweisen. Hierher gehört vor allem die bekannte Tatsache, die wir selbst in mehreren Fällen einwandsfrei erheben konnten, daß Personen, die sich berufsmäßig den Röntgenstrahlen aussetzen müssen, steril werden, d. h. die Funktionsfähigkeit ihres generativen Keimdrüsenanteiles einbüßen, ohne hierbei irgend eine Schädigung der sonstigen somatischen oder psychischen Geschlechtsmerkmale zu erleiden. Die Sterilisation der Frau durch Röntgenstrahlen aus verschiedenen therapeutischen Indikationen wurde gerade in letzter Zeit des öfteren vorgenommen, ohne daß hierbei die Ausfallserscheinungen der Kastration aufgetreten wären.

Die Vasektomie ist beim Menschen, wie schon erwähnt, zur Heilung der Prostatahypertrophie häufig vorgenommen worden, wurde aber wieder verlassen, da die erzielten Resultate unbefriedigende waren. Auch die Erfahrungen mit der Kastration waren keine besseren, da die hypertrophische Prostata durch den Wegfall der Keimdrüse nicht beeinflußbar war. Auch die normale Prostata wird durch die Vasektomie und die durch sie bedingte Zerstörung des generativen Hodenanteiles nicht verändert, da ja der innersekretorische Abschnitt intakt bleibt.

Die Durchschneidung der Tube kann in ihrer Wirkung mit der Vasektomie nicht verglichen werden, weil durch diese Operation das Ovarium in seiner Funktion vollständig erhalten bleibt. Dies lehren in übereinstimmender Weise die Tierversuche von Sellheim, Foges u. a. und die therapeutischen Sterilisationen am menschlichen Weibe.

Endlich soll darauf hingewiesen werden, daß Steinach bei der mikroskopischen Untersuchung transplantierter Hoden von Ratten die Samenkanälchen leer, ihre Wandung von einem sukkulenten Epithel ausgekleidet, die Zwischensubstanz in erheblich mächtigerer Ausbildung als normal antraf. Auch diese Tiere hatten trotz des zugrunde gegangenen generativen Anteiles normale Sexualcharaktere. Limon erhob Fehlen der ovogenen Gewebe an transplantierten Ovarien (zit. nach Kammerer), ein Befund, der mit den von Steinach erhobenen allerdings in einem gewissen Widerspruch steht.

Kryptorchismus.

Den bisher angeführten experimentellen Beweisen läßt sich eine bei Tieren und Menschen nicht selten vorkommende Mißbildung des Hodens zur Seite stellen, welche als Kryptorchismus bezeichnet wird und bis in die letzten Jahre als eine einfache Dystopie angesehen wurde. Der bei allen Säugetieren in der Lendenregion sich anlegende Testikel wandert in kranio-kaudaler Richtung bis in die Gegend des Darmbeintellers, um bei den testikonden Säugern während des ganzen Lebens hier zu verbleiben, während er bei den fakultativ testikonden zur Zeit der Brunst durch den offenen Processus vaginalis nach außen dringt. Hiervon zu unterscheiden sind verschiedene Säugerspezies und der Mensch, bei welchen der Descensus testiculi vollkommen eintritt, d. h. bei welchen der Testikel bis in das Skrotum wandert unter später meistens erfolgender Verödung des Processus vaginalis. Bleibt der Testikel an irgend einer Stelle seines Weges liegen, so ist er kongenital dystop und wird, je nach seiner Lage, als Bauchhoden, Leistenhoden etc. angesprochen.

Schon seit langer Zeit haben sich die Chirurgen bemüht, einen solchen Hoden durch die Orchidopexie an seiner normalen Stelle zu fixieren. Ebenso sind Tierärzte und Tierzüchter an dem Kryptorchismus aus züchterischen und ökonomischen Gründen interessiert. Wie erwähnt, herrschte im allgemeinen die Meinung, daß der kryptorche Hoden einen morphologisch und funktionell normalen, nur dystopen Testikel darstelle, aber schon die makroskopische Besichtigung eines solchen Hodens und seiner Adnexe lehrt, daß er sich vom normalen Organe nicht unwesentlich unterscheidet. Er ist durchschnittlich kleiner, von schlaffer Konsistenz, sein Querschnitt zeigt eine bräunliche Verfärbung, während die Schnittfläche glatter ist. Tandler und Büdinger haben darauf aufmerksam gemacht, daß das Mesorchium des kryptorchen Hodens viel breiter ist, da das Corpus epididymidis, vielfach auch der Kopf des Nebenhodens der Hodenaußenfläche nicht anliegen. Zu diesen makroskopisch erhebbaren Differenzen gesellt sich eine Reihe wichtiger mikroskopischer Eigentümlichkeiten. Bouin und Ancel haben kryptorche Hoden von Tieren (und zwar Schwein, Pferd, Schafbock und Hund) untersucht und darauf hingewiesen, daß die Samenkanälchen solcher Hoden keine Samenzellen, sondern nur Sertolische Zellen aufweisen. Die Zwischenzellen sind in der Regel gut ausgebildet. Die beiden Autoren bemerken noch ausdrücklich, daß die mit doppelseitigem Kryptorchismus behafteten Tiere steril sind und zitieren diesbezüglich Renault, H. Bouley, Goubaux u. A., daß sie aber dabei einen normalen, eher noch gesteigerten Geschlechtstrieb haben und im Vollbesitze der sekundären Geschlechtscharaktere sind.

Kyrle beschreibt zwei retinierte Hoden bei Hunden, deren mikroskopischer Aufbau den unterentwickelten, resp. röntgenisierten Hoden sehr ähnlich sei. „Das Epithel der Tubuli baut sich beim retinierten, unterentwickelten Hoden größtenteils aus Stützzellen auf, zwischen denen reichlicher oder spärlicher Spermatogonien nachweisbar sind." Die Kanälchenlumina sind durchwegs eng, nirgends spielt sich Spermatogenese ab, das Zwischengewebe zeigt eine beträchtliche Vermehrung.

Beim Pferde ist der Kryptorchismus eine häufige und wohlbekannte Erscheinung. Nielsen hat 90 Testikel von kryptorchen Pferden untersucht und gezeigt, daß in denselben niemals Spermatogenese vorkommt, daß sie vielmehr eine embryonale, resp. infantile Ausbildung der Tubuli zeigen.

Wir selbst können diese Befunde von Nielsen bestätigen. Dabei hat der besonders stark entwickelte Geschlechtstrieb solcher Pferde bei vollkommener Sterilität diesen Tieren den Namen „Klopfhengst" verschafft. Auch Bouin und Ancel erwähnen den Fall des Rennpferdes „Cloture", welches doppelseitig kryptorch, vollkommen steril war und einen überaus regen Geschlechtstrieb betätigte, dabei durchaus das Aussehen eines Hengstes zeigte. Von besonderem Interesse erscheint ein von Whitehead mitgeteilter Fall: Ein einseitig kryptorcher Hengst wird derart kastriert, daß ihm der im Skrotum befindliche Testikel entfernt wird, während von dem am äußeren Leistenringe gelegenen zweiten Hoden ein kleines Stück, nach der Meinung des Operateurs nur die Epididymis, zurückbleibt. Nach der Operation behält das Tier vollkommen den Hengstcharakter und wird daher demselben Operateur nochmals vorgeführt. Dieser entfernt jetzt den zurückgebliebenen Anteil des kryptorchen Testikels. Da das Tier trotzdem ein typischer Hengst bleibt, wird ihm in einer dritten Operation das Abdomen eröffnet und ein am Annulus inguinalis internus gelegener Tumor, der nach seiner Größe und sonstigem Aussehen einem Hoden gleicht, entfernt. Erst jetzt verliert das Tier den Hengstcharakter und wird ein Wallach. Die mikroskopische Untersuchung des Tumors ergibt, daß derselbe einige vollständig degenerierte Canaliculi enthält, sonst aber vorwiegend aus Zwischenzellen besteht.

Das Vorkommen und Verhalten des ektopen Testikels beim Menschen ist vielfach Gegenstand wissenschaftlicher Untersuchungen gewesen. Uns interessiert hier vor allem das Verhalten der sekundären Geschlechtscharaktere bei doppelseitigem Kryptorchismus und die histologische Struktur des retinierten Hodens. Übereinstimmend geben alle Autoren an, daß kryptorche Individuen die volle Ausbildung der sekundären Geschlechtsmerkmale aufweisen. In letzterer Beziehung liegen Beobachtungen vor, die bis auf Astley Cooper und Hunter zurückreichen, die wohl als die ersten die Sterilität bei beiderseitiger Hodenretention anmerkten. Die Majorität der Autoren vermißt Spermatogenese, nur einzelne behaupten, normale Spermatogenese gesehen zu haben. So kommt Finotti auf Grund seiner Untersuchungen zu dem Resultate, daß die Pubertätsentwicklung des Leistenhodens eine verspätete sei. Die Spermatogenese komme auf einer niedrigeren Stufe zum Stillstand, die Reifung ergreife nie das ganze Organ, weil dieses stets verschiedene Entwicklungsphasen darstelle. Man könne deshalb Hodenabschnitte mit mangelhafter Spermatogenese antreffen. Die Zwischenzellen nehmen zu und können maligne Neubildungen liefern. Felizet und Branca fanden bei der Untersuchung von 14 ektopischen Hoden bei Knaben von 4—14 Jahren die Epithelien unverändert und das interstitielle Bindegewebe gewuchert. Nach Strobe erreicht die Spermatogenese nur einen geringen Grad, die Hodenkanälchen sind schlecht entwickelt, das Zwischengewebe vermehrt. Bardeleben fand an ektopischen Hoden fibröse Entartung. An einem 48 jährigen Mann

mit beiderseitiger Retentio testis fanden Minervini und Rolando
weit vorgeschrittene Atrophie der Samenkanälchen mit perikanaliku-
lärer Sklerose und Vermehrung der Interstitialzellen. Nach Odiorne
und Simmonds erwiesen sich in den exstirpierten Bauchhoden eines
26jährigen Patienten die Samenkanälchen mehr oder weniger atrophisch,
ohne Spermatozoen, die interstitiellen Zellen waren verschwunden oder
wenigstens in dem gewucherten Bindegewebe nicht mehr unterscheid-
bar. Unter sechs Fällen von Leistenhoden, die Basso untersuchte,
fanden sich angeblich in einem Spermatozoen, bei den übrigen fehlten
sie. Tandler berichtet, daß er in ca. 20 Fällen von kryptorchen Testikeln,
die er untersuchen konnte, nicht ein einziges Mal Spermatogenese antraf. Kyrle beschreibt den kryptorchen Hoden eines 40jährigen Mannes
als total atrophisch. Im Bereiche des ganzen Organes sieht man die
Hodenkanälchen zu hyalinen soliden Strängen umgewandelt. Die
Zwischenzellen zeigen eine haufenförmige Ansammlung. Kyrle hebt
das Verhalten des Rete testis beim kryptorchen Hoden besonders hervor und beschreibt die seiner Ansicht nach vom Rete ausgehenden
regenerativen Vorgänge, die für unsere Frage ohne Belang sind.

Uns selbst stand eine größere Anzahl von kryptorchen Hoden zur
Verfügung und zwar ausnahmslos Hoden, welche durch Exstirpation
gewonnen waren. Dabei umfaßt unser Material Objekte vom zweiten
Lebensjahre angefangen bis in das reife Mannesalter. Was zunächst
den ektopischen Hoden von Kindern betrifft, so mußten wir unsere
Befunde mit solchen an normalen Hoden naturgemäß unter besonderer
Vorsicht vergleichen, da ja, wie auch Kyrle hervorhebt, der Prozent-
satz unterentwickelter Hoden beim Kinde ein besonders hoher ist.
Unsere Vergleichsobjekte stammen von Kindern, die an akuten Infektionskrankheiten verstorben waren. Einfacher liegen die Verhältnisse
am Hoden erwachsener Personen, da hier die Spermatogenese über den
Zustand des Hodens Aufklärung verschafft.

An kryptorchen Hoden des frühen Kindesalters (2.—6. Lebens-
jahr) fallen zunächst die großen Interstitien zwischen den einzelnen
Kanälchenquerschnitten auf. Sie sind bedeutend größer als die bei
gleichalterigen normalen. Das Zwischengewebe erweist sich stellenweise als kernarm, stellenweise zeigt es jene großen blasigen Kerne,
die für die Leydigschen Zellen charakteristisch sind. Die Lumina
der Kanälchen sind überall vollkommen ausgefüllt mit fast gleichartigen
Zellelementen, die große, tief dunkelblau gefärbte Kerne enthalten.
In sehr vielen Kanälchen sieht man teils wandständig, teils exzentrisch,
teils mitten im Kanälchenquerschnitt gelegene Hohlräume, in deren
Mitte ein großer blasiger Kern mit einem schmalen, rosagefärbten,
protoplasmatischen Zellsaum sich befindet. Die benachbarten Zellen
zeigen zu diesem Raume eine konzentrische Anordnung. Manchmal
sieht man zwei bis drei solcher Räume in einem Kanälchenquerschnitte.
Vielfach gewinnt man den Eindruck, als ob diese Hohlräume mitten
im Zwischengewebe liegen würden, wenigstens ist man nicht imstande,
eine Lamina propria eines zugehörigen Kanälchens nachzuweisen.
Manchmal liegen in einem Hohlraume auch zwei Kerne eng aneinander

geschlossen. Es besteht kein Zweifel, daß diese Hohlräume hauptsächlich durch die Schrumpfung des Protoplasmas entstanden sein
dürften. Das Ganze sieht auf den ersten Blick Ureiern sehr ähnlich
und es ist kaum zweifelhaft, daß es sich hier um eigentümlich modifizierte, wahrscheinlich pathologisch veränderte Urgeschlechtszellen
resp. Spermatogonien handelt. Am normalen Hoden desselben Alters
sieht man normale Spermatogonien, weiter aber die überall vorhandene
scharfe Abgrenzung der Kanälchen gegen die Nachbarschaft. Irgend-

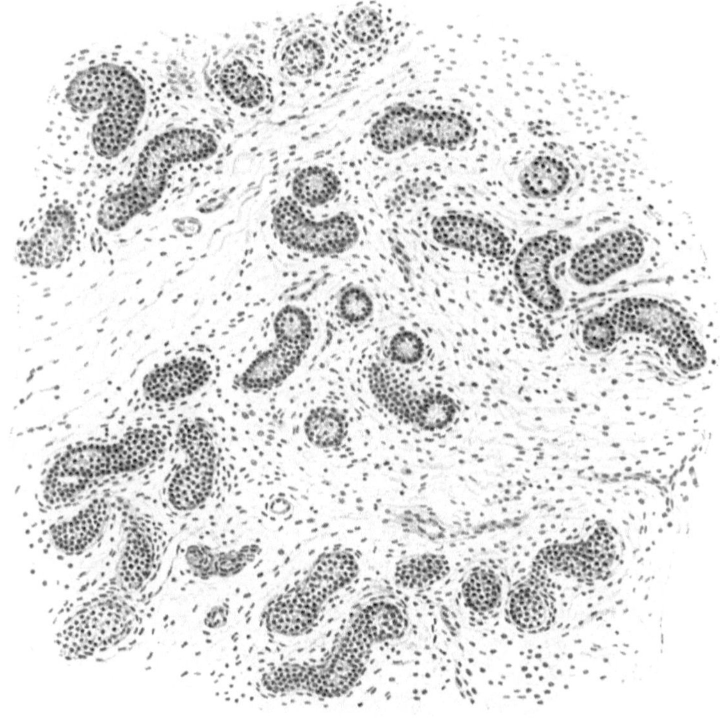

Figur 17.
Kryptorcher Hoden eines 9jährigen Knaben. Man sieht das mächtig entwickelte
Zwischengewebe und die sporadischen meist soliden generativen Hodenanteile.

welche Korrelation zwischen Entwicklungsgrad der Zwischenzellen und
der generativen Elemente konnten wir nicht erheben. Hingegen fällt
in diesem jugendlichen Zustande eine weitgehende Variationsfähigkeit
in dem Entwicklungszustande des Hodens auf. So sahen wir z. B.
an dem kryptorchen Hoden eines achtjährigen Kindes fast vollständiges
Fehlen der Canaliculi, während an dem kryptorchen Hoden eines neun-
jährigen Knaben noch viel mehr generativer Hodenanteil vorhanden
ist. (Figur 17.) Zur Zeit der Pubertät sahen wir kryptorche

Hoden mit etwas verdickter Lamina propria der Kanälchen, gut entwickelten Inseln Leydigscher Zellen. Die Kanälchen selbst waren
mit großblasigen, ganz uniform aussehenden Kernen erfüllt; nirgends
Kernteilungsfiguren oder Anzeichen einer Spermatogenese. Eine besondere Differenz im Entwicklungszustande der verschiedenen Kanälchen, so z. B. stärkere Devastation der Peripherie oder Ähnliches ist

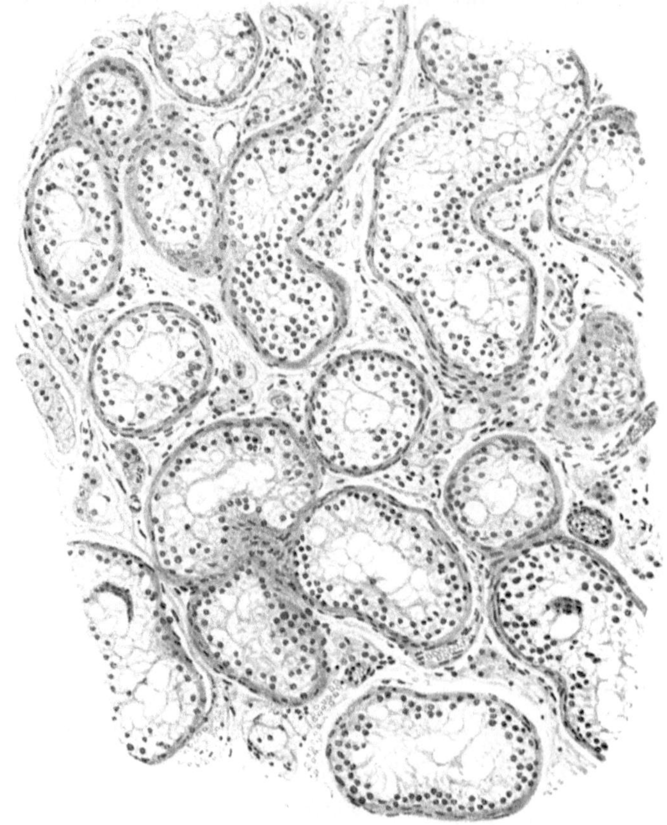

Figur 18.

Durchschnitt durch den kryptorchen Hoden eines 23jährigen Mannes. Vollkommener Mangel der Spermatogenese, gut entwickelte Zwischenzellen.

uns nicht begegnet. Hingegen trafen wir mächtig entwickelte, aus der
Tunica albuginea stammende bindegewebige Septa. Spermatogonien
ähnliche Elemente der beschriebenen Qualität waren nicht auffindbar.
An den Hoden von 20—30 jährigen Männern (Figur 18) fällt die
bedeutende Dickenzunahme der Lamina propria, die Rarefikation des
Kanälchenepithels und die eigentümliche Anordnung der Zwischen-

zellen auf. Letztere liegen in distinkt abgegrenzten Inseln mitten in
der bindegewebigen Zwischensubstanz, die Zellen fallen durch ihre
Größe und Struktur auf und erinnern in Aussehen und Anordnung
an die Zellbestände der Nebennierenrinde. Bei noch älteren Individuen (Figur 19) nimmt die Dicke der Kanälchenwand und die
Rarefikation des Epithels kontinuierlich zu. Auch hier fällt auf, daß

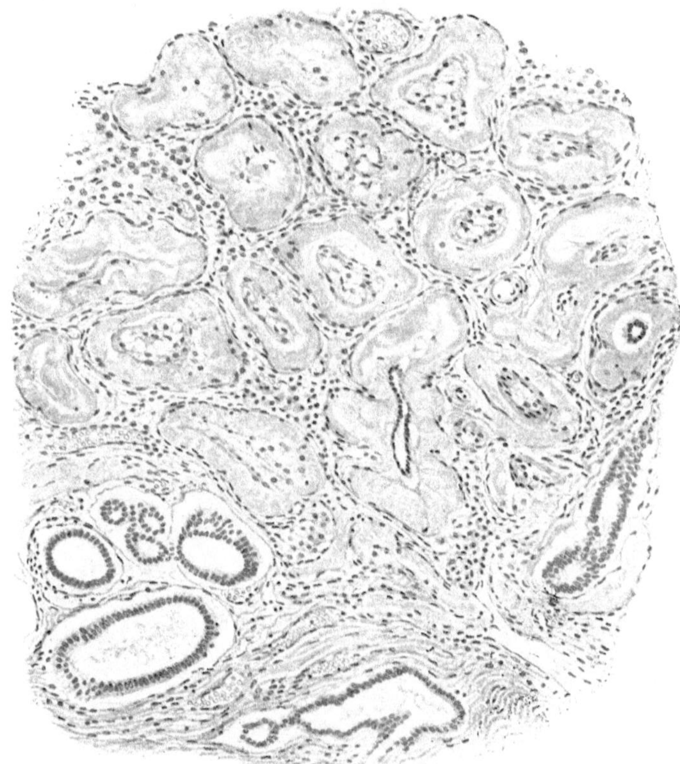

Figur 19.

Kryptorcher Hoden eines ca. 40 Jahre alten Mannes. Am Schnitte sind noch
Teile des Rete testis zu sehen. Die Canaliculi vollkommen verödet. Die Lamina
propria verdickt, hyalin.]

der Grad der Veränderungen an den einzelnen Hoden ein verschieden
weitgehender ist.

An allen Hoden der erwachsenen Individuen fehlt jegliche An-
deutung der Spermatogenese.

Wir haben, um den Rahmen dieser Arbeit nicht zu überschreiten,
auf die Erbringung weiterer die Morphologie des kryptorchen Hodens
betreffender Details verzichtet und wollen nur zusammenfassend be-

merken, daß sich also der kryptorche Hoden als ein in
seinem generativen Abschnitte mißbildeter, in seinem
innersekretorischen Anteile mehr oder weniger normaler erweist. Ob diese Mißbildung wirklich eine vollkommene,
durchgreifende, also irreparable ist oder nicht, könnte nur entschieden werden, wenn eine größere Anzahl von kryptorchen Hoden,
welche später durch Orchidopexie an normale Stelle gebracht wurden,
bei mikroskopischer Untersuchung einen normalen Verlauf der Sper-

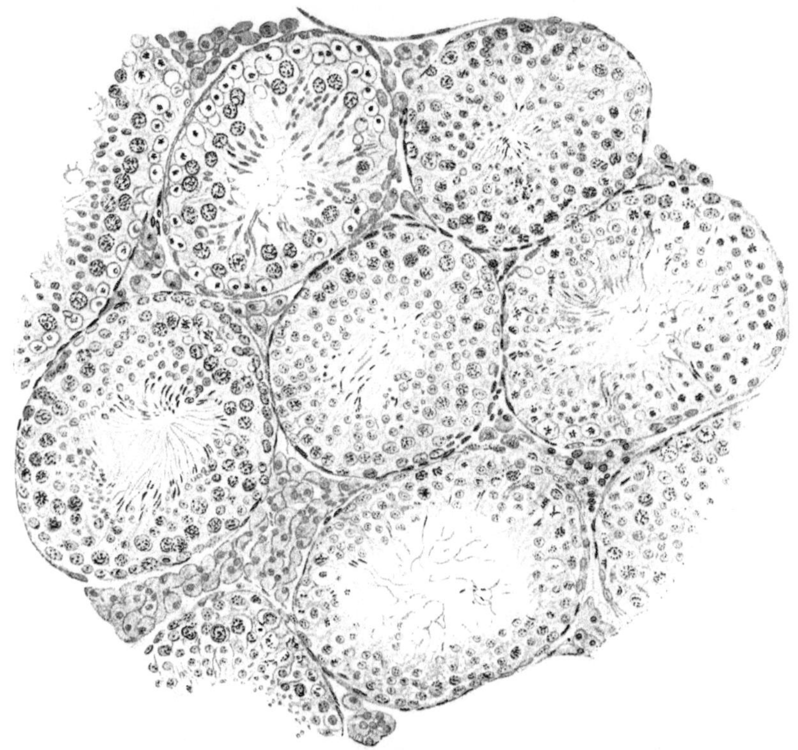

Figur 20.
Schnitt durch einen Maulwurfshoden Ende März.

matogenese zeigen würde. Soweit uns bekannt, existieren vorderhand
keine histologischen Untersuchungen, aus welchen hervorgehen würde,
daß solche Hoden nach der Orchidopexie normale Spermatogenese
zeigen. Coudray berichtet allerdings über Fälle mit Spermatogenese
nach mechanischer Verlagerung des ektopischen Hodens in das Skrotum
bei doppelseitigem Kryptorchismus jugendlicher Individuen. Die
Spermatozoen wurden hier nur im Ejakulate nachgewiesen. Eine histologische Untersuchung wurde nicht vorgenommen.

Wir müssen uns hier auch gegen die Auffassung **Kyrles** wenden, der zufolge der kryptorche Hoden einen traumatisch-atrophischen darstellt. Schon die von uns angeführten Befunde an dem kryptorchen Hoden ganz jugendlicher Individuen sprechen gegen eine solche Annahme. Auch der Meinung **Kyrles**, daß hier die Wucherung der Zwischenzellen nichts anderes als den Ausdruck reparatorischer Bestrebungen darstelle, müssen wir entgegentreten, indem wir folgendes

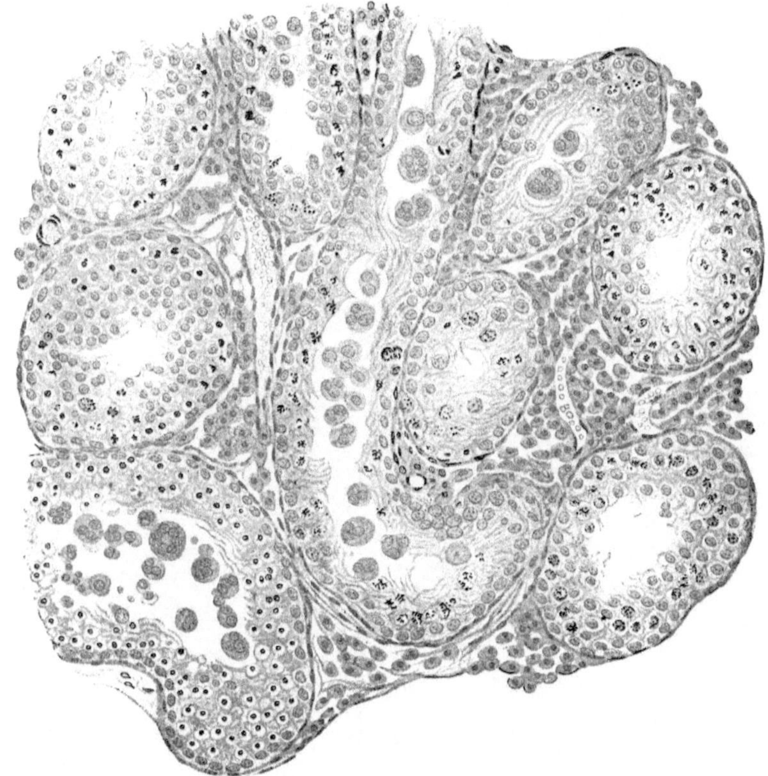

Figur 21.
Schnitt durch einen Maulwurfshoden Ende Mai.

zu bedenken geben: Für **Kyrle** ist die traumatische Atrophie eine herdweise eintretende; wenn nun wirklich die Ursache dieser Atrophie in den Traumen liegt, und wenn der Zwischensubstanz die ihr zugeschriebene regenerative Fähigkeit innewohnt, so ist nicht einzusehen, warum es der Zwischensubstanz niemals gelingt, diese reparatorische Fähigkeit auch zu bewähren, da ja die einzelnen Traumen, mit längeren Pausen aufeinander folgend, nur allmählich zur Atrophie des generativen Anteiles führen.

Kyrle scheint selbst diese Insuffizienz der Zwischensubstanz
für die Regeneration des generativen Anteiles zu bemerken, denn obwohl nach seiner Meinung „die abschnittsweise vorhandenen größeren
und kleineren Herde von Interstitialzellen das Resultat stattgehabter
kompensatorischer Regenerationsbestrebungen vorstellen", trägt trotzdem ihre Wucherung „ganz die Charaktere eines fruströsen Regenera-

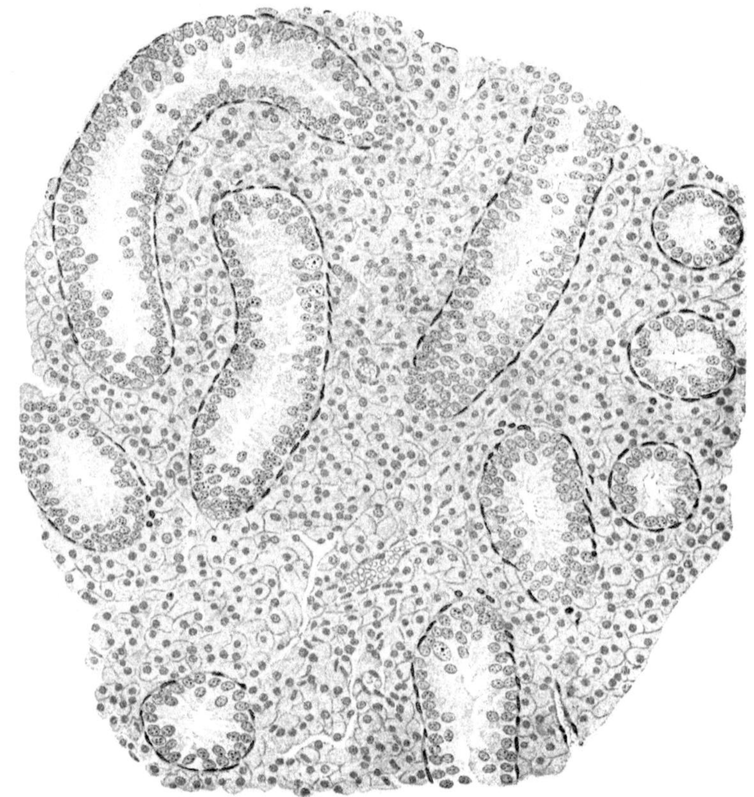

Figur 22.

Schnitt durch einen Maulwurfshoden Mitte Juli.

tionsprozesses an sich". Woran übrigens Kyrle den Zwischenzellen
nicht etwa regenerative Tätigkeit, sondern „Bestrebungen" anmerkt,
ist uns nicht klar. Keinesfalls kann für diese regeneratorischen Bestrebungen charakteristisch sein, daß sie fruströs geblieben sind. Die
Anhäufung von Zwischenzellen, beispielsweise zur Zeit der Pubertät,
kann in diesem Sinne keine Verwendung finden. Ebensowenig ihre
mächtige Ausbildung beim Embryo, bei welchem weder von hämato-

gener noch traumatischer Schädigung und darauffolgender Ausgleichung durch „reparatorische Bestrebungen" gesprochen werden kann.

Als letztes Argument für die innersekretorische Tätigkeit der Ley-digschen Zellen müssen noch Befunde angeführt werden, welche wir als Saisondimorphismus beim Maulwurfhoden beschrieben haben. Schon Hansemann hat gefunden, daß bei Winterschlaftieren die Zwischensubstanz des ruhenden Tieres besonders stark entwickelt sei.

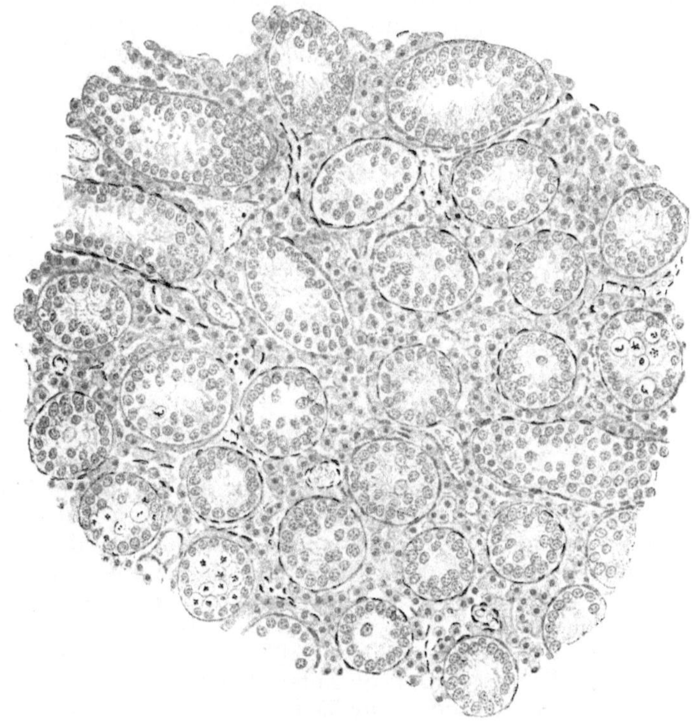

Figur 23.
Schnitt durch einen Maulwurfshoden Mitte November.

Regaud erhob, daß die Zwischensubstanz des Maulwurfhodens in den Monaten Juni und Juli stark ausgebildet sei, während sich im Dezember nur spärliche Zwischenzellen nachweisen lassen. Ähnliches hat Christian Champy bezüglich des Hodens von Rana esculenta beschrieben: Rückbildung der Zwischenzellen im Monate Juli, während die Spermato-genese ihren Höhepunkt erreicht; im Herbst, wenn die Spermatogenese sistiert, nehmen die Zwischenzellen wieder ihren drüsigen Charakter an (reprennent peu à peu le charactère glandulaire). Wir haben den Maulwurfhoden in den einzelnen Monaten des Jahres sowohl makroskopisch wie mikroskopisch untersucht und gezeigt, daß das Höhenstadium in der Entwicklung des generativen Anteiles der Brunstperiode entspricht. Die biologische Eigentümlichkeit, daß es beim Maulwurf ein einziges Mal im Jahre zur Brunst kommt, findet in der maximalen Ausbildung des generativen Anteiles zur Brunstzeit, in der Rückbildung desselben nach dieser Zeit als dem Ruhestadium ihren prägnanten morphologischen Ausdruck. Dem Maximum in der Entwicklung des generativen Anteiles entspricht das Minimum in der Ausbildung des innersekretorischen und umgekehrt. Da der Hoden des Maulwurfs nach dem Ablauf der Spermatogenese gleichsam auf den Jugendzustand zurückkehrt und vorwiegend aus Zwischenzellen besteht, so ersehen wir in der erneuten Entwicklung der Zwischenzellen die bedingende Ursache für die nächste Spermatogenese. (Figur 20—23.)

Am Beginne dieses Abschnittes haben wir die Frage aufgeworfen, welchem Anteile der Keimdrüse die innersekretorische Funktion zukommt und haben jene Wege angegeben, welche verfügbar sind, um diese Frage zu beantworten.

Aufgabe der folgenden Zeilen soll es nun sein, das vorgebrachte Tatsachenmaterial analytisch zu verwenden.

Die Entwicklungsgeschichte der Zwischensubstanz lehrt, daß es sich hier um Elemente handelt, deren Differenzierung gleichzeitig mit jenen des generativen Anteiles vor sich geht, weiter, daß die Zwischenzellen mesodermaler Abstammung sind, gleichgültig, ob wir uns der Meinung von Whitehead anschließen, nach welcher sich die Zwischenzellen als direkte Abkömmlinge des Mesoderms der Genitalleiste verfolgen lassen, oder jener von Barry und Felix, der zufolge die Zwischenzellen aus den nicht zum Aufbau der Canaliculi verwendeten Keimzellen oder genitaloiden Zellen entstehen. Spricht also die Entwicklungsgeschichte in unzweideutiger Weise für die mesodermale Abkunft dieser Elemente, so erweisen die Untersuchungen der verschiedensten Autoren die Zugehörigkeit derselben zu den Bindegewebselementen. Lauten doch einzelne Angaben dahin, daß man den direkten Übergang der letzteren in die ersteren beobachten könne. Wir halten diesen Tatbestand aus zwei Gründen für bedeutungsvoll: erstens, weil wir im Allgemeinen nicht gewöhnt sind, uns unter Derivaten der Bindegewebsreihe Elemente mit innersekretorischer Befähigung vorzustellen, zweitens weil wir vielleicht auf diesem Wege einen Einblick in den merkwürdigen Vermehrungsmechanismus der Zwischenzellen gewinnen können.

Was den ersten Punkt betrifft, so möchten wir darauf hinweisen, daß, abgesehen von der sekretorischen Befähigung der mesodermal entstehenden Niere auch die Nebennierenrinde, die unbestritten als innersekretorischer Apparat gilt, mesodermaler Abkunft ist. Speziell die Untersuchungen von Goldmann über die vitale Färbung der innersekretorischen Elemente haben uns gelehrt, daß eine Reihe von Zellen, welche man im allgemeinen dem Bindegewebe zuzählt, innersekretorische Fähigkeiten besitzt, so die Zellen an der Oberfläche der serösen Häute, die Sternzellen der Leber, die interstitiellen Hodenzellen, das Retikulum des Blut- und Lymphdrüsenapparates und des Knochenmarkes, Elemente, welche Goldmann wegen ihrer elektiven Färbbarkeit mit Pyrrholblau als Pyrrholzellen bezeichnet und diese Gruppe mit den rhagiokrinen Zellen von Renaut identifiziert. Wir ersehen daraus, daß die interstitiellen Zellen der Keimdrüse keine Sonderstellung einnehmen, sondern sozusagen einem innersekretorischen System angehören und die Tatsache, daß sie Bindegewebselemente sind, kann nicht als Argument gegen ihre innersekretorische Funktion verwendet werden.

Die zweite von uns erwähnte Frage betrifft den Vermehrungsmodus der Zwischenzellen. Die Volumschwankungen der Zwischensubstanz einerseits, das Fehlens von Mitosen während der Vermehrung der Zwischenzellen andererseits, haben alle Autoren einhellig erhoben. Wenn demnach die Zwischensubstanz innerhalb kurzer Zeit auf ein Vielfaches anwächst, dabei Zellteilungen nicht angetroffen werden, es auch nicht wahrscheinlich ist, daß solche bei der großen Zahl darauf gerichteter Untersuchungen übersehen worden wären, so bleibt nur die Annahme übrig, daß hier eine von dem gewöhnlichen Typus abweichende Art der Zellvermehrung statthat. Wir sind der Ansicht, daß die Vermehrung der Zwischenzellen in der Weise vor sich gehe, daß der größte Teil der in den Keimdrüsen enthaltenen Bindegewebszellen sozusagen inaktive Zwischenzellen darstelle, welche im gegebenen Moment aktiviert werden und damit den morphologischen Charakter und die funktionelle Fähigkeit der Zwischenzellen erlangen. Das periodische Auftreten der Zwischenzellen würde demnach nicht etwa dem Auftreten neuer Elemente entsprechen, sondern würde nichts anderes sein, als die Manifestation verschiedener Funktionsetappen derselben Elemente.

Bieten demnach weder die Abstammung noch die Zugehörigkeit der Zwischenzellen Handhaben, welche gegen ihre innersekretorische Befähigung sprechen würden, so haben wir in dem vorangestellten Materiale eine Anzahl von Beweisen für ihre innersekretorische Funktion kennen gelernt. Aussehen und Vorkommen dieser Zellen, Periodizität im Auftreten, das Experiment schließen sich zu einer Beweiskette zusammen.

Das Experiment ergibt, daß die Geschlechtsmerkmale erhalten bleiben, wenn der generative Anteil der Keimdrüse durch Röntgenbestrahlung oder durch Vasektomie ausgeschaltet wird, während Geschlechtsmerkmale derselben Kategorie nach der Kastration weitgehende Veränderungen erleiden.

Die Beobachtungen an kryptorchen Tieren und Menschen, endlich der Saisondimorphismus der Keimdrüse bei einzelnen Tieren zwingen uns gleicherweise zur Aussage, daß die innersekretorischen Funktionen der Keimdrüse von den Zwischenzellen ausgehen. Wir müssen an dieser Meinung festhalten, trotz der Einwürfe, welche gegen sie in letzter Zeit von Kyrle gemacht wurden. Dieser Autor greift die von Plato aufgestellte Hypothese, nach welcher die Zwischenzellen trophische Hilfsorgane für die Spermatogenese darstellen, wieder auf und versucht sie neuerlich zu stützen und dahin zu erweitern, daß, wie schon erwähnt, von den Zwischenzellen die regenerativen Vorgänge bei Schädigung des generativen Hodenabschnittes ihren Ausgang nehmen. Auf einzelne Punkte seiner Argumentation haben wir schon in dem Abschnitte über Röntgenisation und in dem über Kryptorchismus Rücksicht genommen. Kyrle macht weiters den Versuch, die von Goldmann erhobenen Resultate für seine Beweisführung zu verwerten. Es ist zur Klarstellung des Sachverhaltes notwendig, daß wir das betreffende, von Kyrle verwendete Zitat aus der Arbeit Goldmanns hier in extenso anfügen:

„Was speziell den Hoden anbetrifft, so hat schon Bouffard darauf aufmerksam gemacht, daß durch Trypanblau eine elektive Färbung der Zwischenzellen erfolgt. Von unseren Farbstoffen hat nun bei weitem die schärfsten Bilder dieser Zwischenzellen das Pyrrholblau gegeben. Bekanntlich ist die Entwicklung dieser Zwischenzellen von dem Alter und der Funktion des Testikels abhängig. Bei ganz jungen Tieren oder in Funktionspausen haben die Zwischenzellen eine mehr rundliche Form und liegen gruppenweise in dem intertubulären Bindegewebe, dem Gefäßplexus benachbart. Sobald jedoch die Spermatogenese einsetzt, rücken die Zwischenzellen an die Begrenzungsmembran der Samenröhrchen heran und nun werden Veränderungen an ihnen bemerkbar, die für ihre Funktion mir sehr bemerkenswert erscheinen. Vorausschicken will ich, daß unter allen Umständen die „vitale Färbung" der im Protoplasma der Zellen gelegenen Granula auf das Schönste gelingt. Ein Blick auf die beigegebene Figur (Taf. II, Fig. 2, Taf. XII) macht eine genauere Schilderung der mikroskopischen Bilder überflüssig. Wählt man zur genaueren Untersuchung Samenröhrchen, in denen die Spermatidenentwicklung vor sich geht, so erkennt man, wie die Zwischenzellen granulierte Fortsätze durch Lücken in der Begrenzungsmembran treiben. Diese Fortsätze scheinen zwei benachbarte Sertolische Zellen auseinander zu drängen. Kern und Leib der Zwischenzellen können noch extratubulär gelegen sein. Es fällt dann auf, wie das perinukleär gelegene Protoplasma auffallend entblößt von Granulis erscheint. Mit dem intratubulär vorgestoßenen Fortsatze scheint ein Einströmen von Granulis verknüpft zu sein. In einem weiteren Stadium sieht man zuweilen, wie die ganze Zwischenzelle als ein langgezogenes Gebilde zwischen die Fußenden der Sertolischen Drüsen sich eindrängend, nunmehr in das Gebiet der Spermatogonien, ja selbst in das der Spermatozyten zu liegen kommt. Reste einer solchen Zwischenzelle werden aber auch im Lumen der Samenröhrchen angetroffen. Auffallenderweise lassen sich nirgends „vital gefärbte" Granula außer in dem Leib der Zwischenzellen nachweisen. Im allgemeinen scheinen nur die lebhaftesten Bewegungsvorgänge an den Zwischenzellen sich abzuspielen zu der Zeit, da die „Kopulation" der Sertolischen Zellen mit den Spermatiden erfolgt. Mit der Abstoßung der letzteren dürften auch die Reste der Zwischenzellen in das

Lumen der Samenkanälchen gelangen. Da nun unsere „vitale Färbung" die Schicksale des von den Zwischenzellen gelieferten Sekretes nicht erkennen läßt, so vermag ich nicht zu entscheiden, ob die Zwischenzelle dasselbe auch an die Sertolischen Zellen abgibt, oder ob die Abgabe direkt an die Spermatiden erfolgt. Den von Plato erhaltenen Osmiumbildern entsprechen meine Präparate, die ich bei Injektionen von Neutralrot gewonnen habe. An ihnen sieht man tropfenartiges „vital gefärbtes" Sekret, welches den Sertolischen Zellen entlang zwischen die Samenzellen nach den Spermatiden zu abfließt. Auch im Lumen des Samenröhrchens kann es gefunden werden.

Im wesentlichen stimmen somit meine Befunde mit denen von Plato überein, vor allem darin, daß die Zwischenzellen dem reifenden Samenfaden Ernährungsmaterial zuführen. Ob die Aufspeicherung des Nahrungsmateriales, wie Plato es gesehen hat, in den Fußplatten der Sertolischen Zellen erfolgt, kann ich nach meinen Bildern nicht entscheiden. Dafür kann ich aber mit voller Bestimmtheit erklären, daß die Zwischenzellen nicht allein mit granulierten Fortsätzen, sondern auch in toto die Begrenzungsmembran durchdringen können. Ob es sich hierbei um ein Durchtreten der Zellen durch präformierte Öffnungen der Membran handelt, vermag ich gleichfalls nicht mit Bestimmtheit zu sagen. Sehr interessant scheinen mir die hochgradigen Gestaltsveränderungen zu sein, welche die Zwischenzellen beim Einsetzen der Spermatogenese erfahren; desgleichen ihre Ortsveränderungen, die wohl sicher chemotaktischen Einflüssen der reifenden Samenzellen ihre Entstehung verdanken" (p. 43 ff.).

Eine weitere Stelle aus der Goldmannschen Arbeit lautet wie folgt (p. 61): „Bei unseren Färbungen handelt es sich also in erster Linie um Zellen, die eine innere Sekretion ausüben."

Vergleicht man diese beiden Zitate, so gibt es nur folgende Möglichkeiten: erstens, die Zwischenzellen sind keine innersekretorischen Zellen, dann gilt die zweite Aussage Goldmanns nicht für sie; zweitens: sie sind innersekretorische Elemente, dann faßt Goldmann den Vorgang der inneren Sekretion in einer bisher nicht gebräuchlichen Weise auf; drittens: die interstitiellen Zellen sind innersekretorische Apparate und überdies nutritive Apparate für die Spermatogenese.

ad 1. Goldmann bestätigt die Befunde Platos, fügt aber hinzu, daß es sich nicht etwa nur um die Abgabe von Nährmaterial, sondern um ein mehr oder weniger vollkommenes Durchwandern der Zellen durch die Wand der Hodenkanälchen handelt. „Reste einer solchen Zwischenzelle werden auch im Lumen der Samenröhrchen angetroffen." Man kann doch unmöglich diesen Vorgang als eine einfache Abgabe von Nährmaterial im Sinne Platos bezeichnen, ebensowenig wie man ihm die Bezeichnung „innere Sekretion" zuerkennen kann.

ad 2. Es ist wohl klar, daß, wenn Goldmann diesen Vorgang als innersekretorisch bezeichnet, er sich eines Mißbrauches dieses Begriffes schuldig machen würde, der ja in einem ganz anderen Sinne gebräuchlich ist. Wir verstehen unter innerer Sekretion die Abgabe von spezifischen, in der Zelle selbst erzeugten Sekreten, welche durch Vermittlung des zirkulierenden Blutes auf die übrigen Teile des Körpers Einfluß nehmen. Auf keinen Fall kann die Abgabe von Nährmaterial, sei es von einer Zelle an die andere, sei es durch Wanderung einer Zelle, als innere Sekretion bezeichnet werden.

ad 3. Die Tatsache, daß einzelne Zwischenzellen die Kanälchenwände durchwandern, soll nicht bestritten werden und mit ihr könnte zugegeben werden, daß diesen Zwischenzellen nutritive Funktionen eigen sind. Damit ist aber kein Argument gegen die innersekretorische Funktion der Zwischenzellen geschaffen.

Das hier gegen die Angaben Goldmanns Vorgebrachte gilt selbstverständlich auch gegen Kyrle, der sich ja auf die soeben in ihren Widersprüchen aufgedeckte Argumentation Goldmanns stützt. Aus dem Umstande, daß Gewebe, wenn sie erlittene Schädigungen kompensieren sollen, mehr Nährstoffe brauchen, weiter aus der Annahme, daß diese Nährstoffe bei der Regeneration der Hodenkanälchen von den Zwischenzellen geliefert werden müssen, postuliert Kyrle die Notwendigkeit der Proliferation der Zwischenzellen für die Regeneration, folgert aber aus dem Befunde der Zwischenzellenvermehrung die „regenerative Bestrebung", welche er, falls sie nicht das von ihm erwartete Resultat zeitigt, als fruströs bezeichnet. Während Plato, Friedmann, Goldmann die Beschaffung von Nährmaterial seitens der Zwischenzellen für die Spermatogenese annehmen, geschieht nach Kyrle eine solche Zufuhr von Nährmaterial im Interesse der Regeneration. Dabei muß natürlich angenommen werden, daß der generative Anteil des Hodens auf der Höhe seiner Funktion und im Momente der Regeneration ein und dasselbe Nährmaterial benötigt, oder daß die Zwischenzellen befähigt sind, Nährmaterial verschiedener Qualität zu produzieren. Die Ansicht Kyrles, daß die Zwischensubstanz nicht auf innersekretorischem Wege das normale Verhalten des Rehbocks bezüglich seines Geweihes bedinge, sondern auf dem Umwege der Regeneration des generativen Keimdrüsenanteiles, wird wohl durch die histologischen Befunde einwandsfrei widerlegt.

Der Weg, auf welchem die Keimdrüse und zwar, wie wir nachgewiesen zu haben glauben, die Zwischensubstanz derselben, ihren Einfluß auf den Körper geltend macht, ist also der der inneren Sekretion. Wenn auch unsere Kenntnisse über die innersekretorischen Apparate der Evertebraten und der niederen Vertebraten bisher zu unvollkommene sind, um auch für diese Lebewesen die innersekretorische Funktion der Keimdrüse zu postulieren, halten wir die bezügliche Wirksamkeit der Keimdrüse durch ihre Hormone für die höheren Wirbeltiere als erwiesen. Gerade bei diesen Lebewesen kennen wir außer der Geschlechtsdrüse noch eine Reihe von Drüsen ohne Ausführungsgang, deren Hormone nebst anderen Funktionen gestaltende Wirkungen auf das Soma ausüben. Der auf jede einzelne dieser Drüsen unter normalen Umständen entfallende Anteil ist vorderhand nur ungenügend erkannt. Vielfach sind wir, wie auch sonst, gezwungen, aus den Ausfallserscheinungen die unter normalen Bedingungen gestaltende Komponente zu erschließen.

Da die Keimdrüse in korrelativer Beziehung zu den anderen innersekretorischen Drüsen steht, muß die Frage beantwortet werden, inwieweit die Keimdrüse direkt, inwieweit sie unter Mithilfe anderer innersekretorischer Apparate resp. auf dem Wege derselben, das Soma beeinflußt, weiter, welche der nach Wegfall der Keimdrüse entstehenden Ausfallserscheinungen auf Rechnung dieser unmittelbar, welche durch die mit ihr in Konnex stehenden anderen innersekretorischen Drüsen zur Auslösung gelangen. Wenn auch das korrelative Verhältnis zwischen einzelnen dieser Drüsen, wie z. B. jenes zwischen Keimdrüse und Hypophyse oder das zwischen Keimdrüse und Schilddrüse teils experimentell nachgewiesen, teils durch Beobachtungen klinischer und pathologischer Art seit längerer Zeit bekannt ist, haben doch wir, wohl als die ersten, bei der Analyse der äußeren Erscheinung des Menschen den Versuch unternommen., die Einflußsphäre der einzelnen Drüsen abzugrenzen und die aus diesen Drüsen stammenden Einwirkungen, beispielsweise auf die Reifeerscheinung schärfer zu definieren. So sagen wir in einem 1907 gehaltenen Vortrage: „Wir sehen in der funktionierenden Thyreoidea das das Wachstum des Körpers regulierende Organ" und äußern uns in unseren Untersuchungen an Skopzen (1908) in folgender Weise: „Das harmonische Zusammenwirken dieser Organe (Keimdrüse, Thyreoidea, Thymus und Hypophysis) zeitigt die normale, rechtzeitig eintretende Reife des Individuums. Diese charakterisiert sich durch den Abschluß des Wachstums, durch den Eintritt der Fortpflanzungsfähigkeit, durch die Manifestation der sekundären Geschlechtscharaktere". Es unterliegt keinem Zweifel, daß die gegenseitige Beeinflussung der Drüsen mit innerer Sekretion, die Art dieser Beeinflussung, ihre Wirkung auf den ganzen Körper oder nur auf Teile desselben, weiters auf bestimmte Vorgänge, wie Wachstum etc. eine solche Fülle von Möglichkeiten ergeben, daß wir trotz der zahlreichen Einzelbeobachtungen, wie sie durch die fortschreitende Erkenntnis dieses Gebietes gefördert wurden, eigentlich noch weit entfernt sind von einer richtigen Einschätzung der einzelnen Komponenten an sich und dem Zusammenwirken der Hormone. Um wieviel schwieriger aber gestaltet sich die Frage speziell bei den Keimdrüsen, bei welchen die Einflußnahme auf Eigenschaften des Körpers erfolgt, die uns in ihrer unveränderten Art eigentlich nie zu Gesichte kommen, da es uns ja nicht möglich ist, die Einflußnahme der Keimdrüse ab ovo auszuschalten. Es empfiehlt sich aus heuristischen Gründen auf jenes Schema hinzuweisen, welches Tandler seinerzeit gegeben hat.

„Die Einflußnahme der Drüsen mit innerer Sekretion im allgemeinen, der Geschlechtsdrüsen im speziellen, manifestiert sich am Körper folgendermaßen:

a) als direkt ausgelöste Veränderungen in den betreffenden Organen, die wir als Erfolgsorgane bezeichnen wollen, z. B. Ovarium und Uterus;

b) als gesetzmäßige Veränderungen einer anderen Drüse mit innerer Sekretion; wir wollen solche Drüsen als komplementäre Drüsen bezeichnen; z. B. Genitaldrüse und Hypophyse.

c) als Veränderungen an den Erfolgsorganen, aber erst ausgelöst durch die sekundären Veränderungen einer komplementären Drüse, z. B. die großen, an die Akromegalie erinnernden Lippen bei der Gravidität, ausgelöst durch das Genitale via Hypophyse."

Für uns kommen als Erfolgsorgane der Drüsen mit innerer Sekretion in erster Linie die Geschlechtsmerkmale in Betracht. Wir wollen daher im folgenden jene Resultate kurz mitteilen, welche in Experiment und Klinik an den komplementären Drüsen und in weiterer Folge an den uns beschäftigenden Erfolgsorganen erhoben worden sind.

Thyreoidea. Die Experimente lehren, daß der Wegfall der Schilddrüse Unterentwicklung der Keimdrüse mit sich bringt (Jeandelize, v. Eiselsberg). Bei Dysthyreoidismus und bei Hyperthyreoidismus zeigt sich eine ähnliche Einwirkung auf die Geschlechtsdrüse. So behält der Kretin ein infantiles Genitale und ist steril, bei Morbus Basedowii kommt es zu Funktionsänderungen der Keimdrüse.

Die Einwirkung der Schilddrüsenexstirpation auf das Skelett im Sinne eines Zurückbleibens im Wachstum, einer Verzögerung der Ossifikation hat schon Hofmeister beschrieben. v. Eiselsberg fand ein gleiches bei Schafen und Ziegen. Hier handelt es sich, wie die mikroskopischen Untersuchungen lehren, nicht nur um die Persistenz der Epiphysen, sondern um weitgehende Veränderungen des Epiphysenfugenknorpels. Solche Tiere wachsen also nicht, trotzdem sie offene Epiphysenfugen haben.

Bei der operativen Athyreosis von Menschen jugendlichen Alters kommt es gleichfalls zu erheblichen Störungen des Längenwachstums und zu Umgestaltung des Schädels, analog wie beim Dysthyreoidismus kongenitaler Natur oder jugendlicher Personen. Hierher gehört die Gesichtsbildung bei Kretinen.

Ganz auffällig sind die Veränderungen an der Haut und solche der Behaarung (v. Eiselsberg). Die Haut wird als besonders trocken, spröde beschrieben, die Haare werden frühzeitig weiß, fallen aus.

Rummo bezieht den Symptomenkomplex des Geroderma genitodistrofico auf Veränderungen der Schilddrüse.

Auf die Vergrößerung der Hypophyse durch experimentelle Schilddrüsenentfernung hat Robowitsch aufmerksam gemacht.

Die Wechselbeziehungen zwischen Schilddrüse und Keimdrüse mit ihren Manifestationen am Skelett und an der Haut erscheinen noch durch eine weitere, uns vorderhand nicht bekannte Komponente kompliziert. Während beim kretinistischen Zwerg die Epiphysenfugen lange Zeit offen bleiben, sehen wir beim chondro-dystrophischen Zwerg, bei welchem die Epiphysenfugenknorpel Veränderungen ähnlich jenen nach Schilddrüsenentfernung durchmachen, frühzeitigen Verschluß der Epiphysen eintreten, der ein weiteres Wachstum hindert. Dementsprechend charakterisiert sich der chondro-dystrophische Zwerg durch die auffällige Länge des Rumpfes und Kürze der Extremitäten. Während der kretinistische Zwerg ein hypoplastisches Genitale trägt, ist der chondro-dystrophische Zwerg diesbezüglich normal, zeugt, resp. gebärt Kinder.

Thymus. Da der Thymus de norma ein passageres Organ darstellt, das sich zu gegebener Zeit rückbildet, sind die Resultate der operativen Entfernung dieses Organes nicht so eindeutige wie bei den anderen Drüsen mit innerer Sekretion.

Die Einwirkung der Thymusexstirpation auf das Knochensystem wurde schon 1858 von Friedleben festgelegt. Sie äußert sich vor allem in einem Kleinerbleiben der thymektomierten Individuen, weiter durch die Weichheit und Biegsamkeit ihrer Knochen. Die Befunde von Friedleben sind in neuerer Zeit von K. Basch, Tandler und Ranzi, Klose und Vogt bestätigt worden. Es muß jedoch darauf aufmerksam gemacht werden, daß diese Veränderungen vorübergehender Natur sind und die thymektomierten Tiere sich späterhin in nichts von normalen unterscheiden. Die Einwirkung der Thymektomie auf das Verhalten der Thyreoidea ist strittig, insofern, als manche Autoren eine Vergrößerung dieses Organes (Béclard), andere (Lucien und Parisot) eine Verkleinerung, wieder andere überhaupt keine Einwirkung zu erkennen vermochten. Ebenso ist die Wirkung auf Hypophyse und Nebennieren vorläufig nicht einheitlich festzustellen.

In seiner klassischen Arbeit über die Beziehung des Thymus zum plötzlichen Tod hat Arnold Paltauf auf eine Konstitutionsanomalie hingewiesen und dieselbe als eine lymphatisch-chlorotische charakterisiert. Später wurde hierfür der Ausdruck Status thymolymphaticus gebräuchlich. Schon durch die Namengebung hat Arnold Paltauf gerade den Zustand des Thymus und des lymphatischen Apparates in den Vordergrund der Erscheinungen gerückt. In neuerer Zeit hat Bartel denselben Zustand als Status hypoplasticus beschrieben. Eigentümlich diesem Bilde sind Veränderungen an den Geschlechtsorganen im Sinne der Unterentwicklung. Es erhebt sich die Frage, welche schon seinerzeit von uns aufgeworfen wurde, ob die beim Status thymolymphaticus (hypoplasticus) vorkommende genitale Hypoplasie Ursache oder Folge oder Begleiterscheinung des Symptomenbildes ist. Der Beantwortung dieser Frage ist Bartel bisher aus dem Wege gegangen.

Bezüglich der Wirkung der Thymektomie auf die Keimdrüsen stehen die experimentellen Ergebnisse in striktem Widerspruche. Während Paton, Klose und Vogt von einer Vergrößerung der Hoden nach Thymektomie berichten, verzeichnen Soli, Lucien und Parisot eine Verkleinerung der Hoden. Hart und Normann beschreiben, ähnlich wie Soli, Schwund des spermiogenen Epithels, starke Vermehrung der interstitiellen Drüse, in den Ovarien eine außerordentlich geringe Anzahl von Follikeln. Tandler und Ranzi sahen keinerlei Vergrößerung der Testikel.

Schon wiederholt haben wir auf die Wechselbeziehungen zwischen Keimdrüse und Hypophysis hingewiesen. Die folgenden Auseinandersetzungen sollen die Einwirkung der Hypophysis auf die übrigen Drüsen mit innerer Sekretion und auf den Organismus in Experiment und Klinik darlegen.

Die Exstirpationsversuche an der Hypophysis reichen zumindest bis auf Horsley (1885) zurück. Anfänglich ergaben die Versuche dieses Autors, sowie jene von Dastre, Gley u. A., die absolute Lebenswichtigkeit dieses Organs, da alle Versuchstiere in kürzester Zeit zugrunde gingen. Erst die Experimente neueren Datums (Fichera, Paulesco, Cushing, Aschner, Ascoli und Legnani) gestatten einen gewissen Einblick in die Hypophysenfunktion durch die an die Exstirpation gesetzmäßig sich anschließenden Ausfallserscheinungen [1]). Diese folgen auf die Exstirpation des sogenannten Vorderlappens der Hypophyse oder des drüsigen Anteiles dieses Organs, während die Ingerenz des Hinterlappens oder des nervösen Hypophysenanteiles noch vielfach strittig ist. Für unsere Fragestellung genügt die Tatsache, daß die zu besprechenden Ausfallserscheinungen auf Exstirpation des drüsigen Abschnittes folgen, gleichgültig, ob der nervöse Abschnitt hierbei mehr oder weniger intakt bleibt.

Betrachten wir zunächst das Skelett als Erfolgsorgan, so sehen wir eine weitgehende Hemmung im Wachstum, ja man kann sagen, das Wachstum sistiert in unmittelbarem Anschlusse an die Operation. Speziell Ascoli und Legnani haben aufmerksam gemacht, daß diese Wachstumshemmung mit Persistenz der Epiphysenfugen einhergeht, daß überhaupt Ossifikation und Dentition verzögert erscheinen. Gleichzeitig damit leidet, nach diesen Autoren, die Ernährung des Knochens, dieser bleibt schmächtig, seine Kompakta dünn. Diese Ernährungsstörungen bedingen Verbiegungen und Verkrümmungen, in höherem Grade sogar Spontanfrakturen.

Während bei normalen Hunden in der Regel im 4. bis 5. Lebensmonat der Zahnwechsel stattfindet, persistiert bei hypophysipriven Hunden das Milchgebiß zeitlebens; nur kommen gegen Ende des ersten Lebensjahres hinter dem Milchgebiß einzelne dauernde Zähne (Schneide- und Eckzähne) hervor, so daß dann eine doppelte Zahnreihe entsteht. Dabei sitzen die Milchzähne vollkommen fest (Aschner).

Gleichzeitig mit diesen Veränderungen des Skelettes kommt es zu einer auffälligen Fettzunahme des Versuchstieres.

Die intensive Einflußnahme der Hypophysis auf den Zustand des Genitales erweist sich dadurch, daß nach Entfernung der Hypophysis bei jugendlichen Tieren die geschlechtliche Reife ausbleibt. Die äußeren

---

[1]) Ausführliche Literatur bei Aschner, Arch. f. d. ges. Physiologie Bd. 146.

Geschlechtsteile und die sekundären Geschlechtsmerkmale solcher Tiere bewahren den kindlichen Typus. Die inneren Geschlechtsorgane entwickeln sich nicht weiter, „es kommt nicht zur Differenzierung des Samenepithels, die Eibildung verharrt auf dem Stadium des Primitivfollikels" (Ascoli und Legnani). Bei älteren Tieren kommt es nach den Angaben Biedls zur Atrophie des Genitaltraktus. Aschner vermerkt, daß am männlichen Genitale erwachsener Hunde durch die Hypophysenexstirpation pathologische Veränderungen an den Epithelien der Samenkanälchen und am Fettbestand derselben, weniger an den Zwischenzellen, zustande kommen. Die Schädigung macht sich hauptsächlich an der Peripherie des Hodens bemerkbar und führt bei stärkeren Graden zum vollständigen Aufhören der Spermatogenese. Nach Ascoli und Legnani bildet sich der Thymus solcher in früher Jugend operierter Tiere frühzeitig zurück. Aschner notiert im Gegenteile die abnorm lange Persistenz des Organes. Ein ähnliches Verhalten zeigt die Thyreoidea, welche involutorische, senile Merkmale aufweist. Aschner fand die Schilddrüse in der Regel nicht vergrößert. Mikroskopisch zeigte sie jedoch Erweiterung der Alveolen durch reichlich produziertes Kolloid. Endlich kommt es noch zu eigentümlichen Veränderungen in der Nebennierenrinde, indem daselbst die Schichtenbildung undeutlich wird. Die Rinde ist deutlich verdickt.

Das Resultat der experimentellen Entfernung der Hypophysis läßt sich demnach dahin zusammenfassen, daß die Reifung des Skelettes verzögert wird, daß dem Individuum die normale Wachstumstendenz genommen wird. Die mangelhafte Ausbildung der Knochen kann man wohl als direkt mit der Hypophysis zusammenhängend betrachten, während es vorläufig unentschieden bleiben muß, wieviel von der Unreife des Skelettes auf Rechnung der nach der Hypophysenexstirpation eintretenden Unterentwicklung der Keimdrüsen zu setzen ist.

Außer den Ergebnissen des Experimentes, die wir soeben besprochen haben, ist es möglich, die Einwirkung der Hypophysis auf den Organismus auch im klinischen Bilde aufzuzeigen. Die hierbei in Frage kommenden Krankheitsbilder können naturgemäß die Ausfallserscheinungen nicht so klar wiedergeben, wie das Experiment, da es sich vorwiegend um Erkrankungen handelt, die vielfach erst zur Zeit der Pubertät, vielfach nach diesem Termine aufzutreten pflegen. Die Frage, ob die erhebbaren Veränderungen der Hypophyse mit einer Hyperfunktion oder mit einer Unterfunktion derselben einhergehen, ist vielfach nicht eindeutig zu beantworten. Für unsere Darlegung ist diese Frage von untergeordneter Bedeutung, denn es handelt sich, gleichgültig ob Hyper- oder Hypofunktion vorliegt, jedenfalls um eine veränderte Einflußnahme des Hirnanhanges auf die komplementäre Keimdrüse resp. auf den gesamten Körper.

Im Gefolge von Vergrößerung der Hypophysis kommt es zu jenem Krankheitsbilde, welches A. Fröhlich zuerst in richtiger Deutung auf die Hypophyse bezogen hat, dem Symptomenkomplexe der Dystrophia adiposo-genitalis. Die betroffenen Individuen zeigen eine Unterentwicklung des Genitales, eine Unreife des gesamten Organismus. Hier wird demnach die Reifung des Individuums behindert durch eine Disfunktion der Hypophyse. v. Frankl-Hochwart, A. Fröhlich, Marburg vertreten für Individuen mit noch nicht abgeschlossenem Wachstum die hypopituitaristische Entstehung dieser Erkrankung. Nach B. Fischer ist die Dystrophia adiposo-genitalis auf eine Erkrankung des Hinterlappens der Hypophyse zu beziehen. Bei der Aufstellung des Krankheitsbildes war für die Autoren naturgemäß das am meisten in die Augen springende Symptom, die exzessive Fettentwicklung, von Bedeutung.

Auch bei der Akromegalie wollen wir nicht des näheren auf Pathogenese und Symptomatologie dieser Erkrankung eingehen, sondern nur das hervorheben, was für unsere Betrachtung von Bedeutung erscheint. Es ist nach den bisherigen Erfahrungen über den Zeitpunkt im Auftreten der einzelnen Symptome sichergestellt, daß gerade die genitalen Störungen besonders frühzeitig nachweisbar sind. Diese Tatsache hat uns seinerzeit veranlaßt, die Frage aufzuwerfen, ob nicht überhaupt die Akromegalie eine primäre Erkrankung des innersekretorischen Keimdrüsenanteiles darstelle. (Ähnlich auch Stumme, E. Mayer). Wir konnten auch die entsprechenden morphologischen Veränderungen, weitgehende Rückbildung des Follikelapparates, Veränderungen an den Tubuli seminiferi bei der Akromegalie nachweisen. Der Zusammenhang in physiologischem und morphologischem Sinne ist daher über jeden Zweifel erhaben. Die in den letzten Jahren gemachten Fortschritte der operativen Technik haben unsere bezüglichen biologischen Erkenntnisse tatkräftig gefördert. Es ist Hochenegg gewesen, der zuerst in einem Falle von Akromegalie die Exstirpation des Hypophysentumors mit Erfolg vornahm und die anschließende Rückbildung der Krankheitssymptome erwies. Für uns ist das Wiederauftreten der Menses, welche bei Hocheneggs Patientin nach mehrjähriger Pause sich wieder einstellten, von besonderem Interesse, da damit die Reaktivierung der genitalen Funktionen dokumentiert wird. Die weitgehende Ingerenz der Hypophysis auf das Skelett, die sich dadurch dokumentierte, daß post operationem die vorher auseinander gerückten Zähne sich wieder näherten, sei nebenher erwähnt. Beachtenswert ist noch der Umstand, daß bei der Akromegalie vielfach Veränderungen des Behaarungstypus zur Beobachtung kommen. So beschreibt beispielsweise A. Exner bei den Hocheneggschen Fällen ausdrücklich, daß die bei weiblichen Personen vorher bestandene ganz auffällige Bartbildung nach der Operation geschwunden sei. Wir ersehen daraus, daß auch der Hypophyse eine gewisse, wenn auch vielleicht nur indirekte Ingerenz auf die Behaarung des Individuums zugestanden werden muß. Der Umstand, daß die Akromegalieveränderungen nach Entfernung des Hypophysentumors sich zurückbilden, während die Symptome der Dystrophia adiposo-genitalis operativ kaum beeinflußbar sind, berechtigt wohl zu dem Schlusse, daß es sich im ersteren Falle um eine Hyperfunktion, im letzteren um eine Hypofunktion handelt. Damit im Einklange steht die Ansicht von B. Fischer, daß nur das Adenom des Hypophysenvorderlappens Akromegalie erzeuge. Die Hyperfunktion der Hypophyse bringt ein gesteigertes Wachstum der Knochen mit sich, wie wir das aus den Symptomenbildern des Gigantismus, des infantilen Riesenwuchses zu erschließen berechtigt sind. Von Interesse ist hierbei, daß auch diese Hyperfunktion mit einer Unterentwicklung des Genitale einhergeht.

Faßt man demnach die gegenseitigen Beziehungen zwischen Keimdrüse und Hypophyse zusammen, so läßt sich wohl die komplementäre Wirkung der beiden Drüsen aus dem hier Angeführten in Verknüpfung mit den bei der Kastration und bei der Gravidität erhebbaren Wechselwirkungen strikte erweisen. Zugegeben muß werden, daß wir von einem lückenlosen Einblick in die Art dieser Korrelation noch weit entfernt sind. Denn nicht nur Hyperfunktion, sondern gleicherweise Hypofunktion erzeugen scheinbar gleichsinnige, zumindest ähnliche Veränderungen an der Keimdrüse.

Die Glandula pinealis involviert sich ähnlich wie der Thymus bereits vor der Pubertät, ihre Bedeutung ist also beim erwachsenen Tiere und Menschen jedenfalls keine große. Bei diesem fällt die hauptsächlichste Funktion der Zirbeldrüse in die Jahre der ersten Kindheit und es sind demgemäß Erscheinungen von seiten der Drüse vorwiegend in frühester Kindheit zu erwarten (Marburg).

Von dem normalen Organe soll nach Biedl während der Periode seiner vollentwickelten Tätigkeit, also bis zum 7. Lebensjahre, ein bestimmter, allem Anschein nach hemmender Einfluß auf die unbehinderte Entfaltung der Keimdrüse und vielleicht sekundär auf die geistige Entwicklung ausgeübt werden.

Experimentelle Entfernung der Glandula pinealis, wie sie Exner und Boese an jungen Kaninchen vorgenommen haben, ergab, daß die Operation ohne Schaden vertragen wurde und daß sich nach derselben keinerlei Folgeerscheinungen einstellten. Foà hat Exstirpationen der Gl. pinealis an jungen Hähnen und Hennen vorgenommen. Bei den ersteren entwickelten sich die primären und sekundären Geschlechtscharaktere früher als bei den Kontrolltieren. Hähne, die 8—11 Monate nach der Operation getötet wurden, wiesen eine bedeutend stärkere Ausbildung der Hoden und des Kammes auf.

Die klinischen Bilder der Zirbeldrüsenerkrankungen hat Marburg zu sondern unternommen. Er unterscheidet zunächst den Hypopinealismus, der mit abnormem Längenwachstum, frühzeitiger Geschlechtsreife, mit prämaturer Entwicklung der primären und sekundären Geschlechtscharaktere einhergeht. Hierher gehören die Beobachtungen von Gutzeit, Ogli, Oestreich-Slawyk, v. Frankl-Hochwart, Askanazy etc.

Beim Hyperpinealismus entwickelt sich als hervorstechendstes Merkmal eine hochgradige Adipositas (Beobachtungen von Nothnagel, Müller, Daly, Kny, König, Falkson, Coats), in dem vorläufig

noch verschwommenen Symptomenbilde des Apinealismus ist eine
auffällige Kachexie mit Dekubitus etc. hervorzuheben (Förster,
Massot, Gowers, Nothnagel, Nieden und Ogle).

Die Einwirkung der Nebennieren auf die Geschlechtsmerkmale
und auf die komplementären Drüsen, vor allem auf die Keimdrüse,
experimentell zu studieren, begegnet schon deshalb vorläufig unüber-
windbaren Schwierigkeiten, weil es nicht möglich ist, Tiere nach Entfernung der beiden Nebennieren längere Zeit hindurch am Leben zu
erhalten. Hierzu kommt noch die weitere Schwierigkeit, daß es bisher noch nicht gelungen ist, die physiologische Funktion der beiden die
Nebennieren zusammensetzenden Anteile, Mark und Rinde, näher zu
ergründen. Es bleiben uns deshalb für unsere Analyse nur jene wenigen
Fälle übrig, in welchen Mißbildungen oder pathologische Veränderungen
der Nebennieren unter entsprechenden, scharf ausgeprägten klinischen
Symptomen zur Beobachtung kamen. Hierher gehören der von Tandler
zitierte Fall von kongenitaler Hypoplasie der Nebenniere mit weit-
gehender Unterentwicklung der Testikel, ferner Veränderungen des
Hodens bei Morbus Addisoni, endlich Beobachtungen, wie die von
Thumin-Bortz erhobene, bei welcher die Entwicklung einer supra-
renalen Struma mit Aufhören der Menses, Tieferwerden der Stimme,
Auftreten eines üppigen Bartwuchses einherging. Die Sektion erwies
hierbei kleine derbe Ovarien, in welchen keine Residuen abgelaufener
Ovulation auffindbar waren. Erwähnen wollen wir noch den auffälligen
Befund der Nebennierenhyperplasie, Hyperplasie akzessorischer Neben-
nieren und solcher von in die Niere versprengten Nebennierenkeimen
bei weiblichen Scheinzwittern.

Zusammenfassung.

In dem ersten Kapitel der vorliegenden Arbeit haben wir zu zeigen
versucht, in welcher Art und Weise die geschlechtliche Differenzierung
der Lebewesen im phylogenetischen Sinne vorstellbar ist und sind zu
dem Ergebnisse gekommen, daß als der erste Schritt zur geschlechtlichen Differenzierung die Differenz der Gameten, Heterogamie, bezeichnet werden muß. Wir haben deshalb die die Gameten charak-
terisierenden Eigenschaften als die primären Geschlechtsmerkmale angesprochen und ihnen die heterosomatischen gegenübergestellt. Diese
enthalten demnach auch die Geschlechtsmerkmale der Keimdrüsen,
welche gewöhnlich als die primären Geschlechtsmerkmale bezeichnet
werden, so wie alle jene des übrigen Soma, sekundäre Geschlechtsmerkmale.

Eine sinngemäße Betrachtung der Veränderungen, welchen die
heterosomatischen Eigenschaften der Individuen unterworfen sind,
zeigt nun einen gewissen Zusammenhang zwischen Veränderungen der
Gonaden und der restierenden Körpermerkmale, welcher sich durch die

Beobachtung normaler und pathologischer Vorkommnisse, sowie der durch das Experiment geschaffenen Bedingungen als ein kausaler enthüllt. So leicht und einfach es meistens wird, diesen Zusammenhang an sich festzustellen, so schwierig ist es, die Art dieses Zusammenhanges aufzuklären. Unsere bisherigen Ausführungen haben bezweckt, das Tatsachenmaterial darzustellen, welches uns einen Einblick in den Umfang und die Art dieses Zusammenhanges ermöglichen soll. Hierbei hat sich gezeigt, daß der Umfang dieses Zusammenhanges unterschätzt wurde, während die Art desselben nicht immer die richtige Deutung fand. So konnten wir beispielsweise bei Besprechung der Kastrationsfolgen darauf hinweisen, daß die Kastration nicht das Sichtbarwerden der heterosexuellen Merkmale, sondern vielmehr jenes der Speziesmerkmale hervorrufe und begünstige. Wir konnten auch zeigen, daß Entfernung der Keimdrüse oder ihre Unterentwicklung — ganz abgesehen von den in die Sexualsphäre gehörigen Ausfallserscheinungen — allgemein biologische Vorgänge des Organismus, wie z. B. die somatische Reife, beeinträchtigt und verzögert, ebenso wie die vorzeitige und besonders starke Ausbildung der Gonaden eine Reihe von Erscheinungen zeitigt, welche wir als pathologische Frühreife zusammenfassen.

Bezüglich der Art des Zusammenhanges konnten wir zeigen, daß er vielfach nur ein mittelbarer sei, vermittelt durch Drüsen mit innerer Sekretion, welche wir wegen ihres korrelativen Verhältnisses zur Keimdrüse als komplementäre bezeichnet haben. Ja, bezüglich mancher Veränderungen drängt sich der Schluß auf, daß die Keimdrüsen für die Wirkungen auf ein Erfolgsorgan nur als auslösendes Moment in Betracht kommen.

Die Analyse der morphologischen und physiologischen Erscheinungen, die Gegenüberstellung der Keimdrüsenfunktion und jener der anderen Drüsen mit innerer Sekretion haben uns weiters gelehrt, daß nicht die Keimdrüse als Ganzes, sondern nur ein bestimmter Abschnitt derselben für jene Funktionen verantwortlich zu machen ist, welche wir als innersekretorische von den generativen abzugrenzen bestrebt waren. Daß die Wirksamkeit der Gonaden auf das übrige Soma durch die Vermittlung innersekretorischer Vorgänge stattfindet, bedurfte keiner Beweisführung von unserer Seite.

Die Tatsache, daß Veränderungen an den Keimdrüsen solche im Bereiche des ganzen Körpers nach sich ziehen, vor allem aber die auf den Wegfall der Keimdrüse gesetzmäßig eintretenden Ausfallserscheinungen, haben die Aufmerksamkeit auf das korrelative Verhältnis zwischen Keimdrüsen und bestimmten Körpermerkmalen gelenkt. Die auffälligsten Veränderungen wurden dementsprechend zuerst mit dem Sexus in Zusammenhang gebracht und derart als Geschlechtsmerkmale erkannt. Je prompter sie in Erscheinung traten, um so leichter wurde ihre Abhängigkeit vom Keimdrüsenausfall anerkannt. Ja, vielfach ist die leichte Erkennbarkeit solcher Korrelationen als ein Maßstab für die Beurteilung einer Organeigenschaft als Geschlechtsmerkmal verwendet worden, während Abhängigkeiten von anderen Drüsen mit innerer

Sekretion sich viel schwieriger zu erkennen gaben und damit eine gewisse Selbständigkeit mancher Merkmale vortäuschen. Mit den fortschreitenden Erkenntnissen in der Lehre von der inneren Sekretion haben wir in eine große Anzahl solcher Korrelationen Einblick gewonnen, und damit erscheint die Einflußnahme der Keimdrüsen auf bestimmte somatische Merkmale ihrer exzeptionellen Stellung beraubt. Wenn sich auch solche Korrelationen, wie sie durch das Experiment oder durch pathologische Vorgänge aufgedeckt werden, nicht in ihrer biologischen Reinheit zeigen, so sind wir doch auch aus dem Zerrbilde imstande, auf das wahre Bild zu schließen. Bei dem Studium der einzelnen Geschlechtsmerkmale ergibt sich auch insofern eine erhebliche Schwierigkeit, als wir selbst an den eindeutigsten Geschlechtsmerkmalen nicht einwandfrei aussagen können, wie viel davon Geschlechtsmerkmal im engeren Sinne ist und zwar auch deshalb, weil wir die Ausdehnung der Geschlechtsmerkmale bei der Betrachtung von Klassen, Ordnungen, Spezies und Individuen nicht mit Sicherheit umschreiben können. Viele Merkmale haben als Geschlechtsmerkmale gegolten und sind es heute gar nicht mehr. Und was andererseits zur Stunde noch als ein indifferentes Organ gilt, kann morgen auf Grund neuer Erkenntnisse bereits ein Geschlechtsmerkmal geworden sein. So hat man der Hypophyse früher mehr oder weniger mystische Funktionen zugemutet. Sie galt dann als funktionslos und gehört heute, mit Recht, in den Kreis der zu den Keimdrüsen komplementären Drüsen mit innerer Sekretion. Wenn wir derzeit nur die Hypophyse der graviden Frau von jener eines Mannes zu unterscheiden vermögen, so sind wir wohl berechtigt, aus den Erfolgen der jüngsten Vergangenheit auf die Zukunft schließend, anzunehmen, daß es vielleicht schon demnächst gelingen werde, auch die normale männliche Hypophyse von der weiblichen mit Sicherheit zu unterscheiden. Damit wäre aus einem Organe zunächst eine zur Keimdrüse komplementäre Drüse geworden und schließlich sogar ein Geschlechtsmerkmal. Wir haben dieses Beispiel, dem noch eine Reihe anderer angefügt werden könnten, hier vorgebracht, um zu zeigen, wie fließend die Grenzen zwischen sogenannten indifferenten Merkmalen und Geschlechtsmerkmalen sind.

Indem wir nun an die Begriffsfassung der Geschlechtsmerkmale herantreten, müssen wir zunächst bemerken, daß wir jenes Prinzip, welches bisher bei der Beurteilung derselben als leitendes verwendet wurde, nicht gelten lassen können. Man hat bisher unter Geschlechtsmerkmalen jene Merkmale verstanden, welche direkt oder indirekt mit der Fortpflanzung in Zusammenhang stehen und hat sie, je nachdem dieser Zusammenhang ein mehr oder weniger unmittelbarer war, als primäre, sekundäre und tertiäre unterschieden. Aus dem Vergleiche der homologen Merkmale beider Geschlechter ergaben sich die Geschlechtsdifferenzen. Nun ist aber die Zugehörigkeit eines Organs zum Fortpflanzungsakte oder gar die Entscheidung über die Notwendigkeit eines solchen für den Akt der Fortpflanzung ein Moment, das sich vielfach unserer Begutachtung entzieht, da wir die Wertigkeit bestimmter Funktionen in Hinsicht auf den Fortpflanzungsakt vielfach gar nicht abschätzen können. So z. B. ist die Notwendigkeit eines Eileiters für den Fortpflanzungsakt der höheren Lebewesen wohl a priori einzusehen, während der Zusammenhang des Geweihes, des männlichen Prachtkleides mancher Vögel mit dieser Funktion nicht ohne weiteres ersichtlich ist. Wir müssen uns deshalb bemühen ein Kriterium zu finden, das uns instandsetzt die Zugehörigkeit einer bestimmten Eigenschaft zu den Geschlechtsmerkmalen eindeutig zu erkennen und zwar auf Grundlage einer biologischen Reaktion, die durch die Gonaden ausgelöst wird. Denn diese selbst als primäre Geschlechtsmerkmale oder nach Poll als essentielle sind es, welche die Geschlechtszugehörigkeit eines Individuums eindeutig bestimmen. Ihnen fällt eine doppelte Aufgabe zu: Sie liefern die Gameten und stehen damit im Dienste der generativen Funktion, außerdem beeinflussen sie durch Stoffe, die ihrem innersekretorischen Anteile entstammen — Hormone — das Soma ihres Trägers. Auf diese Beeinflussung reagieren die verschiedensten Organe in gesetzmäßiger Weise, allerdings verschieden, je nachdem die betreffende Gonade eine gesteigerte, verringerte oder veränderte innersekretorische Funktion ausübt oder ihre Funktion vollständig einstellt. Also nicht der Zusammenhang mit dem Fortpflanzungsakte würde hiernach das Kriterium für die Geschlechtsmerkmale abgeben, sondern die **Reaktionsfähigkeit auf die Hormone der Gonaden.** Aber auch hier muß eine weitere Einschränkung vorgenommen werden. Denn nicht alle Organe, welche die besagte Reaktionsfähigkeit zeigen, sind als Geschlechtsmerkmale anzusehen, **sondern nur jene, welche im Sinne der Spezies-, Ordnungsund Gattungsmerkmale wandlungsfähig sind und all das, was an einem gegebenen Organ unter der Einwirkung der Keimdrüsenhormone wandelbar ist, ist eben Geschlechtsmerkmal.** Es wird notwendig sein, diese Definition des näheren zu erläutern. Auf den Wegfall der Keimdrüse reagieren beispielsweise die Röhrenknochen durch die Verzögerung des Verschlusses der Epiphysenfugen, auch die Epiphysenfugen der Beckenknochen bleiben länger als normal offen. Dieses Offenbleiben der Epiphysenfugen ist aber kein Geschlechtsmerkmal, sondern die Reaktion eines Erfolgsorgans auf den Ausfall der Keimdrüse, wobei es gleichgültig ist, ob die männliche oder weibliche Keimdrüse zum Ausfall gelangt. Auf den Ausfall der männlichen Keimdrüse nimmt das Becken eine bestimmte Form an, welche, wie wir gezeigt haben, als die asexuelle Speziesform zu bezeichnen ist. Die gleichsinnige Reaktion ergibt sich nach Wegfall des Ovariums. Vernichtung der Hormonwirkung der heterologen Gonaden führt also zu einer gemeinsamen Mittelform, die, der Geschlechtsmerkmale entkleidet, die für die Spezies „Mensch" charakteristische Beckenform darstellt. Noch auffälliger zeigt sich dies beispielsweise am Horn des Rindes. Der Besitz des Hornes überhaupt ist eine Spezieseigenschaft, die Form des Hornes stellt ein heterologes Geschlechtsmerkmal dar, durch welches Stier und Kuh voneinander wohl unterschieden sind. Nach der Frühkastration erhalten die beiden heterosexuellen Individuen eine und dieselbe Hornform, ähnlich wie sie eine und dieselbe Körperform erlangen. Tandler und Keller konnten sogar zeigen, daß dieses Horn dem des ursprünglichen Ahnen der heutigen Rinder, des Bos primigenius, ganz auffällig gleiche. An dem Bovidenhorn ist nur die Form als Stier- und Kuhhorn Geschlechtsmerkmal, nicht das Horn an sich. Ähnliches läßt sich, wie Tandler gezeigt hat, auch für das Rentiergeweih durchführen, welches beiden Geschlechtern zukommt, aber geschlechtlich formverschieden ist.

Wenn demnach die Geschlechtsmerkmale durch ihre Wandelbarkeit im Sinne der Speziescharaktere gekennzeichnet sind, so ergibt sich daraus auch, daß sie im phylogenetischen Sinne veränderte Klassen-, Ordnungs- und Speziesmerkmale darstellen. Bezüglich ihrer stammesgeschichtlichen Erwerbung aber erhellt, daß die Geschlechtsmerkmale nicht auf dem Wege geschlechtlicher Zuchtwahl als Nova, sondern auf jenem Wege und durch jene Mittel erworben worden sind, welche im Bereiche des phylogenetischen Geschehens die Erwerbung der für die Systemmerkmale charakteristischen Eigenschaften ermöglichten, d. h. also, daß jedes Geschlechtsmerkmal einmal ein Ordnungs-, Gattungs- oder Speziesmerkmal gewesen ist.

Der Kürze halber wollen wir diese die Stellung des Individuums im zoologischen Systeme bestimmenden Merkmale im Gegensatz zu den Geschlechtsmerkmalen als Systemmerkmale bezeichnen. Wenn also die einzelnen Geschlechtsmerkmale veränderte Systemmerkmale darstellen, so ist es nur plausibel, daß sie einzeln in ihrem phylogenetischen Alter voneinander verschieden sind, je nachdem ein bestimmtes Speziesmerkmal sich früher oder später zum Geschlechtsmerkmal differenziert hat und als solches in der Phylogenese festgelegt wurde. Ebenso wie wir berechtigt sind, bei den systematischen Merkmalen die Wandelbarkeit um so geringer anzuschlagen, je älter sie stammesgeschichtlich sind, können wir die gleiche Eigenschaft für die Geschlechtsmerkmale postulieren. Tatsächlich sehen wir auch, daß die Wandelbarkeit, also die formale Reaktionsfähigkeit der einzelnen Geschlechtsmerkmale eine ganz verschiedene ist, und so erklärt es sich, daß z. B. nach Kastration bestimmte Merkmale vollkommen ausfallen, andere weniger prägnant ausgebildet oder in ihrem Erscheinen verzögert werden, wieder andere eine kaum merkliche Störung erfahren. Der geringere oder größere Grad dieser Wandelbarkeit, umgekehrt proportional dem phylogenetischen Alter, hat vielfach auch dazu geführt, einzelne Geschlechtsmerkmale in ihrer Abhängigkeit von der Keimdrüse verschieden hoch einzuschätzen. Wir werden auf diesen Punkt bei der Besprechung der Präexistenz und der Unabhängigkeit der Geschlechtsmerkmale noch zurückkommen. Wenn so nachgewiesen werden konnte, daß der Grad der Reaktion verschieden ist, so kann auch gezeigt werden, daß die Art der Wandelbarkeit Differenzen aufweist. So sehen wir eventuell Merkmale, die als Systemcharaktere konstant waren, im Sinne der Periodizität abgewandelt. Hierher gehört die Tatsache, daß die Periodizität in der Entwicklung des Geweihes bei manchen Cerviden nach der Kastration erlischt, unter bestimmten morphologischen Veränderungen des Geweihes. Ähnliches sehen wir auch bei Antilocapra americana, dem einzigen Cavicornier mit periodischem Abwurf des Gehörnes.

Unter diesem Gesichtspunkte sind wohl auch die übrigen periodisch auftretenden Geschlechtsmerkmale, die Brunstcharaktere, zu verstehen, von denen wir wohl annehmen können, daß sie in letzter Linie durch eine periodische Änderung der sie auslösenden Hormone hervorgerufen werden. Hier bildet sich mit dem Wegfall der Gonaden das betreffende Merkmal zurück, um nie wieder seinen Höhentypus zu erreichen; ebenso wird das Individuum der periodischen Brunstcharaktere verlustig, wenn die Altersinvolution der Keimdrüsen eintritt.

Während das Verschwinden der periodisch auftretenden Merkmale nach dem vorzeitigen Verlust der Gonaden sich mit jenem nach Altersinvolution derselben im allgemeinen deckt, sehen wir andererseits, daß die konstanten Geschlechtsmerkmale in dem Grade und der Art ihrer Reaktionsfähigkeit eine gewisse Abhängigkeit von jenem Zeitpunkte zeigen, zu welchem die Wirksamkeit der Hormone endgültig unterbrochen wird. Diese Differenz ist vielfach zurückzuführen auf die geringere Reaktionsfähigkeit, welche das Soma mit fortschreitendem Alter zeigt, aber auch auf eine Komponente der innersekretorischen Tätigkeit der Keimdrüse, welche vorderhand noch unbekannt ist. Denn, abgesehen davon, daß die im höheren Alter gleichsam erstarrten Formen überhaupt eine geringere Wandlungsfähigkeit zeigen, unterscheidet sich doch der Spätkastrat von einem gleichalterigen Individuum, dessen Keimdrüsenfunktion physiologischerweise erloschen ist. Selbst passagere Unterbrechungen resp. Herabsetzungen in der innersekretorischen Tätigkeit der Gonaden erzeugen der Kastration analoge Veränderungen des Soma, wie sich dies an den Säugern beispielsweise in der Gravidität zeigt.

Wir haben bisher die Wandelbarkeit der Geschlechtsmerkmale und ihr korrelatives Verhältnis zu den Keimdrüsen besprochen, ohne auf die Spezifizität der Keimdrüse bezüglich ihrer heterosexuellen Wirkung Rücksicht zu nehmen und wollen nunmehr auch dieses Verhalten erörtern. Die Spezifizität der Keimdrüsen ist gerade in jüngster Zeit durch die Untersuchungen Steinachs bewiesen worden. In Hinsicht auf die leichtere Manifestation der ursprünglichen Speziesmerkmale verhalten sich wohl die beiden Arten von Keimdrüsen bei ihrem Wegfall gleich, wenn auch diese Tatsache vielfach auf den ersten Blick nicht klar zutage zu treten scheint. Anders verhält sich dies, wenn wir auf jene extremen Geschlechtsmerkmale übergehen, deren Ausbildungsart so verschieden ist, daß sie bei dem einen Geschlechte ad maximum entwickelt sind, bei dem anderen vollkommen fehlen, wo also die Geschlechtsdifferenzen am ausgeprägtesten sind. Vor allem ist zu bemerken, daß die Größe dieser Geschlechtsdifferenzen sich keinesfalls in Parallele bringen läßt mit der phylogenetischen Stellung der betreffenden Art in der Entwicklungsreihe. So sehen wir bei einzelnen Säugern diese

Geschlechtsdifferenzen ganz besonders betont, bei anderen auf ein Minimum reduziert, ähnlich verhält es sich auch bei manchen Vögeln, Fischen etc. Es läßt sich auch nicht aussagen, daß bestimmte Merkmale gleichsinnig einem bestimmten Geschlechte inhärent sind. So ist einmal das männliche Geschlecht, ein anderes Mal das weibliche Geschlecht durch besonders entwickelte Merkmale charakterisiert. Nur bezüglich der Ausbildung der genitalen subsidiären Geschlechtsmerkmale sehen wir im allgemeinen eine bestimmt gerichtete, ziemlich gleichmäßig vorwaltende Geschlechtsdifferenz. Auch hier lehrt die Betrachtung, daß es sich um die Umwandlung gewisser Speziesmerkmale handelt, welche als solche beiden Geschlechtern, zumindest in ihrer Anlage, eigentümlich sind oder waren. Nur ist die Analyse entsprechend der geringen Zahl von Beobachtungen eine viel schwierigere. Wir möchten als Beispiel das Verhalten des Geweihes bei den Cerviden anführen. Beim Hirschen besteht zweifellos bezüglich des Geweihes eine weitgehende Geschlechtsdifferenzierung, die aber sofort ihre Auffälligkeit einbüßt, wenn wir berücksichtigen, daß, wie wir nachgewiesen haben, der Hirschfötus beiderlei Geschlechtes identische Geweihanlagen trägt. Erst eine ausgebreitete, auf viele Arten mit ähnlich stark betonten Geschlechtsdifferenzen sich erstreckende Untersuchung der Entwicklung solcher Geschlechtsmerkmale wäre imstande, diese Frage weiter zu klären. Jedenfalls gewinnt durch den erwähnten Befund die von uns propagierte Lehre, daß die Geschlechtsmerkmale als umgewandelte Systemcharaktere zu betrachten seien, eine gewichtige Stütze. Es steht demnach fest, daß bei beiden Geschlechtern die Anlage zum Geweih vorhanden ist, eine Anlage, die sich beim nächsten Verwandten des Hirsches, beim Renntier, bei beiden Geschlechtern voll entwickelt.

Man könnte nun annehmen, daß trotz der morphologischen Gleichheit die männliche Geweihanlage sich in ihrer Ausbildungsfähigkeit von jener der weiblichen unterscheide, so daß gleichsam in dem Augenblicke, in welchem die Geschlechtszugehörigkeit des Individuums bestimmt wird, auch die Entwicklungsfähigkeit der Geweihanlagen determiniert sei, was nur eine Umschreibung der Tatsache, aber keine Erklärung bedeutet. Die zweite Möglichkeit ginge dahin, daß bei formaler Identität auch eine identische Ausbildungstendenz bei beiden Geschlechtern vorhanden sei, daß unter der Einwirkung der männlichen Keimdrüse die Entwicklung eines Geweihes erfolge, unter jener der weiblichen unterbleibe, daß also die Einwirkung der Gonade bezüglich des Geschlechtes eine spezifische sei. Allerdings haben wir bis zum heutigen Tage nur wenige Beweise für einen hemmenden Einfluß der Keimdrüse auf die Fortentwicklung gegebener Anlagen von Speziescharakteren, doch scheinen die Experimente von Steinach, der einen hemmenden Einfluß der weiblichen Keimdrüse auf männliche Geschlechtscharaktere erweisen konnte, in diesem Sinne verwertbar. Ähnlich verhält es sich auch mit der Mamma, welche ursprünglich nicht ein Geschlechtscharakter, sondern ein Ordnungsmerkmal war und, als solches allen Säugern beider Geschlechter eigentümlich, schließlich zum Geschlechtsmerkmale wurde. Auch dieses Organ muß nicht a priori in männlicher oder weiblicher Richtung prädeterminiert sein, wie dies Halban sagt, sondern es kann, wie die Experimente von Steinach lehren, eine Abänderung in weiblicher Richtung erfahren. Die Versuche von Steinach scheinen sogar zu beweisen, daß die Wandlungsfähigkeit der Mamma vom männlichen zum weiblichen Typus eine unerwartet große und langdauernde ist. Auch die Mamma war demnach ein Systemmerkmal, phylogenetisch wahrscheinlich bei den Promammaliern entstanden, dann unter Funktionswechsel in den Dienst der Fortpflanzung getreten und damit zum Geschlechtsmerkmal geworden.

Wir haben oben als konstante und regelmäßig ausgebildete Geschlechtsdifferenzen die Genitalorgane angeführt und möchten nun das bisher verwendete Prinzip für die Erklärung der Geschlechtsmerkmale auch für diese Organe in Anwendung bringen. Wie schon bei der Besprechung des Hermaphroditismus hervorgehoben, ist die landläufige Meinung von der hermaphroditischen Anlage der Genitalien von der Hand zu weisen. Wir haben der seinerzeit von Tandler gegebenen Erklärung folgend ausgeführt, daß der Ductus Wolffii und der Ductus Mülleri nicht homodyname Organe darstellen, sondern in einer anderen Weise zu deuten sind. Da die Ausführung der Gameten aus dem Leibesinnern wohl eine der kardinalsten Notwendigkeiten im Interesse der Fortpflanzung bedeutet, ist es erklärlich, daß sich solche Ausführungsapparate schon frühzeitig in der Phylogenese entwickelt haben müssen. Sie hatten die Bestimmung als vollkommen homodyname Bildungen bei den männlichen Individuen die Mikrogameten, bei den weiblichen die Makrogameten nach außen zu befördern. Mit der fortschreitenden Komplikation des Fortpflanzungsaktes werden benachbarte Anteile des Körpers, welche Systemeigenschaften darstellen, unter partiellem oder totalem Funktionswechsel in den Dienst der Geschlechtsfunktion treten und damit zu Geschlechtsmerkmalen werden. So sehen wir dies beispielsweise beim Vornierengang. Aber auch ursprünglich gewiß nicht mit dem Urogenitalsystem zusammenhängende Eigenschaften sind im Sinne der Geschlechtsmerkmale abgeändert worden. Wir möchten an dieser Stelle nur erinnern an die zu einem Kopulationsorgane umgewandelten Bauchflossen der Roche oder an die an der Kloakenöffnung befindlichen krallenartigen Kopulationsorgane der Boiden, welche aus den Rudimenten der hinteren Extremitäten hervorgegangen sind. Die vergleichende anatomische Betrachtung der Geschlechtswerkzeuge im engeren Sinne des Wortes zeigt eine solche Reichhaltigkeit an schöpferischen Möglichkeiten, um das erstrebte Ziel zu erreichen, daß es kaum zweifelhaft erscheint, daß auch hier wieder in der Phylogenese ursprünglich variable Systemmerkmale in den Dienst der Geschlechtsfunktion getreten sind. Und so wie wir bei den übrigen sekundären Geschlechtsmerkmalen nachweisen konnten, daß auch phylogenetisch alte variieren, resp. wandelbar sind, so ist es kaum fraglich, daß auch die einzelnen Abschnitte des Genitales, in verschiedenen Etappen der Phylogenese aus vorhandenen Systemmerkmalen umgewandelt, eine verschieden große Wandelbarkeit zeigen müssen. So sehen wir von den Fischen aufwärts die tubulösen Anteile des Genitales bereits entwickelt, demnach am frühesten festgelegt und auch am wenigsten wandelbar. Ähnlich wie aus dem Vornierengang ein Anteil des Geschlechtsapparates geworden ist, können wir uns auch vorstellen, daß die übrigen Anteile des Genitales aus Systemmerkmalen hervorgegangen sind, um so mehr, als wir nachweisen können, daß einzelne derselben in einem bestimmten Stadium der Ontogenese bei beiden Geschlechtern vollkommen gleich sind. Wir wollen das Gesagte an dem Penis und der Klitoris der Säuger des näheren auseinander setzen. In einem bestimmten Stadium der Entwicklung sind dieselben als Genitalhöcker einander so ähnlich, daß man daraus eine hermaphroditische Anlage erschlossen hat, aus welcher sich erst später das entsprechende männliche resp. weibliche Geschlechtsmerkmal entwickelt. Wir sind nun der Ansicht, daß dieser Genitalhöcker in seiner ursprünglichen Form ein Systemmerkmal für sämtliche Säuger dargestellt habe, welches vielleicht als Wollustorgan mit der Geschlechtsfunktion in irgend einer Beziehung stand. So wie nun aus der heute unbezweifelbaren für beide Geschlechter vorhandenen Anlage des Geweihes beim Hirschen, die doch als Systemmerkmal anerkannt werden kann, die heterosexuellen Geschlechtsmerkmale geworden sind, sind aus dem Systemmerkmale „Geschlechtshöcker" Penis resp. Klitoris hervorgegangen. Als eine Stütze dieser Ansicht müssen wir noch anführen, daß ein dem Penis der Säuger homodynames Organ, der Reptilienpenis und sein Homologon beim weiblichen Geschlecht, aus einem ganz anderen Systemmerkmal hervorgegangen sein dürften. Es ist daher wohl kaum zu viel gesagt, wenn wir behaupten, daß es gelingen könne, auf diesem Wege sämtliche Anteile des Genitales als abgewandelte Systemmerkmale zu erklären. Und in Anwendung des Prinzipes des phylogenetisch verschieden hohen Alters wird es auch verständlich, warum die Wandelbarkeit in den einzelnen Abschnitten des Genitales eine graduell so verschiedene ist. Wir haben bisher immer wieder betont, daß mit dem Fortfall des Geschlechtsmerkmales das entsprechende Systemmerkmal um so deutlicher zutage tritt und haben uns vor allem dagegen gewendet, daß die Ansicht, nach welcher der Verlust eines Geschlechtsmerkmales das heterosexuelle Merkmal zum Vorschein bringe, zu Recht bestehe. Als eine der wichtigsten Stützen für die geläufige Vorstellung, daß beispielsweise ein weibliches Geschlechtsmerkmal nach Wegfall der Keimdrüsen in ein männliches umschlagen könne, hat immer die Arrhenoidie gegolten und doch läßt sich auch hier wieder zeigen, daß die bezügliche Anschauung nicht aufrecht gehalten werden kann. Wir wollen dies zunächst am Barte des Menschen erweisen. Man hat vielfach das Auftreten von Barthaaren bei Frauen zur Zeit des Klimakteriums als ein Umschlagen in den männlichen Typus bezeichnet. Wir konnten dagegen nachweisen, daß auch der männliche Frühkastrat im Alter einen Bart bekommt, der nach seiner Lokalisation und seinem Aussehen jenem gleicht, den man bei Frauen als Altweiberbart bezeichnet. Es entwickelt sich demnach ein bestimmter Behaarungstypus vollkommen unabhängig von der Keimdrüse und man kann diese Bartform wieder als ein Systemmerkmal, das beiden Geschlechtern gleichmäßig zukommt, bezeichnen. Diesem Speziesbart, wenn der Ausdruck gestattet ist, entstammt erst der Bart des Mannes. Der Speziesbart tritt unabhängig von den Keimdrüsen, allerdings sehr spät, im Individualleben auf und ist, wie andere Speziesmerkmale, nach Rasse oder Schlag variabel. Durch die ausgezeichneten Untersuchungen von Friedenthal über die Terminalbehaarung des Menschen gewinnt diese ganze Deduktion noch an Wahrscheinlichkeit, denn auch der Speziesbart ist unter den Begriff der Terminalbehaarung zu subsumieren. Auf diese Weise also kann man eine als Arrhenoidie bezeichnete Eigenschaft beim menschlichen Weibe erklären, ohne zu der Aussage Zuflucht nehmen zu müssen, daß der Fortfall der Keimdrüsen das Umschlagen in die heterosexuelle Richtung bewirkt, und auch die bei anderen Lebewesen beschriebenen arrhenoiden Erscheinungen lassen sich in ähnlicher Weise erklären. Damit fällt aber auch jene weitere Argumentation, nach welcher die Arrhenoidie eine Spätmanifestation der hermaphroditischen Anlage darstelle und eigentlich auch der Begriff der Arrhenoidie selbst. Dasselbe gilt mutatis mutandis auch für die Thelyidie, jene Erscheinung, bei welcher die männlichen Geschlechtsmerkmale später in die weiblichen umschlagen sollen.

Bezüglich unserer Stellungnahme zum Hermaphroditismus müssen wir auf das in dem betreffenden Kapitel Gesagte verweisen. Doch möchten wir hier wiederholen, daß auch der von vielen Autoren als für ihre Argumentation besonders beweisend angeführte Befund von Tourneux nicht zu Recht besteht. Dieser Autor beschrieb bekanntlich am Maulwurfsovarium Gebilde, welche er für embryonale Hoden hielt und demnach als Reminiszenzen an die ursprünglich hermaphroditische Anlage bezeichnete. Untersucht man nun Maulwurfsovarien, so findet man wohl die von Tourneux beobachteten Gebilde, doch läßt sich zeigen, daß es sich nicht um Hodenrudimente, sondern um Anhäufungen von Zwischenzellen handelt, ähnlich wie am Ovar des Pferdes oder des Esels. Daß viele Erscheinungen beim Hermaphroditismus, welche als heterologe Geschlechtsmerkmale bezeichnet wurden, besser als Systemmerkmale anzusprechen wären, haben wir an gegebener Stelle hervorgehoben, ebenso wie wir der Meinung Raum gaben, daß die als Hermaphroditismus bezeichnete Mißbildung sich nicht auf den generativen Anteil der Keimdrüsen beschränken müsse, sondern daß sie auch ausschließlich die innersekretorischen Elemente betreffen könne.

Wir haben bisher den Begriff der Geschlechtsmerkmale sowie ihre Stellung zu den Systemmerkmalen, weiters auch ihre Abhängigkeit von der innersekretorischen Wirksamkeit der Gonaden einer Erklärung zugänglich zu machen versucht. Hierbei haben wir die Entstehung der Geschlechtsmerkmale vom Standpunkte der phylogenetischen Betrachtungsweise erörtert, ohne die Entwicklung der Geschlechtsmerkmale am Individuum zu berücksichtigen. Es soll nun im folgenden unsere Aufgabe sein gleichsam den ontogenetischen Weg, den die Geschlechtsmerkmale nehmen, zu untersuchen. Unser Standpunkt ist durch die Stellungnahme zur Frage der Geschlechtsbestimmung bis zu

einem gewissen Grade gegeben und die Gründe für diese Stellungnahme
haben wir sowohl in der Einleitung als auch bei der Besprechung des
Hermaphroditismus auseinandergesetzt. Wir gehen hierbei von der
heute wohl ziemlich fundierten Ansicht aus, daß die Geschlechtszugehörigkeit eines Individuums spätestens im Momente der Befruchtung
entschieden sei, ohne uns um die geschlechtsbestimmenden Ursachen
weiter zu kümmern. Wir müssen demnach sagen, daß die Geschlechtszugehörigkeit zu den präexistenten Eigenschaften des befruchteten
Eies gehört, ohne daß wir allerdings mit unseren heutigen Hilfsmitteln imstande sind, sie in diesem Stadium der Entwicklung festzustellen.

In der gleichen Lage befinden wir uns auch bei einer ganzen
Reihe bereits potentia vorhandener anderer somatischer Eigenschaften,
die wir gleichwohl als präexistent zu bezeichnen pflegen. Wir sind uns
dessen wohl bewußt, daß die Frage nach dem Wesen der Präexistenz
und nach dem Grade derselben bezüglich aller Eigenschaften des künftigen
Individuums wohl zu den kardinalen gehört, aber bis zum heutigen
Tage unbeantwortet geblieben ist. Es kann daher die Frage nach der
Wesenheit der Präexistenz der Geschlechtsmerkmale hier keine Antwort finden, es soll nur jene nach dem Grade derselben einer Analyse
unterworfen werden. Es unterliegt keinem Zweifel, daß wir berechtigt
sind, die Systemmerkmale des künftigen Individuums im befruchteten
Ei als präexistente zu betrachten. Es gehört ja zu den alltäglichen
Wahrheiten, daß aus der Kopulation der beiden Gameten artgleicher
Eltern immer ein artgleiches Produkt hervorgeht, das potentiell vollkommen determiniert ist, d. h. alle Systemmerkmale bereits in sich
birgt. Diese Merkmale werden, wie bekannt, in einer bestimmten
Reihenfolge manifest, wir kennen vielfach den zeitlichen Ablauf der
Manifestationsdaten, ohne über die auslösenden Ursachen orientiert
zu sein. Wenn wir nun supponieren, daß ein Individuum in derselben Zeit, in welcher seine Systemzugehörigkeit bestimmt wurde,
auch geschlechtlich determiniert wurde, so sind wir wohl berechtigt
alle jene Gesetze, welche für die Zugehörigkeit zu einem bestimmten
System (Klasse, Ordnung, Spezies) gelten, auch für die Geschlechtszugehörigkeit als wirksam zu erachten. Daraus ist zu ersehen, daß im
Prinzip die Frage nach der Präexistenz der einzelnen Geschlechtsmerkmale ebenso zu beantworten ist, wie jene nach der Präexistenz der
Systemmerkmale. Nur der Grad ihrer Präexistenz unterscheidet sich
insofern, als sie nur so weit als präexistent bezeichnet werden können,
als sie eben Systemmerkmale sind. Hier setzt nun die Wirksamkeit
der spezifischen Gonade ein, sie ist es, welche das Systemmerkmal
zum Geschlechtsmerkmal abwandelt, und je nach dem phylogenetischen Alter der einzelnen Körpereigenschaft wird es auch in der Ontogenese mehr oder weniger festgelegt und dementsprechend prädeterminiert sein. Je jünger also in der Ontogenese ein Geschlechtsmerkmal
ist, um so mehr wird es in seiner Manifestation an die Wirkung der
Keimdrüsenhormone gebunden sein. Vielfach manifestieren sich ja
solche Geschlechtsmerkmale erst im postembryonalen Zustande, und

wir halten diejenigen von ihnen für die von den Keimdrüsenhormonen am meisten abhängigen, die sich am spätesten manifestieren. Als eine Voraussetzung hierbei müssen wir annehmen, daß der innersekretorische Anteil der Keimdrüse schon im Embryonalleben befähigt ist, Hormone zu produzieren. Diese Annahme läßt sich wohl durch eine große Reihe von Beobachtungen stützen, wenn wir auch Genaueres über den Zeitpunkt, zu welchem diese Produktion einsetzt, nicht angeben können. Da zweifellos nicht allein die Keimdrüse im Embryonalleben Hormone liefert, sondern auch die anderen Drüsen mit innerer Sekretion, so muß auch ihnen ein gewisser Einfluß auf die somatische Gestaltung des Individuums zugesprochen werden und die Keimdrüsenwirkung kann nur als eine Komponente der Gesamtheit innersekretorischer Einflüsse angesprochen werden.

Was nun die in der Literatur niedergelegten Ansichten über die Präexistenz der Geschlechtsmerkmale betrifft, so liegen diesbezüglich folgende Meinungen vor. Die eine geht hauptsächlich dahin, daß die Geschlechtsmerkmale als präexistent von der Keimdrüse mehr oder weniger vollkommen unabhängig sind, die andere betont hingegen die Abhängigkeit der Geschlechtsmerkmale von der Keimdrüse, während eine dritte vermittelnde Anschauung dahin geht, daß die Geschlechtsmerkmale in ihrer Anlage unabhängig, in ihrer Ausbildung aber abhängig von der Keimdrüse sind. Da die ältere Literatur eine eingehendere Analyse dieser verschiedenen Ansichten meistens vermissen läßt, wollen wir auf eine genauere Anführung derselben um so leichter verzichten, als ja in den nunmehr zu besprechenden neueren Arbeiten die Anschauungen der älteren Autoren ausführliche Berücksichtigung gefunden haben. Es wird sich vielleicht empfehlen, mit einem kritischen Referate der Arbeit von Herbst „Über die formativen Reize“ zu beginnen. Herbst versteht unter „formativen Reizen“ jene Auslösungsursache, welche in qualitativer Hinsicht bestimmt charakterisierte Gestaltungsprozesse einleitet und beschäftigt sich in dem Abschnitte „Innere formative Reize“ auch mit der Frage nach der Entwicklung der sekundären und primären Sexualcharaktere. Die Tatsachen, welche auf eine ursächliche Beziehung zwischen Geschlechtsdrüsen und sekundären Sexualcharakteren hinweisen, sind von ihm in ihrer Gänze der Literatur entnommen. Dahin gehören die parasitäre Kastration von Giard, der immer wieder zitierte Buchfink von Max Weber, die Fälle von Androgynie von Tichomiroff u. a., weiters die Angaben von Roerig, der immer wieder auftauchende Bericht von Roberts, die Arbeit von Pelikan und ein Fall von Polayllon. Was die Angaben von Roerig betrifft, kann man doch, wie früher gezeigt, nur wenige derselben als Tatsachen betrachten. Bezüglich der Androgynie und des Hermaphroditismus haben wir das Nötige bereits in dem betreffenden Kapitel auseinandergesetzt. Ebenso haben wir wiederholt Gelegenheit genommen darauf hinzuweisen, daß die auch von Herbst geteilte Meinung, das Skelett eines männlichen Frühkastraten sei dem weiblichen ähnlich, eine irrige sei. Es ist uns daher unbegreiflich, wie Herbst den einwandsfreien Angaben Beckers die Meinung entgegensetzen konnte, daß die Atrophie der Keimdrüsen den heterosexuellen Typus zum Vorschein bringe. Es ist überhaupt der grundlegende Irrtum der Herbstschen Auffassung darin zu ersehen, daß er die Ausfallserscheinungen nach Kastration, Unterentwicklung der Keimdrüsen und Unterfunktion als ein Umschlagen in den heterosexuellen Typus auffaßt, eine Anschauung, die wohl bis zum heutigen Tage vielfach geteilt wird, deren Unhaltbarkeit wir im vorhergehenden erwiesen zu haben glauben.

Die angeführten Fälle genügen nach der Meinung von Herbst, um einen „formativen Zusammenhang zwischen Geschlechtsdrüsen und sogenannten sekundären Sexualcharakteren zu beweisen". Bezüglich der Art dieses Zusammenhanges meint er, daß „er jedenfalls nicht derartig ist, daß die männlichen Keimdrüsen die Entstehung der männlichen Sexualcharaktere und die Ovarien die der weiblichen auf irgend eine Weise veranlassen", denn sonst könnten weibliche Vögel nicht hahnenfederig werden oder die in der Jugend kastrierten männlichen Individuen keine weiblichen Charaktere erhalten.

Man ersieht schon aus diesen wenigen Sätzen, wie Herbst unter dem Einflusse der schon charakterisierten falschen Voraussetzung zu unhaltbaren Schlüssen gelangt. Seine Argumente fallen in sich zusammen, wenn wir die von uns vertretene Anschauung, daß die Kastration die asexuelle, also die Speziesform, zum Vorschein bringt, in die Beweisführung aufnehmen. Herbst gelangt auf Grund der angeführten Sätze zu seiner ersten Konklusion, welche lautet: „Die sekundären Sexualcharaktere können sich also ohne das Vorhandensein der entsprechenden Geschlechtsdrüsen entwickeln oder richtiger gesagt, zu entwickeln beginnen". Dieser Satz erscheint um so unbegreiflicher, als er nach seinem Wortlaute und bei folgerichtiger Anwendung der von Herbst gegebenen Definition des formativen Reizes eine Negation des formativen Reizes beinhaltet. Allerdings, sagt Herbst, handle es sich dabei nur um den Beginn, nie aber um die absolute Vollendung der Entwicklung und sieht in der Tatsache, daß bei weiblichen Cerviden mit atrophischen Ovarien zwar Geweihe, aber keine vollständig entwickelten auftreten, eine Stütze dieser Einschränkung.

Die zweite These von Herbst lautet: „Zur vollständigen normalen Ausbildung der sekundären Sexualcharaktere ist also das Vorhandensein der entsprechenden Keimdrüse, und zwar im funktionierenden Zustande unerläßlich." Er paraphrasiert sie mit den Worten: „Die Geschlechtsdrüsen rufen die sekundären Sexualcharaktere nicht hervor, sondern fachen deren Entwicklung nur an, so daß sie normal bis zu Ende verläuft."

Außer diesen positiven Wirkungen der Keimdrüse supponiert ihr Herbst noch negative, die verhindern sollen, daß die sekundären Sexualcharaktere des entgegengesetzten Geschlechtes in Erscheinung treten, wie dies auch schon andere Autoren getan haben und sieht wieder in dem angeblichen Auftreten des heterosexuellen Merkmales als dem Resultate der fortgefallenen Hemmung bei Kastration einen Beweis für diese Auffassung. Ja, er geht sogar so weit, das Geweih fruchtbarer Cervidenweibchen dadurch zu erklären, daß es in diesen Fällen den Keimdrüsen gelungen sei, die Geweihbildung nur bis zu einem gewissen Grade zu hemmen. Bei Besprechung der mutmaßlichen Beziehungen zwischen Geschlechtsdrüsen und äußeren Geschlechtsorganen geht Herbst von der allgemein bekannten Auffassung aus, daß die weiblichen Genitalien ein auf einer früheren Entwicklungsstufe stehen geblinebenes Stadium einer ursprünglich bei beiden Geschlechtern identischen Anlage darstellen und wirft die Frage auf, welche Ursachen dafür verantwortlich zu machen sind, daß die Entwicklung beim männlichen Geschlechte bis zu Ende verläuft, während sie beim Weibe früher sistiert; weiters, ob hier ein Einfluß der Keimdrüsen vorliege, oder ob sich äußere und innere Geschlechtsorgane ganz unabhängig voneinander entwickeln. Unter Berufung auf Fälle von Pseudohermaphroditismus verus beim Menschen und beim Tier beantwortet Herbst diese Fragen dahin, daß die weiblichen Geschlechtsdrüsen die Entwicklung der äußeren Genitalien bis zum männlichen Typus verhindern, doch müssen sie in einem bestimmten Zeitpunkte hemmend eingreifen; können sie das nicht, so entwickeln sich die Anlagen zum männlichen Typus weiter. Die Ausbildung des männlichen Typus kann auch ohne Hoden vor sich gehen. Zur vollständigen normalen Ausbildung der äußeren männlichen Genitalien ist die Anwesenheit normaler männlicher Keimdrüsen während der in Frage stehenden Entwicklungsperiode notwendig.

Die verschiedenen Fälle von Hermaphroditismus, welche sich mit diesem Gesetze allein nicht erklären lassen, zwingen Herbst zu der allerdings auch ihm nicht sympathischen Annahme, daß atrophierte Hoden sozusagen die Entstehung der äußeren männlichen Geschlechtsorgane verhindern und nur die Ausbildung des weiblichen Typus zulassen, während atrophierte Ovarien gerade umgekehrt, also annähernd wie normale Hoden wirken würden. Auch auf die Ausbildung der Leitungswege und den auf diese geübten Einfluß der Geschlechtsdrüsen kommt Herbst zu sprechen. Nach der von ihm akzeptierten Ansicht besitzt das Urogenitalsystem im geschlechtlich indifferenten Stadium jederseits je einen Ductus Wolffii und einen Ductus Mülleri, aus welchen sich, je nachdem sich die indifferenten Keimdrüsen zum Hoden oder zum Ovarium differenzieren, die entsprechenden inneren Genitalien entwickeln. Auch hier kommt wieder die hemmende oder fördernde Einwirkung der Keimdrüsen zur Geltung. „Ein entwicklungsfördernder Einfluß der Keimdrüsen auf die Ausbildung der Geschlechtsgänge ist wohl nicht zu bestreiten, obwohl ein entwicklungsauslösender ihnen nicht zukommt.“ Fälle von Pseudohermaphroditismus und Hermaphroditismus werden als Belege dafür herangezogen, daß die Entstehung der Leitungswege durch die Keimdrüsen nicht ausgelöst wird.

Neben diesem nur fördernden Einfluß besitzen aber die Geschlechtsdrüsen einen hemmenden auf die Entwicklung der Gänge des entgegengesetzten Geschlechtes. Der formative Einfluß der Geschlechtsdrüsen auf die Geschlechtsgänge ist in seiner Wirkung an ein bestimmtes Entwicklungsstadium gebunden. In der im Anschluß zu besprechenden Arbeit Halbans findet sich vielfach auch eine Kritik der eben mitgeteilten Thesen von Herbst. Aus diesem Grunde empfiehlt es sich zu manchen derselben erst später Stellung zu nehmen, so weit dies nicht schon hier geschehen ist. Es sei nur schon hier betont, daß fast alle Argumente für die Kausalität des normalen Geschehens aus dem Gebiete der Mißbildungen, dazu noch so seltener wie des Hermaphroditismus verus, genommen sind, ein Vorgang, der wohl vielfach geübt, aber nicht als erkenntnisfördernd bezeichnet werden kann.

In seiner Arbeit über die Entstehung der Geschlechtscharaktere wirft Halban zunächst die Frage auf, ob die Keimdrüse eine formative Wirkung für die Entstehung der homologen Geschlechtsorgane besitzt. Er referiert die bereits zitierten Fälle Grubers von Anorchie und deduziert daraus, daß die Entstehung der männlichen Geschlechtsorgane nicht an das Vorhandensein der Keimdrüse gebunden ist. Wir haben die Fälle von Anorchie einer Kritik unterworfen und sind zu dem Ergebnisse gelangt, daß die bezügliche Kasuistik im positiven Sinne nicht verwertet werden könne. Ähnlich verhält es sich auch mit den Fällen von doppelseitiger Anovarie. Nur mit dem Unterschiede, daß hier eine Reihe von Fällen bekannt ist, in welchen bei Aplasie der Ovarien vollkommenes oder partielles Fehlen des Uterus, der Tuben und der Vagina beschrieben wurde. Trotzdem geht für Halban aus diesen Fällen mit Sicherheit hervor, daß die Entstehung der äußeren und inneren weiblichen Geschlechtsteile nicht vom Vorhandensein der Ovarien abhängig ist. Er gelangt, gleich Herbst, zu dem Schlußsatze, daß die Entstehung der Geschlechtsorgane von der Keimdrüse nicht abhängig sei. Gegen die vor allem von Herbst vertretene Hypothese, daß die Keimdrüse einen hemmenden Einfluß auf die Entwicklung der Genitalien des anderen Geschlechtes ausübe, führt Halban die Fälle von Genitalmißbildungen und den Pseudohermaphroditismus ins Feld. Die speziell von Lenhossék propagierte Ansicht von der Bestimmung des Geschlechtes vor der Furchung, resp. schon in den Gameten, überträgt Halban auch auf die übrigen Geschlechtsorgane, indem er auch für sie ein indifferentes Stadium in Abrede stellt und erklärt auf diese Weise sowohl den Pseudohermaphroditismus als den Hermaphroditismus verus. Physiologisch sei, daß die Anlage der Keimdrüsen auf beiden Seiten die gleiche ist, so daß sich beiderseits entweder Hoden oder Ovarien entwickeln. „Nun kommt aber durch irgend eine Ursache, die wir absolut nicht näher kennen, manches Mal eine Störung dieses Prinzipes zustande und wir finden dann Individuen, welche z. B. auf der einen Seite einen Hoden, auf der anderen Seite ein Ovarium besitzen. Dann entsteht ein sogenannter wahrer Hermaphroditismus". Man darf wohl sagen, daß diese Erklärung ebenso einfach wie unzureichend ist. Die uns allen, Halban miteingeschlossen, unbekannte geschlechtsbestimmende Ursache bestimmt die Anlage der übrigen Genitalien, entsprechend demselben Geschlechte, dem auch die Keimdrüse angehört. Irrt sie sich einmal, dann entsteht der sogenannte Hermaphroditismus. Nachdem Halban auf diese Weise den Beweis geliefert hat, daß den Keimdrüsen kein Einfluß auf die Entstehung des Genitalapparates zugeschrieben werden kann, legt er sich die weitere Frage vor, ob ihnen ein Einfluß auf die volle Entwicklung und Ausgestaltung zukomme und nennt diese Wirkung eine protektive. Er gibt eine solche Einwirkung bis zu einem gewissen Grade zu, indem er sagt, „in der Regel allerdings ist, wie wir gesehen haben, die volle Entwicklung nur unter dem protektiven Einfluß der Keimdrüse möglich". Für die Entstehung der Geschlechtsorgane ist demnach die Keimdrüse nicht notwendig, nur für deren Ausbildung. Vergleicht man damit die Sätze von Herbst: „Ihre (der Geschlechtsgänge) Entstehung wird nicht durch die Drüsen (Keimdrüsen) ausgelöst. Zur vollständigen normalen Ausbildung ist aber die Anwesenheit der Geschlechtsdrüsen notwendig", so muß man sagen, daß sie durch Halban nur mit dem Worte „protektiv" bereichert worden sind.

Die solcherart für die Geschlechtsorgane gewonnenen Resultate überträgt nun Halban auch auf die sekundären Geschlechtscharaktere und kommt, gerade so wie Herbst, zu dem Ergebnisse, daß die Keimdrüse für die Entstehung der sekundären Geschlechtscharaktere nicht notwendig sei. Während aber Herbst hierbei die hemmende Wirkung der Keimdrüsen auf die Entstehung der heterologen sekundären Geschlechtsmerkmale in seiner Argumentation verwendet, bestreitet Halban eine solche Wirkung, indem er die von Herbst angeführten Angaben der Literatur als nicht stichhaltig bezeichnet. Es soll dahingestellt bleiben, ob sich diese letzteren von jenen, die Halban selbst im Sinne seiner Beweisführung verwendet, wirklich so sehr in ihrer Verläßlichkeit unterscheiden. Die Steinachschen Experimente, auf welche wir noch zu sprechen kommen werden, scheinen zugunsten der Herbstschen Anschauung zu sprechen, denn dieser Autor beschreibt ganz ausdrücklich den hemmenden Einfluß der weiblichen „Pubertätsdrüse" auf männliche Geschlechtscharaktere.

Poll, dem wir eine Reihe ausgezeichneter Studien auf dem Gebiete der Geschlechtscharaktere verdanken, beschäftigt sich in einer derselben „Zur Lehre von den sekundären Sexualcharakteren" auch mit dem theoretischen Teil dieser Lehre und gibt jene Einteilung der Geschlechtsmerkmale, welche wir als die derzeit beste bezeichnen müssen. Seine Auseinandersetzungen sind hauptsächlich methodologische. Er hebt mit Recht die besondere Wandelbarkeit der Sexualcharaktere hervor, spricht von ihrer Versibilität, die sich auf Grund adäquater und inadäquater Reize auslösen läßt. Er unterscheidet zwei Kategorien von Umwandlungen, die eine bezeichnet er als leichte und sinngemäße. Hierher gehören beispielsweise die Daumenschwiele der männlichen Amphibien, Kamm und Kehllappen beim Haushahn etc. Alle diese Eigenschaften reagieren positiv auf Anwesenheit, negativ auf Abwesenheit des adäquaten homologen Reizes. Solche Charaktere gehen zugrunde, wenn sie nicht dauernd den adäquaten Reiz zugeführt erhalten. Für sie läßt Poll die Hormone als formative Reize gelten. In die zweite Kategorie von Wandelbarkeit gehören Eigenschaften mit einsinnig gerichteter Versibilität. Das gleiche Merkmal ist entweder nur in der Richtung von der männlichen auf die weibliche, oder nur von der weiblichen auf die männliche Merkmalform veränderlich. Als Beispiele zitiert Poll das Geweih der Cerviden, den Stimmwechsel des Menschen etc. etc. Die inversiblen Geschlechtsmerkmale, z. B. Terminalbehaarung, tiefe Stimme, sind nur deshalb unwandelbar, weil sie Endformen des Artmerkmales bedeuten, von welchen kein Weg zu den Durchgangsformen zurückführt, welche dem anderen Geschlechte dauernd eigen sind. Die Geschlechtsunterschiede bezeichnet Poll entweder als gradative oder als alternative. Er geht bei seinen weiteren Betrachtungen von der Vorstellung der ursprünglich bisexuellen Anlage aus.

Biedl vertritt den extremen Standpunkt, daß die Anlage des Embryos eine geschlechtlich indifferente sei und zwar nicht nur in bezug auf die Keimdrüsen, sondern auch in bezug auf das übrige Genitale. Er stützt diese Annahme hauptsächlich mit den Befunden an Hermaphroditen. Für ihn ist die hermaphroditische Anlage der Keimdrüse eine sichergestellte Tatsache und er spricht von einem physiologischen Hermaphroditismus. Auf Grundlage einer Reihe von Angaben aus der Literatur, Brandt, Roerig, Giard usw., gelangt er zur Meinung, daß die Merkmale des Geschlechtes schon in ihrer Entstehung von der Keimdrüse abhängig sind und daher mit Recht als sekundäre bezeichnet werden.

In seiner ausgezeichneten Arbeit über den Ursprung der Geschlechtsunterschiede, in welcher Kammerer die Geschlechtsdifferenzierung und deren Erklärungsversuche, weiter die experimentellen Daten über Kastration, Regeneration, Züchtung etc. wiedergibt und verwertet, schließt sich dieser Autor unserer Anschauung an, daß die Geschlechtsmerkmale aus Speziesmerkmalen hervorgegangen sind, ja er geht noch weiter und verallgemeinert diesen Satz dahin, daß alle Geschlechtsmerkmale zugleich Speziesmerkmale, alle Speziesmerkmale zugleich Geschlechtsmerkmale sind. Bezüglich der hermaphroditischen Anlage des Soma ist Kammerer der Meinung, daß den beiden Geschlechtern wohl eine hermaphroditische Anlage, aber mit getrennt geschlechtlicher Entwicklungstendenz, zukomme. Da wir im vorhergehenden unseren eigenen Standpunkt genügend präzisiert zu haben glauben, ist es wohl unnötig neuerlich hervorzuheben, inwieweit sich unsere Meinung mit der der Autoren deckt, in welchen Punkten sie sich von der ihrigen unterscheidet.

Als einen letzten Beweis für die Ansicht, daß die Geschlechtsmerkmale ursprünglich Systemmerkmale waren, wollen wir noch anführen, daß auch Bastardierungsversuche lehren, daß die Geschlechtsmerkmale dasselbe Verhalten wie Systemmerkmale zeigen, worauf auch Kammerer besonders hinweist.

Gelegentlich der Definition der Geschlechtsmerkmale haben wir hervorgehoben, daß die verschiedensten Organe durch die Hormone der Keimdrüse beeinflußt werden und daß nur solche, welche in bestimmter Weise reagieren, Geschlechtsmerkmale darstellen. Es ergibt sich die Notwendigkeit, noch kurz auf jene Reaktionen einzugehen, welche in einer vom Geschlechtsmerkmal abweichenden Art statthaben. Dahin gehören die Veränderungen des Stoffwechsels, die Beeinflussung der Wachstumserscheinungen, die Altersveränderungen und ähnliches. An Erfolgsorganen für diese Veränderungen kennen wir eine Reihe solcher, welche mit den Geschlechtsmerkmalen in innigem Zusammenhange stehen, so daß es manchmal schwierig erscheint, eine Abgrenzung dieser beiden Reaktionsformen vorzunehmen. So sehen wir bei Ausfall der Keimdrüsen gesteigertes Wachstum der Röhrenknochen und damit eine weitgehende Umdimensionierung des Körpers. Speziell das Offenbleiben der Epiphysenfugen haben wir seinerzeit im Vereine mit anderen Symptomen als ein Stigma der protrahierten Unreife bezeichnet. In der Begutachtung der Gesamterscheinung des Kastraten kann nun unter Umständen die Entscheidunng schwer fallen, welche von den Ausfallserscheinungen die Geschlechtsmerkmale, welche die Reifemerkmale betreffen. Kompliziert wird die Frage noch dadurch, daß die anderen Drüsen mit innerer Sekretion auf die Veränderungen der Keimdrüsen mit weitgehenden Reaktionen antworten. Hierdurch werden auch die von diesen komplementären Drüsen gelieferten Hormone selbst abgeändert und erzeugen Einwirkungen an den Erfolgsorganen, von welchen manche eine Abwandlung der Geschlechtsmerkmale bedingen können. Daraus geht hervor, daß Wirkungen, welche wir als von den Hormonen der Keimdrüsen ausgehende anzusprechen gewöhnt sind, in Wirklichkeit nur unter Mithilfe anderer innersekretorischer Drüsen zustande kommen. Wir müssen bezüglich der einschlägigen Details auf das in den früheren Kapiteln Gesagte verweisen. Unter besonderen Umständen sehen wir aber auch, daß primäre Veränderungen innersekretorischer Drüsen imstande sind, am Soma Erscheinungen auszulösen, die a priori mit den Keimdrüsen in kausalen Zusammenhang gebracht werden können. Hieher gehört beispielsweise die hypophysäre Fettsucht, weiter die abnorme Behaarung, wie sie sich bei Nebennierenerkrankungen zeigt. Muß man demnach den verschiedenen innersekretorischen Drüsen eine gestaltende Wirkung auf Organkomplexe, welche man den Geschlechtsmerkmalen zuzählt, zuerkennen, so liegt der Schluß nahe, daß diese Einwirkung nicht nur unter pathologischen, sondern auch unter physiologischen Bedingungen vorhanden sei, weiter aber, daß nicht nur die Systemmerkmale, sondern auch die Geschlechtscharaktere durch diese Drüsen mit innerer Sekretion beeinflußt werden, dies um so mehr, als ja zweifelsohne diese Ingerenz nicht nur phylogenetisch eine uralte, sondern auch eine in der Individualgeschichte frühzeitig einsetzende ist. Ist schon die Ausdehnung dieser Einflußnahme auf die Gesamterscheinung eines Individuums in seinen System- und Geschlechtsmerkmalen vorderhand nicht genau zu umschreiben, um wieviel mehr fehlt uns derzeit noch die Einsicht in die komplizierten Wechselbeziehungen und die vielfachen Abhängigkeiten, welche maßgebend sind bei jenen Vorgängen, welche die formale Ausgestaltung der System- und Geschlechtsmerkmale zum Ziele haben. Ererbte Qualitäten der

Systemmerkmale, übernommene Eigenschaften des Geschlechtes, Einwirkungen des Milieus — sie alle werden schließlich auf dem Wege der
innersekretorischen Tätigkeit, also der Hormonwirkung, das Exterieur
des Individuums, seine Zugehörigkeit zu einer bestimmten Spezies, zu
einem bestimmten Geschlechte, entscheidend beeinflussen.

Die Frage nach den biologischen Grundlagen der sekundären Geschlechtscharaktere läßt sich somit dahin beantworten, daß sie, ursprünglich Systemmerkmale, in letzter
Linie dem harmonischen Zusammenwirken der Drüsen mit
innerer Sekretion ihre Entwicklung und Ausbildung verdanken.

Literaturverzeichnis.

Abels, Hans, Zur Pathogenese der Mikromelie. Festschr. f. Kassowitz. Berlin, Julius Springer, 1912.
Ackermann, Tierbastarde 1898. Kassel, Selbstverlag d. Verfassers.
Adler, Ludwig, Zur Physiologie und Pathologie der Ovarialfunktion. Arch. f. Gynäk. **95**, 1911.
Aimé, Compt. rend. **51**, 1906.
— Cellules interst. de l'ovaire chez le cheval. Comp. rend. **2**, 250. 1906.
Akopenko, Über den Einfluß der Entfernung der Schilddrüse auf die Entwicklung des Organismus. Neurol. Zentralbl. 1898.
Alamartine, Innere Sekretion des Hodens. Gaz. des Hop. 1906. 137.
Allen, The embryonic development of the ovary and testis of the mammals. The americ. journ. of anat. **3**, 1904.
Altmann, Über die Fettumsetzungen im Organismus. Arch. f. Anat. u. Physiol. 1889.
Ampt, Über das Parovarium bei Neugeborenen und Erwachsenen. Diss. Berlin 1895.
Ancel et Bouin, Compt. rend. biol. 1904. I, 1905. I.
— — Histogenèse de la glande interstitielle du testicule chez le porc. Compt. rend. hebd. des séances de la soc. de biol. **2**, 1903.
— — Les cellul. interstitielles de l'ovaire chez le cheval. Bibl. anat. Suppl. 1904.
— — La glande interstielle du testicule et la défense de l'organisme. Compt. rend. des séances de la soc. de biol. Mars 25. 1905.
— — Sur l'effet des injections d'extrait de glande interstitielle du testicule sur la croissance. Compt. rend. Ac. sc. Paris 1906. 29 Janv.
— — Sur les rélations qui existent entre le développement du tractus génital et celui de la glande interstitielle chez le porc. Compt. rend. de l'assoc. des anat. Suppl. 1904.
— — Rayons X et les glandes génitales. Presse méd. 1907.
— — Bibl. anat. **13**, 35, 168. **14**, 130, 131.
— — Recherche sur le rôle de la glande interstitielle du testicule. Hypertrophie compensatrice experimentale. Compt. rend. hebd. des séances de l'acad. des sciences 1903. 1288.
— — Röntgenstrahlen und Geschlechtsdrüsen. Presse méd. 1907. Nr. 29.
Anton, Formen und Ursachen des Infantilismus. Allg. Zeitschr. f. Psychiatrie u. psych.-gericht. Med. **63**.
Arendt, Über Ovarialtransplantation. Vortrag in der gynäkol. Sektion d. Naturforscherversamml. in Düsseldorf 1896.
— 77. Versamml. deutscher Naturforscher und Ärzte. Meran 1905.
Arning, Ed., Akquirierte Atrophie d. Hoden u. sekundäre Geschlechtscharaktere. Ärztl. Verein Hamburg. 17. Januar 1911.
Arzt, Zur Kenntnis des „fraglichen Geschlechtes" (homines neutr. generis Virchow). Wiener klin. Wochenschr. 1912. Nr. 6.
Asch, Robert, Frühreifer Scheinzwitter. Berl. klin. Wochenschr. 1911. Nr. 52.

Aschner, Bernhard, Über die Funktion der Hypophyse. Arch. f. d. ges. Phys. **146**. 1912.
— Über die Beziehungen zwischen Hypophysis und Genitale. Arch. f. Gynäkologie. Band 97, 1912.
Aschner und Grigoriu, Plazenta, Fötus und Keimdrüse in ihrer Wirkung auf die Milchsekretion. Arch. f. Gynäk. **94**.
Ascoli und Legnani, Die Folgen der Exstirpation der Hypophyse. Münchn. med. Wochenschr. 1912.
Askanazy, Chemische Ursachen und morphologische Wirkungen bei Geschwulstkranken, insbesondere über sexuelle Frühreife. Zeitschr. f. Krebsforschung **9**, Heft 3.
Balfour, On the structure and development of the vertebrate ovary. Quart. Journ. of micr. Sc. **18**, 1878.
Bardeleben, Beitr. zur Histologie des Hodens und zur Spermatogenese beim Menschen. Arch. f. Anat. u. Phys. Suppl. 1897.
— Jenasche Zeitschr. f. N. 1898.
Barnabo, Valentino, La glandula interstiziale del testiculo. Boll. Soc. zool. it. 1907.
Bartel, Julius, Über die hypoplastische Konstitution und ihre Bedeutung. Wien. klin. Wochenschr. 1908. 22.
— Status thymicolymphaticus und Status hypoplasticus. Fr. Deuticke 1912.
Bartel, Julius und Herrmann, Über die weibliche Keimdrüse bei Anomalie der Konstitution. Monatsschr. f. Geb. u. Gynäk. **33**, 1911.
Basch, Karl, Beiträge zur Physiologie und Pathologie der Thymus. Jahrb. f. Kinderheilk. **68**, N. F. 18, 1908.
Basso, Über Ovarientransplantation. Arch. f. Gynäk. **77**, Heft 1. 1906.
Bauer, J., Neuere Untersuchungen über die Beziehungen einiger Blutdrüsen zu Erkrankungen des Nervensystems. Zeitschr. f. d. ges. Neurol. u. Psychiatrie. **3**, Heft 3/4. 1911.
Bayon, Erneute Versuche über den Einfluß des Schilddrüsenverlustes und der Schilddrüsenfütterung auf die Heilung von Knochenbrüchen. Arch. d. phys. med. Gesellsch. Würzburg **31**, 1900.
Beard, The rythm of reproduction in Mammalia. Anat. Anzeiger **14**, 1897.
Becker, Über das Knochensystem eines Kastraten. Arch. f. Anat. u. Entwicklungsgesch. 1899.
Beigel, Zur Naturgeschichte des C. luteum. Arch. f. Gynäk. **27**, 88.
Beißner, Hans, Die Zwischensubstanz des Hodens und ihre Bedeutung. Arch. f. mikr. Anat. **53**.
van Beneden, Contribution à la connaissance de l'ovaire des Mammifères. Arch. de biol. **1**, 1880.
Berenberg-Goßler, Geschlechtszellen und Körperzellen im Tierreich. Gustav Fischer 1912.
Berger, Clemens, Beiträge zur Frage von den Folgezuständen der Kastration, insbesondere von deren Einfluß auf den Phosphorstoffwechsel. Inaug.-Dissert. Greifswald 1903.
Bergonié, Bibl. anat. **13**, 279.
Bergonié et Tribondeau, L'aspermatogenèse exp. complète obtenu par les rayons X, est elle définitive. Compt. rend. hebd. soc. de la biol. **1**, 1905.
— — Action des rayons X sur la glande génitale mâle. Arch. d'Electr. méd. 1906.
Berkovitch, De l'obésité d'origine génitale chez la femme. Thèse Paris 1908.
Berthold, Transplantation des Hodens. Arch. f. Anat. u. Physiol. 1849. 42.
Bertkan, Beschreibung eines Arthropodenzwitters. Arch. f. Naturgesch. Jahrg. 57. 1891.
— Beschreibung eines Zwitters von Gastropacha quercus. Arch. f. Naturgesch. **55**, 1889.
Biedl, Arthur, Innere Sekretion. Wiener Klinik 1903.
— Über innere Sekretion. Gesellsch. deutsch. Naturforsch. u. Ärzte 1911.
— Innere Sekretion. Wien, Urban u. Schwarzenberg, 1910.
Birnbaum, Ovarium und innere Sekretion. Zeitschr. f. allg. Phys. 1908.

Bischoff, Beweis der von der Begattung unabhängigen periodischen Reifung und Loslösung der Eier. Gießen 1844.

Blanc, J., Actions des rayons sur la testicule. Thèse Lyon 1906/07.

Börhagen, Über die verschiedenen Formen der Rückbildungsprodukte der Eierstockfollikel. Zeitschr. d. Geb. u. Gynäk. 53, 1904.

Boll, Beitr. zur. mikr. Anat. der azinösen Drüsen 1869.

Born, Über die Entwicklung des Eierstockes des Pferdes. Arch. f. Anat. u. Phys. 1874.

Bornhaupt, Untersuchungen über die Entwicklung des Urogenitalsystems beim Hühnchen. Inaug.-Dissert. Riga 1867.

Bortz, Nebennieren und Geschlechtscharakter. Arch. f. Gynäk. 88, Heft 3. 1909.

Bottermund, Über die Beziehungen der weiblichen Sexualorgane zu den oberen Luftwegen. Monatschr. f. Geb. u. Gynäk. 1896.

Bouin, Atrésie des follicules de Graaf et formation de faux corps jaunes. Bibl. anat. 1899.

— Histogenèse de la glande génitale femelle chez Rana temp. Arch. de biol. 17, 1900.

— Les deux glandes à secretion interne de l'ovaire. La glande interstitielle et le corps jaune. Revue medicale de l'Est. 1902.

Bouin et Ancel, La glande interstitielle, son rôle sur l'organisme. Compt. rend. soc. de biol. 1903. 1688.

— — Sur la signification de la glande interstitielle. Compt. rend. soc. de biol. 2, 1903.

— — Sur les variations dans le développement du tractus génital chez les animaux cryptorchides et leur cause. Bibl. anat. 13, 1904.

— — Sur la structure du testicule ectopique. Compt. rend. de l'assoc. des anat. 12, 1903.

— — Recherches sur la signification phys. de la glande interstitielle du testicule des mammifères. Journ. de phys. et de path. gen. Nov. 1904.

— — Sur un cas d'hermaphrodisme glandulaire chez les mammifères. Compt. rend. des séances de la soc. de biol. 24 Dec. 1904.

— — Action de l'extrait de glande interstitielle du testicule sur le développement du squelette et des org. génitaux. Compt. rend. Ac. Sc. Paris 1906. 22 Janv.

— — Journ. d. phys. et pathol. generale 6, Nov., 1904.

— — La glande interstitielle du testicule chez le cheval. Arch. de zool. exp. et génerale 1905.

— et Villemin, Sur la physiol. du corps jaune. Compt. rend. soc. biol. 2, 417. 1906.

— — La glande interstitielle du testicule et la défense de l'organisme I. Compt. rend. des séances de la soc. de biol. 1905. 25 Mars.

— — Recherches sur les fonctions du corps jaune gestatif. Journ. de Phys. et de Path. génér. 1910.

— — Sur un cas d'hermaphrodisme glandulaire chez le mammifères. Compt. rend. Soc. Biol. 57, 58.

Branca, Bibl. anat. 13, 36.

— Le testicule chez certains animaux en captivité. Compt. rend. de l'association des anat. Suppl. 1903.

Brandt, Alex., Anat. und Allg. über die sog. Hahnenfedrigkeit und über anderweitige Geschlechtsanomalien bei Vögeln. Zeitschr. f. wiss. Zool. 48, 1889.

Bresca, Giovanni, Experimentelle Untersuchungen über die sekundären Geschlechtscharaktere der Tritonen. Arch. f. Entwicklungsmech. 29, 1910.

Breßlau, E., Weitere Untersuchungen über Ontogenie und Phylogenie des Mammarapparates. Anat. Anz. 21, 1902.

Breuer und Seiller, Über den Einfluß der Kastration auf den Blutbefund weiblicher Tiere. Wien. klin. Wochenschr. 1903, Arch. f. exper. Pathol. 50, 1903.

Briau, Gaz. hebd. 1901. 769.

Brinkmann, Josef, Materialien zur Frage der Korrelationen der Drüsen mit innerer Sekretion innerhalb der Gravidität. Dissert. Heidelberg 1911.

Brodnitz, Die Wirkungen der Kastration auf den weiblichen Organismus. Straßburg 1890.

Brown-Séquard, Arch. d. phys. norm. et path. 1891. 401—403, 747—761.
— Exposé des effets produits chez l'homme par des injections sous-cutanés. Paris,
    Masson, 1890.
— Arch. d. phys. norm. et path. 1889. 651—658, 739—746; 1890. 201—208, 443
    bis 445, 456—457, 641—648.
Brown-Séquard et d'Arsonval, Arch. d. phys. norm. et path. 1891. 491—506.
Bucura, Constantin J., Über die Bedeutung der Eierstöcke. Samml. klin.
    Vortr. v. Volkmann. N. F. Gyn. 187/188. 1909.
— Beiträge zur inneren Funktion des weiblichen Genitales. Zeitschr. f. Heilk.
    28, 1907.
Bühler, Zur Kenntnis der Eibildung beim Kaninchen und der Markstränge des
    Eierstockes beim Fuchs und Mensch. Leipzig 1894.
Bulius, Osteomalazie und Eierstock. Beitr. z. Geb. u. Gynäk. 1, 98.
Bulius und Kretschmar, Angiodystrophia ovarii. Stuttgart 1889.
Burckhard, G., Über den Einfluß der Röntgenstrahlen auf den tierischen Organis-
    mus, insbesondere auf die Gravidität. Leipzig 1905. Samml. klin. Vortr.
    N. F. 404.
— Ein Beitrag zur Ovarientransplantation, Transplantation von Ovarien in die
    Hoden bei Kaninchen. Ziegler 43, 1908.
Call und Exner, Zur Kenntnis des Graafschen Follikels und des Corpus luteum
    beim Kaninchen. Sitzungsber. d. k. Akad. d. Wissensch. Math.-nat. Kl.
    71, 1875.
Calzolari, Recherches expérim. sur un rapport probable entre la fonction de
    thymus et celle des testicules. Arch. biol. 30, 1898.
Castex, Soc. fr. de laryng. et d'otol. 1894.
Cesa, Bianchi, Anat. Anzeig. 32.
— — Arch. d. Fisiol. 4, Fasc. VI.
— — Bollet. de soc. med. chir. di Pavia 1907.
Champy, Christian, Note sur les cellules interstitielles du testicule chez les
    batraciens anoures. Compt. rend. soc. biol. Paris. 64, Nr. 18. 895.
Chiarugi, Ricerche sulla struttura del' ovario della Lepre. Istituto anat. di
    Siena 1885.
Chrobak, Einverleibung von Eierstocksgewebe. Zentralbl. f. Gynäk. 1896. 20.
Church, Nervous and mental disturbances of the male climacterium. Journ.
    of the Americ. med. Assoc. 1910.
Clark, Ursprung, Wachstum und Ende des Corpus luteum nach Beobachtungen
    am Ovarium des Schweines und des Menschen. Arch. f. Anat. u. Phys. Anat.
    Abt. 1898.
Claude und Gougerot, Sur l'insuffisance simult. de plusieurs glandes à secret.
    int. Compt. rend. biol. 1907.
Claypon, Lane, Origine et évolution des cellules interstitielles de l'ovaire du
    lapin. Proc. of roy. soc. London 1905.
Coert, Over de ontwikkeling en den bow van de Geslaechtsklier bej de zoogdieren,
    meer in het bizzonder van den Eierstock. Proefschrift von Leiden 1898.
    (Ref. Zool. Jahresber. 1898.)
Cohn, Franz, Über das Corpus luteum und den atretischen Follikel des Menschen
    und deren zystische Derivate. Arch. f. Gynäk. 87, 1909.
Cohn, F., Zur Histologie und Histogenese des Corpus luteum und des inter-
    stitiellen Ovarialgewebes. Arch. f. mikr. Anat. u. Entwicklungsgesch. 62,
    1903.
Cohn, Th., Zur Kenntnis des Sperma. Die krystall. Bildungen des männlichen
    Genitaltraktes. Zentralbl. f. allg. Path. u. path. Anat. 1899. 940.
Cordes, Virch. Arch. 151.
Coudray, Paul, Die Therapie der Ectopia testis. Wien. med. Presse 1907.
Courty, Mem. de l'acad. d. sciences et lettres de Montpellier 1854.
Cristofoletti, Robert, Zur Pathogenese der Osteomalazie. Gynäk. Rundsch.
    5. Jahrg. 1911.
Cunningham, J. T., Sexual dimorphisme in the animal kingdom. London
    1900.

Curatolo et Tarulli, Sulla secrezione interna della ovaie. Ann. di ostretica et gynaek. 1896.
— — Influenza della ablazione delle ovaie sul metabolimo organico. Arch. ital. de biol. **23**, 1895.
Cushing, Die Funktionen der Hypophyse. Amer. Journ. Med. Sc. Philadelphia 1910. Nr. 4.
Debove, Lyon medic. 1893.
Disselhorst, Arch. f. wiss. Tierheilkunde **24**, 1898.
— Gewichts- und Volumszunahme der männlichen Keimdrüse bei Vögeln und Säugern in der Paarungszeit. Anat. Anz. **32**.
Dreyfus, Georges L., Über Erkrankungen der Hypophysis. Ärzte-Verein in Frankfurt a. M. 3. April 1911. (Ref. Münchn. med. Wochenschr. 1911. 24, 1328.
Dürck, Atrophie und Hypoplasie des Hoden. (Ref. Münchn. med. Wochenschr. März 1907.)
Dupuytren, Bullet. de la soc. philom. **2**, 195. (Zitat bei Gruber, Müllers Arch. 1847.)
v. Ebner, V., Untersuchungen über den Bau der Samenkanälchen und die Entwicklung der Spermatozoiden bei den Säugetieren und beim Menschen. Untersuchungen aus dem Institute f. Phys. u. Histol. in Graz. Herausgeg. v. A. Rollett. 2. Heft. Leipzig 1871.
Edinger, Über die Hypophysis. Wissenschaftl. Vereinig. am städt. Krankenhaus zu Frankfurt a. M. 7. Febr. 1911. (Ref. Münchn. med. Wochenschr. Nr. 14. 1911. 761.)
Egli, Beiträge zur Anatomie und Entwicklung der Geschlechtsorgane. Inaug.-Dissert. Zürich 1876.
Ellis, Havelock, Mann und Weib. Bibliothek f. Sozialwissenschaft **3**, 1895.
Engel, Emil, Über Transplantation weiblicher Genitalien beim Hunde und ihre praktische Beutung für die Frau. Berl. med. Gesellsch. Sitzg. 31. Mai 1911. (Ref. Münch. med. Wochenschr. 1911. Nr. 24, 1324.)
Engelhorn, Ernst, Schilddrüse und weibliche Geschlechtsorgane. Sitzungsber.. der phys.-med. Sozietät in Erlangen **43**, 1911.
Etzold, Die Entwicklung des Hoden bei Fringilla domestica. Inaug.-Dissert 1891.
Ewald, Walter, Klinische Vorstellung von Hypophysistumoren etc. Münchn. med. Wochenschr. 1908. 1853.
Evans, Wachstumsstörungen bei Hypophysenveränderung. Brit. med. Journ. 2. Dez. 1911.
Exner, Alfred, Über Hypophysentransplantationen und die Wirkung dieser experimentellen Hypersekretion. Deutsche Zeitschr. f. Chir. **107**.
— Beitrag zur Pathologie der Hypophyse. 81. Versamml. deutsch. Naturforscher u. Ärzte. Salzburg 1909.
— Verh. der deutsch. Gesellsch. f. Chir. 39. Kongr.
— Beiträge zur Pathologie und Pathogenese der Akromegalie. Mitt. a. d. Grenzgeb. d. Med. u. Chir. **20**, 4. Heft. 1909.
Exner und Boese, Über experimentelle Exstirpation der Glandula pinealis. Deutsche Zeitschr. f. Chir. **107**.
Exner, Sigmund, Männlich und weiblich. Beiträge zur Geburtshilfe und Gynäkologie. Festschr. f. Chrobak, **2**, Wien 1903.
Faber, Alexander, Einwirkung der Röntgenstrahlen auf die Sexualorgane von Tier und Mensch. Fortschr. a. d. Geb. d. Röntgenstrahl. **16**, 1911.
Falk und Schulz, Zeitschr. f. physik. Chem. **27**, 1899.
Falta, Newburgh und Nobel, Über die Wechselwirkung der Drüsen mit innerer Sekretion. Zeitschr. f. klin. Med. **72**.
Fehling, Arch. f. Gynäk. **10**.
— Über Wesen und Behandlung der Osteomalazie. Zentralbl. f. Gynäk. 1890.
— Arch. f. Gynäk. **39**, 1891.
Feldmann, Gustav, Über Wachstumsanomalien der Knochen. Inaug.-Dissert. Jena 1896.

Félizet und Branca, Histol. du test. ectop. Journ. d'anat. 1898, 1902.
— — Testicule ectop. Compt. rend. Soc. biol. Paris 1901. Nr. 11 und 14.
Fellner, Neuere Ergebnisse aus der Forschung über Corpus luteum. Med. Klin.
    1906. 42.
— Die wechselseitigen Beziehungen der innersekretorischen Organe. Volkmanns
    Samml. klin. Vortr. 1908. Nr. 508.
— Die Tätigkeit der innersekretorischen Organe. Wien. med. Wochenschr. 1908.
— Über die Tätigkeit des Ovariums in der Schwangerschaft. Arch. f. Gynäk.
    1909.
— Zur Histologie des Ovariums in der Schwangerschaft. Arch. f. mikr. Anat. 73.
Fellner und Neumann, Einfluß der Röntgenstrahlen auf die Eierstöcke trächtiger
    Kaninchen und auf die Trächtigkeit. Zeitschr. f. Heilk. 28, 1907.
Fichera, Gaëtano, Boll. R. Acad. Med. Roma ann. 31, Fasc. 3 e 4. 1905.
— Sulla ipertrofia della gl. pituitaria consecutiva alla castrazione. Policlinico
    Sezione chirurg. 12, 1905.
Finotti, Über Pathologie und Therapie des Leistenhodens nebst Bemerkungen
    über die großen Zwischenzellen des Hodens. Langenbecks Arch. 55, 1897.
Fischer, Beziehung der Schilddrüse zu den weiblichen Geschlechtsorganen.
    Deutsche Zeitschr. f. Chir. 18, Fasc. 3 u. 4.
— Teratom eines Bauchhodens mit chorionepithel. Wucherungen und Meta-
    stasen. Leipzig 1908.
— Hypophysis, Akromegalie und Fettsucht. Wiesbaden, J. F. Bergmann, 1910.
— Die Beziehungen des Hypophysentumors zu Akromegealie und Fettsucht.
    Frankf. Zeitschr. f. Path. 5, 2. Heft.
Fleischmann, Über die Wechselbeziehungen der Drüsen mit innerer Sekretion.
    Med. Klin. 1912. Nr. 5.
Flemming, Über die Bildung von Richtungsfiguren in Säugetiereiern beim Unter-
    gang Graafscher Follikel. Arch. f. Anat. u. Phys. Anat. Abt. 1897.
Fleury, Sur le retour d'âge de l'homme . Bullet. de l'Acad. de méd. 1909.
Foá, Sur la transplantation des testicules. Arch. ital. de biol. 35, 1901.
— Hypertrophie des testicules et de la crête après l'exstirpation de la gl. pinéale
    chez le coq. Arch. ital. de biol. 57, 1912.
Foges, Zur Hodentransplantation bei Hühner. Zentralbl. f. Phys. 1898.
— Kastration beim Weibe. Zentralbl. f. Grenzgeb. d. Med. u. Chir. 1898.
— Zur Lehre von den sekundären Geschlechtscharakteren. Arch. f. d. ges. Phys.
    93, 1902.
— Fall von Hermaphroditismus spurius. Beitr. z. Geb. u. Gynäk. 1903.
— Zur physiol. Beziehung zwischen Mamma und Genitalien. Zentralbl. f. Physiol.
    19, 1905.
— Ovarientransplantation in die Milz. Wien. klin. Wochenschr. 1907. 615. 1908.
    271.
— Beiträge zu den Beziehungen von Mamma und Genitale. Wien. klin. Wochen-
    schr. 1908. Nr. 5.
v. Foth, Über abnorme Lage der männlichen Keimdrüsen mit besonderer Berück-
    sichtigung des Kryptorchismus. Leipzig 1910, Otto Wigand.
Foulis, On Development of ova and structure of the ovary. Quart. journ. of. micr.
    Sc. 27, 1875.
Fraenkel, L., Die Funktion des Corpus luteum. Arch. f. Gynäk. 68, 1903.
— Verhandl. d. geb.-gynäk. Gesellsch. in Wien. Sitzung 15. Dez. 1903. (Ref.
    Zentralbl. f. Gynäk. 1904. 19/20.
— Vergl. hist. Untersuchungen über das Vorkommen drüsiger Formationen im
    interstitiellen Eierstocksgewebe (gl. interst. de l'ovaire). Arch. f. Gynäk.
    75, 1905.
— Ovarialantikörper und Osteomalazie. München 1908.
— Die interstitielle Eierstockdrüse. Berl. klin. Wochenschr. 1911. Nr. 2.
Fraenkel, L. und Fr. Cohn, Experimentelle Untersuchungen über den Einfluß
    des Corp. luteum auf die Insertion des Eies. Anat. Anz. 20, 1901.
Fraenkel, M., Ein Abort durch Röntgenstrahlen. Zentralbl. f. Gynäk. 1907.
    Nr. 31.

Frank, O., Über innere Sekretion. Ärzte-Verein zu München. Berl. klin. Wochenschr. 1910. Nr. 26. 1257.

Frank, Robert T. and Unger, A., An experimental study of the causes which produce the growth of the mammary gland. Arch. of internal medicine. 7, June 1911.

Frankl-Hochwart, L. v., Über Diagnose der Zirbeldrüsentumoren. Deutsche Zeitschr. f. Nervenheilk. 37, 1909.

Franz, Zur Entwicklung des knöchernen Beckens nach der Geburt. Beitr. z. Geb. u. Gynäk. 13, 1909.

Freund, Hermann, Über die Beziehungen der Schilddrüse und der Brustdrüsen zu den schwangeren und erkrankten Genitalien. Deutsche Zeitschr. f. Chir. 31, 1890.

Frick, Über Kastration und Kastrationsmethoden. Deutsche tierärztl. Wochenschr. 15, 47. 1907.

Friedenthal, H., Beitr. z. Naturgesch. d. Menschen. Lief. III. Geschlechts- und Rassenunterschiede der Behaarung, Haaranomalien und Haarparasiten. Jena 1908.

Friedleben, Die Physiologie der Thymusdrüse. Frankfurt 1858.

Friedmann, Franz, Beitr. zur Kenntnis der Anatomie und Physiologie der männlichen Geschlechtsorgane. Arch. f. mikr. Anat. 52, 1898.

Friedmann, Friedrich, Die Altersveränderungen und ihre Behandlung. Wien 1902.

Fröhlich, Alfred, Ein Fall von Tumor der Hypophysis cerebri ohne Akromegalie. Wien. klin. Rundsch. 1901. 47/48.

Fürbringer, Zur Kenntnis der spezifischen Kristallbildungen im Genitalsystem des Mannes. Deutsche med. Wochenschr. 1896, Virchows Arch. 145.

Gallavardin et Rebattu, Impuissance, infantilisme tardif etc. Lyon médic. 1910. Nr. 5.

Ganfini, Sul probabile significato fisiologico dell' atresia folliculare nell' ovaio di alcuni mammiferi. Arch. ital. d'Anat. e di embriol. 6.

— Boll. d. R. accad. med. di Genova. 21. Jahrg.

— Sul probabile significato fisiologico dell' atresia folliculare nell' ovaio di alcuni mammiferi. Arch. ital. d'Anat. e di embriol. 6.

Gebhard, C., Path. Anatomie der weiblichen Sexualorgane. Leipzig 1899.

Gellin, O., Die Thymus nach Exstirpation bzw. Röntgenbestrahlung der Geschlechtsdrüsen. Zeitschr. f. exper. Path. u. Ther. 8, Heft 1.

Gerhartz, Biochem. Zeitschr. 1908.

— Rudimentärer Hermaphroditismus bei R. esculenta. Arch. f. mikr. Anat. 65, 1905.

— Beitr. zur Kenntnis des Einflusses der Röntgenstrahlen auf die Geschlechtsorgane. Pflüger Arch. Bd. 131.

Giard, Alfred, Compt. rend. Ac. Sc. 103, 84. 1886.

— Compt. rend. Ac. Sc. 104, 113. 1887.

— Compt. rend. Ac. Sc. 109, 79, 324, 708. 1889.

— Comment la castration agit-elle sur les charactères sexuels sécondaires. Compt. rend. de la biol. 1, 1904.

Glaevecke, Körperliche und geistige Veränderungen. Arch. f. Gynäk. 35.

Gluzinski, Einige Bemerkungen zum klinischen Bilde des Klimakteriums. Wien. klin. Wochenschr. 1909.

Godard, Recherches tératologiques sur l'appareil séminal de l'homme. Paris 1860.

Göbell, Zentralbl. f. path. Anat. 9.

Götzl und Erdheim, Zur Kasuistik der trophischen Störungen bei Hirntumoren. Zeitschr. f. Heilk. 1905.

Goldmann, Edwin E., Die äußere und innere Sekretion des gesunden Organismus im Lichte der „vitalen Färbung". Tübingen 1909.

Goldschmidt, Richard, Erblichkeitsstudien an Schmetterlingen. Zeitschr. für induktive Abstammungs- u. Vererbungslehre. 7, 1912.

Goodall, The postnatal changes in the Thymus of Ginea pigs and the effect of castration on thymus structure. Journ. of Physiol. 32, 1905.

Gottschalk, Zentralbl. f. Gynäk. 1896. 1114.

Griffiths, The condition of the testes and prostata glande in eunuchoid persons.
The journ. of anat. and phys. 28.

Grigorieff, Zentralbl. f. Gynäk. 1897.

Grohe, Über das Wachstum des menschlichen Eierstockes. Virchows Arch. 26,
1863.

Grosser, Otto, Der Körperbau des Weibes. S.-A. aus Mann und Weib von Koß-
mann und Weiß.

Grosser-Jachimowicz, C., Zur Frage über die sogenannte physiologische Osteomalazie der Schwangeren. Zürich 1910.

Gruber, Untersuchungen einiger Organe eines Kastraten. Arch. f. Anat. u. Physiol.
1847. 463.

— Die kongenitale Anorchie beim Menschen. Med. Jahrb. 15, 55. 1860.

Grünbaum, Milchsekretion nach Kastration. Deutsche med. Wochenschr. 1907.

Guggenheimer, Hans, Über Eunuchoide. Deutsch. Arch. f. klin. Med. 107,
1912.

Guthrie, Further results of transplantation of ovaries in chickens. Journ. of
exper. Zoology 5, 1908.

Hagenbach, Phys. und Path. der Hypophyse. Samml. klin. Vortr. N. F. 637.

Hahn, Fr., Osteomalazie beim Manne. Zentralbl. für d. Grenzgebiete d. Med.
u. Chirurgie. Jena 1899.

Hahn, Hermann, Anat. u. phys. Folgeerscheinungen der Kastration. Sitzungsber.
d. Gesellsch. f. Morphol. u. Phys. 18, München 1902.

Halban, Wien. klin. Wochenschr. 1899. 49. Diskuss. zu Knauer.

— Über den Einfluß der Ovarien auf die Entwicklung des Genitales. Monatsschr. f. Geb. u. Gynäk. 1900. 496.

— Ovarium und Menstruation. Sitzungsber. d. k. k. Akad. d. Wiss. zu Wien.
110, 3. 1901.

— Entstehung der Geschlechtscharaktere. Arch. f. Gynäk. 70, 1903.

— Menstruationslehre. Zentralbl. f. Gynäk. 1911. Nr. 46.

Hammar, Der gegenwärtige Stand der Morphologie und Physiologie der Thymusdrüse. Verh. d. 16. intern. med. Kongr. in Budapest, 1908; Wiener med.
Wochenschr. 1909.

Hammer, W., Die geschlechtliche Eigenart der gesunden Frau mit eingehender
Würdigung der mannweiblichen Übergangsformen. Leipzig 1906.

Hanau, Versuche über den Einfluß der Geschlechtsdrüsen auf die sekundären
Geschlechtscharaktere. Arch. f. d. ges. Phys. 65, 1896.

Hansemann, David, Über die sogenannten Zwischenzellen des Hodens und
deren Bedeutung bei path. Veränderungen. Virchows Arch. 142, 1895.

— Über die Zwischenzellen des Hodens. Arch. f. Anat. u. Phys. (ph. Abt.)
1896.

Harms, W., Hoden- und Ovarialinjektionen bei R. fusca-Kastraten. Pflügers Arch.
133, 1910.

Hart, Thymuspersistenz und Thymushyperplasie. Zentralbl. f. d. Grenzgeb.
d. Med. u. Chir. 12, 1909.

Hart und Nordmann, Berl. klin. Wochenschr. 1910. 18.

Harvey, R., Über die Zwischensubstanz des Hodens. Zentralbl. f. d. med. Wissensch.
1875. 30.

Harz, Beitr. z. Histologie des Ovariums der Säugetiere. Arch. f. mikr. Anat. 22,
1883.

v. Hauff, Med. Korrespondenzbl. des württemberg. ärztl. Vereines 1873. 36.

Havelock Ellis, Mann und Weib. Eine Darstellung der sekundären Geschlechtsmerkmale beim Menschen. Würzburg, Curt Kabitzsch.

Heape, W., The menstruation and ovulation of Mac. rhesus. Phil. Transact. of the
royal soc. 188, 1897.

— The proportion of the sexes produced by white and coloured people in Cuba.
Proc. of the royal soc. London 1909.

Hegar, Die Kastration der Frauen. Samml. klin. Vortr. von Volkmann. Leipzig
1878. Nr. 136—138.

— Abnorme Behaarung und Uterus duplex. Beitr. z. Geb. u. Gynäk. 1, 1898.

Hegar, Korrelationen der Keimdrüsen und Geschlechtsbestimmung. Beitr. z. Geb. u. Gynäk. **7**, 1903.
— Entwicklungsstörungen. Deutsche med. Wochenschr. 1910. 1863.
— Das Martyrium des Sexualapparates. Münch. med. Wochenschr. 1911. Nr. 52.
Hendersen, On the relationship of thymus to the sexual organs. Journ. of Physiol. **31**, 1904.
Henle, Systemat. Anat. **2**, 358. 1862.
— Handbuch der Eingeweidelehre des Menschen. 2. Aufl. 1873.
Henneguy, Recherches sur l'atrésie du follicule de Graaf chez les mammifères et quelques autres vertebrés. Journ. de l'anatomie et de la phys. **30**, 1894.
Herbst, Formative Reize in der tierischen Ontogenese. Leipzig 1901.
Herff, Verhandl. d. deutsch. gynäkol. Gesellsch. Wien. **6**, 482. (Ref. Jahresber. über die Fortschr. d. Geb. u. Gynäk. 1895. 457.)
Herlitzka, Sul trapiantamento dei testicoli. Arch. f. Entwickl.-Mech. **9**, 1900.
Hervieux, Les ferments de la glande interstitielle. Compt. rend. soc. de biol. **59**, 683, **1**, 653. 1906.
Herxheimer, Über Fettinfiltration und Degeneration. Lubarsch-Ostertag, 8. Jahrg. 1902.
Herxheimer, Orth-Festschrift 1903.
— und Hoffmann, Über die anatomischen Wirkungen der Röntgenstrahlen auf die Hoden. Deutsch. med. Wochenschr. 1908. 36.
Heymann, Zur Einwirkung der Kastration auf den Phosphorgehalt des weiblichen Organismus. Arch. f. Gynäk. **73**, 1904.
Hikmet und Reynault, Les eunuques de Constantinople. Bullet. de la soc. d'anthropologie 1901.
Hippel, Ein Beitrag zur Kasuistik der Hypophysistumoren. Virchows Arch. **126**.
Hirschfeld, Geschlechtsübergänge, Mischungen männlicher und weiblicher Geschlechtscharaktere. Leipzig 1905.
His, Beobachtungen über den Bau des Säugetiereierstockes. Arch. f. mikr. Anat. **1**, 1865.
Hoehl, Zur Histologie des adenoiden Gewebes. Arch. f. Anat. u. Phys. Anat. Abt. 1897.
Hörmann, Zur Histologie des Bindegewebes im Ovarium. Verhandl. d. deutsch. Gesellsch. f. Gynäkologie. Dresden Mai 1907. (Ref. Münchn. med. Wochenschr. 1907. Nr. 27. Ausführl. Arbeit Arch. f. Gynäk. **82**, 1907.)
Hofbauer, Mikroskopische Studien zur Biologie der Genitalorgane im Fötalalter. Arch. f. Gynäk. **77**, 1905.
Hoffmann, Über die Kastration der Haustiere. Schneidemühls tiermed. Vortr. **2**, 12. 1892.
— Zur Morphologie der Geweihe der rezenten Hirsche. Coethen 1901.
Hofmeister, Untersuchungen über die Zwischensubstanz im Hoden der Säugetiere. Sitzungsber. der math.-.naturwiss. Klasse der k. k. Akademie der Wissenschaften **65**, 3. Abt. 1872.
Hollander, Die Wechseljahre des Mannes (Climacterium virile). Neurol. Zentralbl. 1910. 23.
Holmgren, T., Von den Ovozyten der Katze. Anat. Anz. **18**, 1900.
— Über den Einfluß der Basedowschen Krankheit und verwandter Zustände auf das Längenwachstum. Leipzig 1909.
Honoré, Ch., Recherches sur l'ovaire du lapin, Recherches sur la formation du corps jaune. Archives de biol. **16**.
Horand, Geschlechtstrieb und Fortpflanzung. Ferd. Munter, Halle a. S.
Hunter, John, Account of an extraordinary pheasant. Philosophical. Transact. **70**, 1780.
— Observations on the glands between the rectum and bladder called vesic. semin. in Obs. on certain parts of the animal economy. London 1786. Deutsch von Scheller, Braunschweig 1802. (Zit. bei Gruber, Müllers Arch. 1847.)
Ihm, Die Bedeutung des Corpus luteum. Monatsschr. f. Geb. u. Gynäk. **21**.
Illing, Vergleichende anatomische und histologische Untersuchungen über die Epiphysis cerebri einiger Säuger. Leipzig 1910.

Issakowitsch, Geschlechtsbest. Ursachen bei den Daphniden. Arch. f. mikr. Anat. **69**.

Iwanoff, E., Untersuchungen über die Ursachen der Unfruchtbarkeit von Zebroiden (Hybriden von Pferd und Zebra). Biol. Zentralbl. **25**, 789. 1905.

Jacobson, Alex., Zur pathologischen Histologie der traumatischen Hodenentzündung. Virchows Arch. **75**, 1879.

Jacoby, Martin, Die Lehre von den Hormonen und die Möglichkeit der praktischen Verwertung. Deutsche med. Wochenschr. 1911. Nr. 46.

Janosik, Histologische embryologische Untersuchungen über das Urogenitalsystem. Sitzungsber. der Akad. d. Wiss. Wien **91**, 1885.

— Zur Histologie des Ovariums. Sitzungsber. d. kais. Akad. d. Wissensch. **96**, 1888.

— Bemerkungen über die Entwicklung des Genitalsystems. Sitzungsber. Akad. d. Wissensch. **99**, 1890.

— Die Atrophie der Follikel und ein seltsames Verhalten der Eizelle. Arch. f. mikr. Anat. **48**, 1897.

Jardry, H., La sécrétion interne de l'ovaire. Paris 1907.

Jayle, De l'insuffisance ovarienne. Rev. de gynéc. et de chir. abdom. Paris 1901.

— Opotherapie mit Ovarium. Rev. de gynéc. **7**, 1903.

Jeanselme und Touraine, Troubles psychiques après la castration chez la femme. Journ. de méd. de Paris 1910. **33**. (Ref. Neurol. Zentralbl. 1910. 1293.)

Jolasse, Tumor der Hypophyse. Biol. Abt. d. ärztl. Vereins Hamburg, Sitzg. 9. April 1907. (Ref. Münchn. med. Wochenschr. 1907. 27.)

Josefsohn, Arnold, Dentition und innere Sekretion. Neurol. Zentralbl. 1911. 15.

Josefson und Sundquist, Abnormes Längenwachstum bei ungenügender Entwicklung der Genitalia. Deutsche Zeitschr. f. Nervenheilk. **39**, 1910.

Jürgens, Beitrag zur normalen und pathologischen Anatomie des menschlichen Beckens. Festschr. f. Virchow **1**, 1891.

Kalabin, Zur Frage der Ablation der Adnexe des Uterus. Zentralbl. f. Gynäk. 1896.

Kammerer, Paul, Ursprung der Geschlechtsunterschiede. Fortschr. d. naturwiss. Forschung von Abderhalden **5**, 1912.

Kasai, K., Über die Zwischenzellen des Hodens. Virchows Arch. **194**.

Kaufmann, E., Über Zwischenzellengeschwülste des Hodens und reine tubuläre Adenome. Med. Gesellsch. in Göttingen 6. Febr. 1908.

Kehrer, Beitr. z. Geb. u. Gynäk. **4**.

— Die Ursachen des Infantilismus. Beitr. zur Geb. u. Gynäk. **15**, 2. Heft.

Keiffer, Extr. de bull. de la soc. belge de gyn. et d'obstétr. 1898.

Kellner, Idiotisches Mädchen von 12 Jahren mit auffallend starker Geschlechtsentwicklung. Ärztl. Verein zu Hamburg 24. Mai 1910. (Ref. Berl. klin. Wochenschr. 1910. 28, 1340.)

Keppler, Das Geschlechtsleben des Weibes. Wien. med. Wochenschr. 1891.

Kisch, Das klimakterische Alter der Frauen. Erlangen 1874.

Klein, Über Ursache und Bedeutung der menstruellen Blutung. Münchn. med. Wochenschr. 1911. Nr. 19.

Kleinhans und Schenk, Experim. zur Frage nach der Funktion des Corpus luteum. Zeitschr. f. Geb. u. Gynäk. **41**, 1907.

Klose und Vogt, Klinik und Biologie der Thymusdrüse. Beitr. z. klin. Chir. **69**, auch sep. Tübingen 1910. H. Laupp.

Knauer, Zentralbl. f. Gynäk. 1896. 524; 1898.

— Über Ovarientransplantation. Wien. klin. Wochenschr. 1899. 1219.

— Die Ovarientransplantation. Arch. f. Gynäk. **60**, 322. 1900.

— Die Ovarientransplantation. Arch. f. Gynäk. **110**.

Knauer, F. K., Zwiegestalt der Geschlechter im Tierreiche. 148 der Teubnerschen Samml. aus „Natur und Geisteswelt". Leipzig 1907.

Koch, Karl, Zwischenzellen und Hodenatrophie. Virchows Arch. **202**, 1910.

Kölliker, Handbuch der Gewebelehre. 5. Aufl. Leipzig 1852. 524.

— Über Zwitterbildungen bei Säugetieren. Sitzungsber. d. Würzburger phys.-med. Gesellsch. 1884.

Kölliker, Über Corpora lutea atretica bei Säugetieren. Verhandl. d. anat, Gesellsch. in Kiel 1898.
— Über die Markkanäle und Markstränge in den Eierstöcken junger Hündinnen. Verhandl. d. anat. Gesellsch. Kiel 1898.
Kohn, Alfred, Über die Hypophyse. Münchn. med. Wochenschr. 1910.
— Innere Sekretion und Organtherapie. Prager med. Wochenschr. 1910.
Kon, Jutaka, Hypophysenstudien. Zieglers Beitr. 44, 1908.
Kopec, Stefan, Experimentaluntersuchungen über die Entwicklung der Geschlechtscharaktere bei Schmetterlingen. Bull. Acad. d. sciences, Cracovie 1908.
— Untersuchungen über Kastration und Transplantation bei Schmetterlingen. Arch. f. Ent.-Mech. 33, 1911.
Korschelt, Beeinflussung der Komponenten bei Transplantation. Med. nat. Arch. 1, 1908.
Kowalewsky, Der geschlechtsbestimmende Faktor bei Tieren. Biol. Zentralbl. 31.
Krehl, 78. Versamml. d. Naturf. u. Ärzte. Stuttgart 1906.
Krückmann, Adipositas universalis bei zwei Geschwistern. Verein f. wiss. Heilk. in Königsberg i. Pr. Deutsche med. Wochenschr. 1908. Nr. 13. 574.
Kühn, H., Untersuchungen über die Einwirkung der Kastration auf die Hypophyse beim Pferd. Arch. f. wiss. Tierheilk. 36, 1910, Inaug.-Dissert. Bern 1910.
Kümmell, Richard, Zur Kenntnis der Geschwülste der Hypophysengegend. Münchn. med. Wochenschr. 1911. 24.
Kuschakewitsch, Entwicklungsgeschichte der Keimdrüse von Rana escul. Ein Beitrag zum Sexualitätsproblem. Festschr. f. Hertwig 1910.
Kyrle, Josef, Über Strukturanomalien im menschlichen Hodenparenchym. Verhandl. d. deutsch. path. Gesellsch. 13. Tagung. 1909.
— Beitr. zur Kenntnis der Zwischenzellen des menschlichen Hodens. Zentralbl. f. allg. Path. u. path. Anat. 21, 1910.
— Über Entwicklungsstörungen der männlichen Keimdrüsen im Jugendalter. Wien. klin. Wochenschr. 1910. Nr. 45.
— Über experimentelle Hodenatrophie. Verhandl. d. deutsch. path. Gesellsch. 16. Tagung. 1910.
— Über die Regenerationsvorgänge im tierischen und menschlichen Hoden. Sitzungsber. d. k. Akad. d. Wiss. 120, 1911.
Lachi, Della granulosa ovarica e dei suoi elementi. Lo sperimentale 1884.
Landau, Über einige Anomalien der Brustdrüsensekretion. Deutsche med. Wochenschr. 1890. 33.
Lane-Claypon, I. E., On the origin and life history of the interstit. cells in the ovary of the rabbit. Proc. of the Royal Soc. 77.
Lange, Die Beziehungen der Schilddrüse zur Schwangerschaft. Zeitschr. d. Geb. u. Gynäk. 40, 1899.
Lannois, Bibliographie anat. Suppl. 1904. 149.
Lannois, Loeper et Esmonet, La sécretion graisseuse de l'hypophyse. Compt. rend. biol. 1, 575. 1904.
Lantanié, Sur le mode d'évolution et la valeur de l'épithelium germinatif dans le testicule embryonnaire du poulet. Compt. rend. soc. biol. 3, 1886.
Lanz, Otto, Der ektopische Testikel. Nederl. Tijdsch. voor Geneeskunde 1, 15. 1906. (Ref. Münchn. med. Wochenschr. 1906. Nr. 24, 1176)
Laufer, L., Zur Path. und Therapie der Osteomalazie beim Weibe. Zentralbl. f. d. Grenzgebiete d. Med. u. Chir. Jena 1900.
Laurent, Les bisexués: Gynécomastes et Hermaphrodites. Paris 1894.
Laurent-Kurella, Die Zwitterbildungen, Gynäkomastie, Feminismus, Hermaphrodismus. Leipzig 1896.
Lécaillon, Sur les cellules interstitielles du testicule de la Taupe (Talpa europ.). Compt. rend. 1909. 599. Avril 24.
Lenhossék, Arch. f. mikr. Anat. 51.

160   Literaturverzeichnis.

Lenhossék, Beitr. zur Kenntnis der Zwischenzellen des Hodens. Arch. f. Anat.
    u. Entwicklungsgesch. 1897.
— Beitr. zur Histologie des Hodens und zur Spermatogenese beim Menschen.
    Arch. f. Anat. u. Physiol. 1897. Suppl.
— Das Problem der geschlechtsbestimmenden Ursachen. Jena, G. Fischer, 1903.
Leppmann, Beitr. zur Kastration der Frauen. Arch. f. Gynäk. **26.**
Letienne, De la senilité. Presse méd. 1906.
Lévi et Rothschild, Nouv. études sur la physiopath. du corps thyroide et des
    autres glandes endocrines. Paris, Doin et fils 1911.   ,
Lewison, Alex., Über Ovarialbefunde bei Osteomalazie. München 1909.
Leydig, Zur Anatomie der männlichen Geschlechtsorgane und Analdrüsen der
    Säugetiere. Zeitschr. f. wiss. Zool. **2.**
— Lehrbuch der Histologie des Menschen und der Tiere. Frankfurt 1857.
Liesau, Der Einfluß der Kastration auf den weiblichen Organismus. Freiburg i. B.
    Inaug.-Dissert. 1896.
Limon, M., Étude histol. et histogénetique de la glande interst. de l'ovarie. Thèse
    Nancy 1901 et Arch. d'Anat. micr. **5,** Fasc. 2. Sept. 1902.
— Glande interst. bei transpl. Ovar. Journ. d. Phys. et path. gen. **4, 6,** 1904.
— Bibl. anat. **13,** 279.
Lingel, A., Zur Frage nach dem Einfluß der Kastration auf die Entwicklung der
    Milchdrüse. Inaug.-Dissert. Freiburg 1900.
Livon, Note sur les cellules gl. de l'hypophyse du cheval. Compt. rend. soc. biol.
    2, 1159. 1906.
— Sur le rôle de l'hypophyse. Compt. rend. soc. biol. **1,** 1134. 1907.
Lode, Wien. klin. Wochenschr. 1891.
— Zur Transplantation der Hoden bei Hähnen. Wien. klin. Wochenschr. 1895.
    345.
Loeb, Sekundäre Geschlechtscharaktere. Vorlesung 26.
Löwenthal, Notiz über die Protoplasmastruktur der Kornzellen des Eierstocks.
    Anat. Anz. 1888.
Loewy, A., Neuere Untersuchung zur Physiologie der Geschlechtsorgane. Ergebn.
    der Physiol. 2. Jahrg., 1. Abt. 1903.
Loewy und Richter, Du Bois' Arch. Suppl. 1889. 174.
Loisel, G., Les caractères sexuels secondaires et le fonctionement des testicules
    chez la grénouille. Compt. rend. Soc. Biol. **56.**
— Elaborations graisseuses périodiques dans le testicule des oiseaux. Compt.
    rend. de l'assoc. des anat. Suppl. 1903.
— Les phenomènes de secretion dans les glandes génitales. Journ. de l'anat. et
    de la phys. 1904. 536—562. **41,** 1905.
— Bibliographie anat. **13,** 37, 279.
— Compt. rend. Soc. Biol. **54,** 1902; 1903. 1329; **1,** 504, 883. 1904. 77, 80, 133. **2,**
    1, 463. 1905. **2,** 400, 403, 506.
Lorand, A., Das Altern, seine Ursachen etc. Leipzig, Werner Klinkhardt, 1909.
Lotheissen, Behandlung d. Kryptorchismus. Zeitschr. f. Heilk. 28. Chirurg.
Lothringer, Untersuchung an der Hypophysis einiger Säugetiere und des Men-
    schen. Arch. f. mikr. Anat. **28.**
Lubarsch, Über das Vorkommen kristallinischer und kristalloider Bildungen in
    den Zellen des menschlichen Hodens. Virchows Arch. **145, 146.**
— Deutsche med. Wochenschr. 1896. 755.
Lucien und Parisot, Die Rolle der Thymusdrüse bei gewissen pathologischen
    Zuständen. Gazette des hôpitaux. 21. April 1910. (Ref. Münchn. med.
    Wochenschr. 1910. Nr. 51. 2714.)
Ludwig, Über die Eibildung im Tierreiche. Arch. zool.-zoot. Inst. Würzburg
    1, 1874.
Ludwig und Tomsa, Die Lymphwege des Hodens. Sitzungsber. d. k. Akad. d.
    Wiss. **46,** 1862.
Lüthje, Hugo, Über Kastration und ihre Folgen. Arch. f. exp. Path. u. Pharm.
    48, 1902.
Mac Leod, Contributions à l'étude de la structure de l'ovaire des mammifères.
    Arch. de biol. **1,** 1880; ibid. 1881.

Magnus, Bedeutung des Corpus luteum für die Schwangerschaft. Norsk. Mag. for Lagevid 1901.

Maier, H. W., Die nordamerikanischen Gesetze gegen die Vererbung von Verbrechen und Geistesstörung. Halle, Marhold, 1911.

Mainzer, Zur Beh. amenorrhoischer und klimakterischer Frauen mit Ovarialsubstanz. Deutsche med. Wochenschr. 1896. 25.

Malsen, Geschlechtsbestimmende Einflüsse und Eibildung des Dinophilus apatris. Arch. f. mikr. Anat. **69.**

Mandl, Beitr. zur Kenntnis der Funktion der weiblichen Keimdrüsen. B. zur Geb. u. Gynäk. Festschr. f. Chrobak 1903.

Mandl und Bürger, Die biologische Bedeutung der Eierstöcke. Wien, Deuticke, 1904.

Marburg, Otto, Zur Frage der Adipositas univers. bei Hirntumoren. Wien. med. Wochenschr. 1907. Nr. 52.

— Zur Kenntnis der normalen und pathologischen Histologie der Zirbeldrüse. Die Adipositas cerebralis. Arbeit. a. d. neurol. Inst. **17,** 1909.

Marek, Fall von Schwangerschaftsakromegalie. Zentralbl. f. Gynäk. 1911. 47.

Marshall, Oestrous cycle and formation of the corpus luteum in Sheep. Philos. Trans. of the Roy. Soc. London. Ser. B. **196,** 1904.

Marshall, F. H. A., The physiology of reproduction. London, Longmans and Cie., 1910.

— and William A. Jolly, Contributions to the physiol. of mammal reproduction Part II, the ovary as an organ of intern. secretion. Philosoph. transactions of the royal society of London Ser. B. 243.

— Interstitial. cells of the ovary. Proceed. of royal soc. London 1905.

Martin, Die Krankheiten der Eierstöcke und Nebeneierstöcke. Leipzig 1899.

— Kastration der Frauen. Eulenbg. Real-Enzykl.

Martius, Altern und Altwerden. Rede zur Feier des 28. Febr. 1911. Rostock 1911.

Mathieu, De la cellule interstitielle du testicule et de ses produits de sécretion. Thèse de Nancy 1898.

Matignon, Die Eunuchen des k. Palastes zu Peking. Ann. des malad. des org. genito-urin. 1896. 12.

— Les eunuques du Palais imperial à Pekin. Bull. de la société d'Anthropologie de Paris 1896.

— Superstition, crime et misère en Chine. Lyon 1899.

Matthes, Über die Einwirkung des Oophorin auf den Stoffwechsel von Frauen mit und ohne Ovarien. Monatsschr. f. Geb. u. Gynäk. 18, 1903.

Mayer, E., Über die Beziehungen zwischen Keimdrüsen und Hypophysis. Arch. Gyn. **90,** 1910.

Mazetti, Die sekundären Geschlechtscharaktere und die interstitiellen Zellen des Testikels. Anat. Anz. 38, 14, 15. 1911.

Meckel, Lehrbuch der pathologischen Anatomie. 1, 482. Leipzig 1812 (Hypoplasie der Hoden, zit. bei Gruber, Müllers Arch. 1847.)

Meisenheimer, Joh., Zool. Anzeig. **32,** 393—400. 1907.

— Über die Beziehungen zwischen primären und sekundären Geschlechtsmerkmalen bei den Schmetterlingen. Naturw. Wochenschr. 8, Nr. 35.

— Experimentelle Studien zur Soma- und Geschlechtsdifferenzierung. I. Beitrag über den Zusammenhang primärer und sekundärer Geschlechtsmerkmale bei den Schmetterlingen und den übrigen Gliedertieren. Jena, G. Fischer, 1909.

— Über die Wirkung von Hoden- und Ovarialsubstanz auf die sekundären Geschlechtsmerkmale des Frosches. Zool. Anzeig. 38, 1911.

Meixner, Zur Frage des Hermaphroditismus verus. Zeitschr. f. Heilk. 26. Jahrg. 1905.

Melchior, Zur Chirurgie der Hypophysis cerebri. Berl. klin. Wochenschr. 1911. Nr. 32.

Mendel, Kurt, Die Wechseljahre des Mannes (Climacterium virile). Neurol. Zentralbl. 1910. 20.

Messing, Anat. Untersuchung über die Testikel der Säugetiere. Dorpat 1877.

Metschnikoff, Leçons sur la path. comparée de l'inflammation. Paris 1892.

Meves, Arch. f. mikr. Anat. 47, 54.
Meyns, R., Über Froschhodentransplantation. Pflügers Arch. 132, 1910.
Mihalkovics, Beitrag zur Anatomie und ·Histologie des Hodens. Arb. a. d.
  phys. Anstalt zu Leipzig 1874.
— Internat. Monatschr. 1885.
Miller, Die Rückbildung der Corpus luteum. Arch. f. Gynäk. 91, 1910.
Möbius, P. J., Über die Wirkungen der Kastration. Halle 1906.
Mohr, Demonstration zur Pathologie der Drüsen mit innerer Sekretion. Verein
  d. Ärzte in Halle a. S. Sitzung 11. Jan. 1911. (Ref. Münchn. med. Wochenschr.
  1911, Nr. 10, 542).
Moll, Untersuchungen über die Libido sexualis 1897.
Mond, Münchn. med. Wochenschr. 1896. 36.
Montuoro, Sulle cellule .midollari dell'ovaio del coniglio. Arch. ital. di anat.
  e embriol. 2, Fasc. 1. 1903.
Mossé und Oulié, Compt. rend. de la soc. d. biol. 51, 447.
Moure, De l'influence de l'ovariot. sur la voix de la femme. Rev. de Laryng.
  14, 1894.
Müller, Robert, Sexualbiologie. Berlin 1907.
— Das Problem der sekundären Geschlechtsmerkmale und die Tierzucht. Stutt-
  gart 1908.
Münzer, Arthur, Die Hypophysis (Sammelreferat). Berl. klin. Wochenschr.
  1910. Nr. 8 u. f.
— Über die innere Sekretion der Keimdrüsen. Berl. klin. Wochenschr. 1910.
— Über die zerebrale Lokalisation des Geschlechtstriebes. Berl. klin. Wochenschr.
  1911. Nr. 10.
— Die Zirbeldrüse. Berl. klin. Wochenschr. 1911. 37.
Näcke, Die ersten Kastrationen aus sozialen Gründen auf europäischem Boden.
  Neurol. Zentralbl. 1909. 226.
v. Neugebauer, Franz Ludwig, Hermaphroditismus beim Menschen. Leipzig
  1908.
— Das Verhalten der sekundären zu den primären Geschlechtscharakteren. Zeit-
  schr. f. Sexualwissensch. März 1908. Heft 3.
Neumann, Julius, Sterilität. Wien. med. Wochenschr. 1911. 17—23.
Neumann und Herrmann, Biologische Studien über die weibliche Keimdrüse.
  Wien. klin. Wochenschr. 1911.
Neurath, Die vorzeitige Geschlechtsentwicklung. Ergebn. d. inneren Med. 4.
— Über Fettkinder (hypophysäre und eunuchoide Adipositas im Kindesalter).
  Wien. klin. Wochenschr. 1911. Nr. 22.
Nielsen, M., Histologie der Untersuchungen über retinierte Hoden beim Klopf-
  hengst. Monatsschr. f. prakt. Tierheilk. 17.
Nielsing, Arch. f. mikr. Anat. 48.
Nolen, W., Ein Fall von zuerst in der Schwangerschaft aufgetretenem und in zwei
  nachfolgenden Schwangerschaften jedesmal rezidivierendem Pseudotumor
  cerebri. Berl. klin. Wochenschr. 1909. 49, 50.
v. Noorden, K., Die Fettsucht. Nothnagels Path. u. Ther. 7.
Nußbaum, Einfluß des Hodensekretes auf die Entwicklung der Brunstorgane
  des Landfrosches. Sitzungsber. d. niederrh. Gesellsch. 23. Okt. 1904, Jahrg.
  1905. 44. Ebenda Sitzung v. 21. Mai 1906.
— Hoden- und Brunstorgane des braunen Landfrosches (R. fusca). Pflügers
  Arch. 126, 1909.
— Innere Sekretion und Nerveneinfluß. Ergebn. d. Anat. u. Entwicklungsgesch.
  v. Merkel u. Bonnet 15, 1905. Anat. Anz. 29, 431. 1906.
— Über die Beziehung der Keimdrüsen zu den sekundären Geschlechtscharakteren.
  Pflügers Arch. 129.
— Über den Einfluß der Jahreszeit, des Alters und der Ernährung auf die Form
  der Hoden und der Hodenzellen d. Batrachier 1906.
— Von der Hodenzwischensubstanz. Arch. f. mikr. Anat. 18.
— Zur Differenzierung des Geschlechts im Tierreich. Arch. f. mikr. Anat. 18.
Oberholzer, Kastration und Sterilisation von Geisteskranken in der Schweiz.
  Halle, Marhold, 1911.

Oyamada, Mitoi, Über Riesenkinder. Hegars Beitr. z. Geb. u. Gynäk. **17,** Heft 1.

Paladino, Ulteriori ricerche sulla destruzione e rinovamento continuo del parenchyma ovarico nei mammiferi. Napoli 1887.

Pankow, Über die Reimplantation der Ovarien beim Menschen. Beitr. z. Geb. u. Gynäk. **12,** 2. Heft. 1908.

— Der Einfluß der Kastration und der Hysterektomie auf das spätere Befinden der operierten Frauen. Münchn. med. Wochenschr. 1909. Nr. 6.

Parhon und Golstein, Société de biologie 28 Févr. 1903.

— — Sur l'existence d'un antagonisme entre les fonctions de l'ovaire et celles du corps thyroide. Arch. général. de méd. 82. Jahrg. 1905. 142.

— — Les secretions internes. Paris, A. Maloine, 1909.

Passet, Arch. f. Anthropologie **14,** 1883.

Paulesco, L'hypophysectomie et ses effets. Journ. de Phys. **9.**

Pende, Nicolo, Klinischer Begriff und Pathogenese der Infantilismen. Deutsch. Arch. f. klin. Med. **105.**

Peritz, Über Eunuchoide. Neurol. Zentralbl. 1910. 23.

Peter, Arch. f. mikr. Anat. **53.**

Pfannenstiel, Erkrankungen der Ovarien. Veits Handb. d. Gynäk. **3,** 1898.

Pfister, Die Wirkung der Kastration auf den weiblichen Organismus. Arch. f. Gynäk. **56,** 1898.

Pflüger, Die Eierstöcke der Säugetiere und der Menschen. Leipzig 1863.

— Die teleologische Mechanik der lebendigen Natur. Bonn 1877.

— Über die das Geschlecht bestimmenden Ursachen und die Geschlechtsverhältnisse der Frösche. Arch. f. d. ges. Physiol. **22,** 1882.

Pick, Friedel, Über Vererbung von Krankheiten. Deutsche med. Wochenschr. 1911. Nr. 32.

Pick, Ludwig, Über Dystrophia adiposo-genitalis bei Neubildungen im Hypophysengebiet. Deutsche med. Wochenschr. 1911. 427.

— Über Dystrophia adiposo-genitalis und Tumoren der Hypophysenregionen, insbesondere vom praktisch-chirurgischen Standpunkte aus. Freie Vereinig. der Chirurgen Berlins. Sitzung 12. Juni 1911. Berl. klin. Wochenschr. 1911. Nr. 28.

— Über Neubildungen am Genitale bei Zwittern nebst Beitrag zur Lehre von den Adenomen der Hoden und des Eierstockes. Arch. f. Gynäk. **76.**

Pineles, Klinische und experimentelle Beiträge zur Physiologie der Schilddrüse und der Epithelkörperchen. Mitt. aus. d. Grenzgeb. d. Med. u. Chir. **14,** 1904.

— Über die Funktion der Epithelkörperchen. Sitzungsber. d. k. Akad. d. Wiss. in Wien **113,** 1904.

Pinto, Note istologiche sulle modificazioni della ovaia in gravidanza. Annali di obstetr. e ginecol. 1905. Jahrg. 27.

Pirsche, De l'influence de la castration sur le développement du squelette. Paris, 1902.

Plato, Die interstitiellen Zellen des Hodens und ihre physiologische Bedeutung. Arch. f. mikr. Anat. **48,** 1897.

— Zur Kenntnis der Anatomie und Physiologie der Geschlechtsorgane. Arch. f. mikr. Anat. **50,** 1897.

Poll, Zur Lehre von den sekundären Geschlechtscharakteren. Sitzungsber. d. Gesellsch. naturforsch. Freunde. Jahrg. 1909. 6.

Poncet, Über die Wirkung der Kastration auf die Entwicklung des Knochensystems. Lyon·médic. **14,** 1896.

Popoff, N., Le tissu interstitiel et les corps jaunes. Arch. de Biol. **26.**

Potter, Blutdruck im Klimakterium. Brit. med. Journ. 2. Dezember 1911.

Poyet, Soc. fr. de laryng. et d'otol. 1894.

Pregl, Fritz, Zwei weitere ergographische Versuchsreihen. Pflügers Arch. **62.**

Prenant, Bibl. anat. **6,** 112.

— Contribution à l'histogenèse du tube seminifère. Internat. Monatsschr. **6.**

— De la valeur morphologique du corps jaune. Son action phys. et thérapeutique possible. Rev. générale des sciences 1898.

Puech, Des ovaires et de leurs. anomalies. Paris, Lévy.

Rabl, H., Beitrag zur Histologie des Eierstocks des Menschen und der Säugetiere. Anat. Hefte 11, 1898.

Rad, Akromegalie. Münchn. med. Wochenschr. 1908. 38.

v. Rath, O., Über die Bedeutung der amitotischen Kernteilung. Zool. Anz. 14, 1891.

— Zeitschr. f. wiss. Zoologie 57.

Rawitz, Arch. f. mikr. Anat. 53.

Redlich, Emil, Ein Fall von Gigantismus infantilis. Gesellsch. d. Ärzte, 30. März 1906. Wien. klin. Rundschau 1906. Nr. 26 f.

Regaud, Compt. rend. de la soc. de biologie. 13 Janv. 1900.

— Etat des cellules interstitielles du testicule chez la taupe pendant la période de spermatogènese et pendant l'état du répos des canalicules séminaux. Bibl. anat. Suppl. 1904.

— Bibl. anat. 13, 169.

— Cellul. interst. Compt. rend. de l'association d'Anat. Toulouse 1904. Bibliogr. anat. Suppl. 54.

— Etat des cellules interst. du testicule chez la taupe. Compt. rend. de l'assoc. des Anat. Suppl. 1904.

Regaud et Blanc, Action de rayons X. Compt. rend. 51, 1906.

Regaud, Cl. et Dubreuil, Actions des rayons de Roentgen sur le testicule du lapin. I. Conservation de la puissance virile et stérilisation. Compt. rend. soc. biol. Paris 14 Dec. 1907.

— — Variat. macroscopiques de la glande interstit. Compt. rend. biol. 2, 780. 1907.

— — Compt. rend. biol. 31 Juillet 1909. 348.

— — Recherches sur les cellules interstitielles de l'ovaire chez le lapin. Bibl. anat. 15. Fasc. 4. 169.

Regaud et Policard, Notes histologiques sur l'ovaire des Mammifères. Compt. rend. de l'assoc. des Anat; Compt. rend. de biol. 1901.

— — Testicule du porc normal impubère et ectopique. Compt. rend. Soc. Biol. Paris 1901.

Regen, Kastration und ihre Folgeerscheinungen bei Gryllus campestris. Zool. Anz. 34, 1909; 35, 1910.

Reifferscheid, Histologische Studien über Röntgenovarien. Verhandl. d. deutsch. Röntgengesellsch. 6, 1910.

Reinke, Beitrag zur Histologie des Menschen. Arch. f. mikr. Anat. 47, 1896.

Ribbert, Über Veränderung transpl. Gewebe. Arch. f. Entwickl.-Mech. d. Organismen 6, 131. 1897.

— Über Transplantation von Ovarien, Hoden und Mamma. Arch. f. Ent.-Mech. 7, 1898.

Richon, Bibliographie anat. 13, 37.

Richon et Jeandelize, Castration pratiquée chez le lapin jeune. Etat du squelette chez l'adulte. Examen radiographique. Compt. rend. Soc. Biol. 58.

— — Influence de la castration et de la resection du canal deferent. Compt. rend. soc. de biol. 1903. 1685. 1, 555. 1905.

Riedinger, Über Folgen von Verlust beider Hoden am Ende der Wachstumsjahre. Zeitschr. f. orthopädische Chir. 25.

Rieger, Conrad, Die Kastration. Jena, Gustav Fischer, 1900.

Rörig, Welche Beziehungen bestehen zwischen den Reproduktionsorganen der Zerviden und der Geweihbildung derselben? Arch. f. Ent.-Mech. 8, 1899.

— Über die Wirkung der Kastration von Cervus mexicanus auf die Schädelbildung. Ibid. 8, 1899.

— Über Geweihentwicklung und Geweihbildung. I. Die phylogenetischen Gesetze der Geweihentwicklung. Arch. f. Ent.-Mech. 10, 1900.

— II. Geweihentwicklung in histologischer und histogenetischer Hinsicht. Arch. f. Ent.-Mech. 10, 1900.

— III. Die normale Geweihentwicklung und Geweihbildung in biologischer und morphologischer Hinsicht. Arch. f. Entw.-Mech. 11, 1901.

R ö r i g , IV. Abnorme Geweihbildungen und ihre Ursachen. Arch. f. Ent.-Mech. 11, 1901.
— Das Wachstum des Geweihes von Cervus elaphus, Cervus barbarus und Cervus canadensis. Arch. f. Ent.-Mech. 20. 1906.
— Gestaltende Korrelation zwischen abnormer Körperkonstitution der Zerviden und Geweihbildung derselben. Arch. f. Ent.-Mech. 23, 1907.
— Das Wachstum des Geweihes von Capreolus vulgaris. Arch. f. Ent.-Mech. 25, 1908.
R o h l e d e r , H., Die Zeugung beim Menschen. Leipzig, G. Thieme, 1911.
R o m i t i , Über den Bau und die Entwicklung des Eierstockes und des Wolffschen Ganges. Arch. f. mikr. Anat. 10, 1874.
— Della struttura e sviluppe dell ovaio. Lo sperimentale 1875.
R o s e n t h a l und S c h w e n k , Schilddrüse und Geschlechtsdrüse. Internat. Beitr. zur Pathol. u. Ther. d. Ernährungskrankh. 1.
R o u g e t , Evolution comparé des gl. genit. mâle et femelle chez les embryons des mammifères. Compt. rend. acad. des sc. Paris 88, 1879.
R o u l i e r , Action des rayons X sur les glandes génitales. Thèse de Paris 1906.
R ü t i m e y e r , Beitrag zu einer natürlichen Geschichte der Hirsche. Zürich 1880/81.
— Studien zur Geschichte der Hirschfamilie. 2. Teil (Schädelbau, Gebiß). Basel 1882—84.
R u n g e , Beitrag zur Anatomie der Ovarien Neugeborener und Kinder vor der Pubertätszeit. Arch. f. Gynäk. 80, Heft 1. 1906.
R u s s o , A c h i l l e , Studien über die Bestimmung des weiblichen Geschlechtes. Jena, Gustav Fischer, 1900.
S a i n m o n t , G e o r g e , Recherches relatives à l'organogenèse du testicule et de l'ovaire chez le chat. Arch. de biol. 22, 1905.
S a l z b e r g e r , Eunuchoide. Neurol. Zentralbl. 1911. Nr. 10.
S a n d e s , F. P., The corpus luteum of Dasyurus viverrinus. Proc. Linn. of New South Wales 1903.
S a u e r b e c k , Der Hermaphrodismus vom morphologischen Standpunkt. Ergebn. d. allg. Path. u. path. Anat. Jahrg. 15.
— Über d. Hermaphr. verus. Frankf. Zeitschr. f. Path. 1909.
S c h a e f f e r , A n n a , Vergleichende histologische Untersuchungen über die interstitielle Eierstocksdrüse. Arch. f. Gynäk. 94, 1911.
S c h a f f e r und R a b l , Das thyreothymische System. Sitzungsber. d. k. Akad. d. Wiss. 117.
S c h a t z , Der Einfluß des Vaters auf die Dauer der Schwangerschaft. Verhandl. d. deutsch. Gesellsch. f. Gynäk. 2. Vers. Kiel 1905. 155.
v. S c h e l e r , G e o r g G r a f , Über die Ursachen abnormer Geweihbildung bei den Hirscharten. S. a. Jahreshefte d. Vereins f. vaterländ. Naturkunde in Württemberg 1892.
S c h e n k , Kastration und Adrenalingehalt der Nebennieren. Arch. f. exper. Path. u. Pharm. 64, 5.—6. Heft.
S c h e r b a k , Ad. Leop., Versuche über innere Sekretion der Brustdrüse Wien. klin. Wochenschr. 1912. 5.
S c h e u e r , O., Achtjähriges Mädchen mit Bartwuchs und Hermaphrodismus Klin. therap. Wochenschr. 1911. 6.
S c h i c k e l e , Wirksame Substanzen im Uterus und Ovarium. Münchn. med. Wochenschr. 1910. Nr. 3. 123.
— Die Rolle des Ovariums unter den innersekretorischen Drüsen. 28. Kongr. f. innere Med. Wiesbaden 1911. (Ref. Münchn. med. Wochenschr. 1911. 1007.)
S c h i e f f e r d e c k e r , Über die Neurone und die innere Sekretion. Sitzungsber. d. niederrh. Gesellsch. f. Natur- u. Heilk. zu Bonn. Sitzung d. med. Sektion 23. Okt. 1905.
S c h m i d , G. W., Beitrag zur Physiologie der Brunst beim Rinde. Dissert. München 1902.
S c h ö n e m a n n , A., Hypophysis und Thyreoidea. Arch. f. path. Anat. 129, 1892.

Schoenfeld, La spermatogenèse chez la noctule. Annal. de la soc. de med. de
    Gand. 84.
Schottlaender, Beitrag zur Kenntnis der Follikelatresie nebst einiger Bemer-
    kungen über die unveränderten Follikel in den Eierstöcken der Säugetiere.
    Arch. f. mikr. Anat. 37, 1891.
Schroen, Beitrag zur Kenntnis der Anatomie und Physiologie des Eierstockes
    der Säugetiere. Zeitschr. f. wiss. Zool. 12, 1863.
Schüller, Artur, Keimdrüsen und Nervensystem. Arb. a. d. neurol. Inst. 16,
    Festschr. f. Obersteiner.
Schulin, Zur Morphologie des Ovariums. Arch. f. mikr. Anat. 19.
Schultz, Walther, Transplantation der Ovarien auf männliche Tiere. Zentralbl.
    f. allg. Path. u. path. Anat. 1900.
— Über Ovarienverpflanzung. Monatsschr. f. Geb. u. Gynäk. 1902.
— Zum Problem der geschlechtsbestimmenden Ursachen. Zentralbl. f. Gynäk.
    1903.
— Verpflanzungen der Eierstöcke auf fremde Spezies, Varietäten und Männchen.
    Arch. f. Ent.-Mech. 29, 1910
Schultze, Oskar, Zur Frage von den geschlechtsbildenden Ursachen. Arch. f.
    mikr. Anat. u. Entw.-Gesch. 63, 1904.
— Das Weib in anthropologischer Betrachtung. Nürnberg, Stehers Verlag, 1906.
Schuster, Hermann, Beitrag zur Histologie des senilen Ovariums. Inaug.-
    Dissert. Heidelberg 1906.
Seitz, Zentralbl. f. Gynäk. 1905. 19.
— Die Follikelatresie während der Schwangerschaft, insbesonders die Hyper-
    trophie und Hyperplasie der Theca-interna-Zellen. Arch. f. Gynäk. 77,
    1906.
— Ovarialhormone als Wachstumsursachen der Myome. Münchn. med. Wochen-
    schr. 1911. 24.
Sellheim, Zur Lehre von den sekundären Geschlechtscharakteren. Beitr. z. Geb.
    u. Gynäk. 1, 1898.
— Kastration und Knochenwachstum. Beitr. z. Geb. u. Gynäk. 2, 1899.
— Kastration und sekundäre Geschlechtscharaktere. Beitr. z. Geb. u. Gynäk. 5,
    1901.
Shattock und Seligmann, Observations upon the acquirement of secondar
    sexual characters indicating the formation of an internal secretion by the
    testicle. Transactions of the path. society of London 1905.
Simon, Anat. hist. Untersuch. der Ovarien von 95 kastrierten Kühen. Bern 1901.
— Étude histol. et histogen. de la glande insterst. de l'ovaire. Travail laborat.
    hist. faculté de Nancy 1901.
de Sinety, De l'ovaire pendant la grossesse. Compt. rend. acad. des sciences
    Paris 86, 1877.
Slevajansky, Recherches sur la régression des follicules de de Graaf chez la
    femme. Arch. de physiol. normale et path. 6, 1879.
Smith, Geoffroy, Quart. Journ. Microscop. Sc. 54, 577 and 55, 225. 1910.
Sobotta, Die Bildung des Corpus luteum bei der Maus. Anat. Anz. 10, 1895;
    Arch. f. mikr. Anat. 1896.
— Anat. Hefte. I. Abt. 8, 1897.
— Entstehung des Corpus luteum der Säugetiere. Anat. Hefte. 2. Abt. 8, 1898;
    11, 1901.
— Wesen, Entwicklung und Funktion des Corpus luteum. Sitzungsber. d. phys.-
    med. Gesellsch. Würzburg 1904.
— Über die Bildung des Corpus luteum beim Meerschweinchen. Anat. Hefte
    (Merkel-Bonnet) 32, 1906.
Spangaro, Über die histologischen Veränderungen des Hodens. Anat. Hefte
    (Merkel-Bonnet), Heft 60.
Specht, O., Mikroskopische Befunde an röntgenisierten Kaninchenovarien. Arch.
    f. Gynäk. 78.
Sprengel, Beitr. zur Aplasie der männlichen Genitalien. Inaug.-Dissert. Kiel
    1892.

Starling, Die chemischen Korrelationen im tierischen Organismus. 78. Versamml. deutsch. Naturforsch. u. Ärzte Stuttgart 1906.
Steinach, Untersuchung zur vergleichenden Physiologie der männlichen Geschlechtsorgane. Pflügers Arch. 56, 1894.
— Internat. Physiologen-Kongreß Wien 1910.
— Entwicklung der vollen Männlichkeit etc. als Sonderwirkung des inneren Hodensekretes. Zentralbl. f. Physiol. 24, 13.
— Geschlechtsbetrieb und echt sekundäre Geschlechtsmerkmale etc. Zentralbl. f. Physiol. 24, 13. 1910.
Stern, Heinrich, Fettleibigkeit im Jugendalter. Berl. klin. Wochenschr. 1910. Nr. 30.
Stieda, Über den Bau des Menschenhoden. Arch. f. mikr. Anat. 14, 1877.
— Die Leydigsche Zwischensubstanz des Hodens. Arch. f. mikr. Anat. 48.
— Über einen im jugendlichen Alter Kastrierten. Deutsche med. Wochenschr. 1908. 13.
Stoeckel, Über die zystische Degeneration der Ovarien bei Blasenmole. Festschr. f. Fritsch 1901.
Strada, Beiträge zur Kenntnis der Geschwülste der Hypophyse und Hypophysengegend. Virchows Arch. 203.
Strasmann, Beitrag zur Lehre von der Ovulation, Menstruation und Konzeption. Arch. f. Gynäk. 52, 134. 1896.
Stratz, C. H., Der geschlechtsreife Eierstock. Haag 1898.
van de Stricht, La ponte ovarique et l'histogenèse du corps jaune. Bull. de l'acad. Royale de Belgique 1901.
— L'atrésie ovulaire et l'atrésie folliculaire du follicule de de Graaf dans l'ovaire de chauve souris. Verhandl. d. anat. Gesellsch. in Bonn 1901.
Stroebe, Zieglers Beitr. z. path. Anat. 22, 308.
Stumme, Akromegalie und Hypophyse Arch. f. klin. Chir. 87. 2. Heft.
Sustschowa, Untersuchungen über den Einfluß des Alters, Geschlechts und Kastration auf die Zahl der roten Blutkörperchen bei Rind, Schwein und Schaf. Zürich 1910.
Sutton, Bland, Diseases of the reproductive organs in frogs, birds and mammales. Journ. of anat. and phys. 19, 1885.
Tandler, Wien. klin. Wochenschr. 1910.
— Geschlechtsdrüsen und äußere Erscheinungen des Menschen. Die Umschau, Juli 1910.
Tandler und Grosz, Untersuchungen an Skopzen. Wien. klin. Wochenschr. 1908.
— — Über den Einfluß der Kastration auf den Organismus. Arch. f. Entwicklungs-Mech. der Organismen 27, 29 u. 30.
— — Über den Saisondimorphismus des Maulwurfhodens. Arch. f. Entwicklungs-Mech. 33.
Tandler und Keller, Die Körperform der weiblichen Frühkastraten des Rindes. Arch. f. Entwicklungs-Mech. d. Organismen 31.
Tescione, Modificazione istoligiche della glandola tiroide in seguito all'ablazione delle ovaja. Arch. Ital. Ginec. Anno 7. 2, 1904.
Thaler, H. A., Über das Vorkommen von Fett und Kristallen im menschlichen Testikel unter norm. u. path. Verh. Zieglers Beitr. 36, 1904.
— Über die feineren Veränderungen im Hodengewebe der Ratte nach Einwirkung der Radiumstrahlen. Deutsche Zeitschr. f. Chir. 79, 1905.
Thomsen, Die Differenzierung des Geschlechts. Preisschrift. Inaug.-Dissert. Rostock 1911.
Tilney, Frederick, Contribution to the study of the hypophysis cerebri with especial reference to its comparative histology. Memoirs of the Wistar Institute of anat. and biology. Philadelphia 1911.
Tinier, De la castration de la femme en Chirurgie. Paris 1885.
Tournak, Étude sur les modifications du testicule consécutives à l'interruption du canal déférent. Lyon 1903.
Tourneux, Des cellules interst. du testicule. Journ. de l'anat. et de la phys. 1879.
— Bibl. anat. 13, 169.

168   Literaturverzeichnis.

Tourneux, Cell. interst. Bibl. anàt. Suppl. 1904.
— Hermaphroditisme de la glande génitale chez la taupe femelle adulte et la
 localisation des cellules interst. dans le segment spermatique. Bibl. anat.
 Suppl. 1904.
Tribondeau, De l'influence des rayons X sur la structure hist. du testicule. Compt.
 rend. de l'association des anat. Suppl. 1906.
Tschirwinsky, N., Die Entwicklung des Skelettes bei Schafen unter normalen
 Bedingungen bei unzulänglicher Ernährung und nach Kastration der Schaf-
 böcke in frühem Alter. Arch. f. mikr. Anat. **75**, 1910.
Valette, St. George, Zwitterbildung beim kleinen Wassermolch (Triton taeniatus
 Schneid). Arch. f. mikr. Anat. **45**.
Varnabo, Über die Beziehungen der interstitiellen Drüse des Hodens zu den
 Drüsen mit innerer Sekretion. II. Policlinico 1908.
Vierordt, Anat., physik. u. phys. Daten und Tabellen. Jena 1893.
Villemin, Sur la régéneration de la glande séminale après destruction par les
 rayons X. Compt. rend. soc. biol. **1**, 1076. 1906.
— Acad. des sciences. Mars 1906.
Virchow, Ges. Abhandlungen zur wiss. Medizin 1862.
Völker, O., Über die Histogenese corporis lutei beim Ziesel. Bull. intern. Ac. Sc.
 Bohême 1903.
Voinov, Les spermatoxins et la glande interstitielle. Compt. rend. Soc. de biol.
 58, 1905.
— Sur le rôle probable de la glande interst. Compt. rend. hebd. de la biol. **1**,
 414/415. 1905;
Voltz, Ein Fall von bilateralem symmetrischen Riesenwachstum der Extremitäten,
 sowie Schulter- und Beckengürtel in Verbindung mit Kryptorchismus. Zeit-
 schr. f. Orth. u. Chir. **12**, 801.
Wagemann, Beiderseitige Keratitis parenchymatosa bei einer 20 jährigen Patien-
 tin mit Dystrophia adiposa genit. (Ref. Münchn. med. Wochenschr. 1908.
 Nr. 21, 1154).
Wagner, Bemerkungen über den Eierstock und den gelben Körper. Arch. f. Anat.
 u. Entwicklungsgesch. 1879.
Wagner, Paul, Über die Kastration und die Unterbindung der Vasa deferen-
 tia bei Prostatahypertrophie. Schmidts Jahrb. der gerichtl. Med. **251**, 198.
Wagner, R., Göttinger Nachrichten 1851.
Wallart, Chemische Untersuchungen über den Luteingehalt des gelben Körpers
 während der Gravidität. Hegars Beitr. z. Geb. u. Gynäk. **14**.
— Über das Verhalten der interstitiellen Eierstocksdrüse bei Osteomalazie. Zeit-
 schr. f. Geb. u. Gynäk. **61**, 3. Heft. 1908.
Weißenberg, Richard, Anatomie und Physiologie des Genitalapparates des
 Weibes. Handb. d. Sexualwiss. von Moll.
Weißer, Edmund, Kritische Studien über den Sexual-Trimorphismus. Inaug.-
 Dissert. Bern 1910.
Whitehead, A peculiar case of cryptorchism and its bearing upon the problem
 of the function of the interstitial cells of the testis. The anat. Record. **2**, 1908.
Wiesel, Josef, Pathologie des Thymus. I. A. Ergebnisse der allgemeinen Patho-
 logie und pathologischen Anatomie des Menschen und der Tiere. 15. Jahrg.
 1912.
Wiesner, Richard, Gefäßanomalien beim sog. Status thymico-lymphaticus. Verh.
 d. deutsch. path. Gesellsch. 13. Tagung 1909.
Wolff, Bruno, Zur Kenntnis der Entwicklungsanomalien bei Infantilismus und
 vorzeitiger Geschlechtsreife. Gesellsch. f. Geb. u. Gynäk. in Berlin, 10. März
 1911. (Ref. Deutsche med. Wochenschr. 1911, Nr. 38, 1769.)
Wolz, Untersuchung zur Morphologie der interstitiellen Eierstockdrüse des Menschen. Arch. f. Gynäk. **97**, 1912.
Worch, Oskar, Die Kastration und ihre Wirkungen auf den Organismus, der
 gegenwärtige Stand nach der Frage von der inneren Sekretion. Jahrb. f. wiss.
 u. prakt. Tierzucht **4**, 1909.

Wurmbrand, Gundakar Gf., Histologische Untersuchungen an drei operierten Fällen von Akromegalie mit Hypophysentumor. Beitr. zur path. Anat. u. zur allg. Path. **47**, 1909.
Yarell, On the change of the plumage of some Hen-Pheasants. Philosoph. transact. of the royal society London 1827, 1.
— On the influence of the sexual organ in modifying ext. character. Journ. of the proceedings of the Linnean society. Zoologie 1, 1857. (Zit. bei Sellheim.)
Zoth, Oskar, Zwei ergographische Versuchsreihen über die Wirkung orch. Extraktes. Pflügers Arch. **62**.
Zschokke, Die Unfruchtbarkeit des Rindes. Zürich 1900.